Нарушения углеводного обмена

Константин Монастырский

Нарушения углеводного обмена

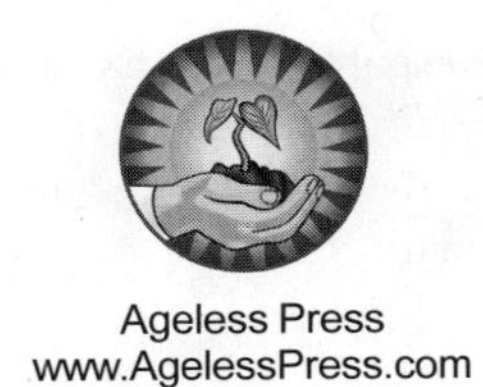

Ageless Press
www.AgelessPress.com

Published by Ageless Press

e-mail: service@AgelessPress.com
Internet: www.AgelessPress.com

Editor: Tatyana Chegodayeva
Cover, interior design and photography by author
Illustrations by Evgeny Kran
Printed and bound in the U.S.A.
Revised and updated second edition

Monastyrsky, Konstantin
Disorders of Carbohydrate Metabolism:
Sugar diabetes, hypoglycemia, weigh loss, and children's nutrition
p. cm.
ISBN 0-9706796-2-9
1. Nutrition. 2. Diabetes. 3. Health. 4. Diet. I. Title.
2007 (Second edition)

The *Disorders of Carbohydrate Metabolism* book is intended solely for informational and educational purposes and not as medical advice. Please contact medical or health professional if you have questions about your health.

While the nutritional supplements, in the doses referred in this book, have been proven to be safe, neither the author nor the publisher accept liability should you choose to self-prescribe. All supplements, especially those containing iron, vitamins A and D, herbal extracts, digestive enzymes, amino acids and synthetic or natural hormones, should be kept out of reach of infants and young children.

Завершение моих книг и их «явление» на свет не было бы возможным без самоотверженной помощи *Тани Чегодаевой-Монастырской* – моего темпераментного собеседника, критика, друга, поклонницы, жены и возлюбленной. Она не только приводит мои рукописи в соответствие с нормами русского языка, которые я основательно подзабыл за 30 лет жизни в США, но и окружает меня терпеливой, преданной заботой и поддержкой, без которых невозможно никакое мужское начинание. А если бы ни Танины блестящие способности творить чудо из любого куска мяса и рыбы (по её словам – *была бы курочка, сготовит и дурочка*), я бы по сей день оставался вегетарианцем…

О медицине и болезнях невозможно писать без юмора по той простой причине, что речь как-никак идет то о жизни, то о смерти... В блестящих иллюстрациях *Жени Крана* (на мой взгляд, одного из самых талантливых современных российских карикатуристов) герои моих книг – пациенты и врачи, дети и родители, не говоря уже об углеводах и волках на страже овчарни – обретают характеры и фактуру, достойные их ролей в этой трагикомедии.

Всем спасибо!

СОДЕРЖАНИЕ

Обратите внимание

ПОКАЗАТЕЛИ УРОВНЯ ГЛЮКОЗЫ В КРОВИ В РОССИИ И ЕВРОПЕ

В США уровень глюкозы измеряется и указывается в миллиграммах на децилитр крови (*mg/dl*). В России и Европе – в микромолях на литр (*ммоль/л*). Для перехода из одной системы в другую необходимо взять коэффициент 18: русский показатель умножить на 18, американский – разделить на 18. Таким образом, уровень глюкозы в крови 180 mg/dl (США) будет соответствовать 10 ммоль/л (Россия).

Имейте в виду, что *моль* – это единица количества вещества в *Международной Системе Единиц*. В одном *моле* содержится столько молекул (атомов, ионов или каких-либо других структурных элементов вещества), сколько атомов содержится в 0,012 *кг* углерода (С) с атомной массой 12. Поэтому, к примеру, коэффициент для пересчета показателя *холестерина* отличается от коэффициента для пересчета уровня глюкозы, и равен 37,5.

ДИАГНОСТИЧЕСКИЕ КРИТЕРИИ САХАРНОГО ДИАБЕТА (США)

Ваш лечащий врач интерпретирует анализ крови на повышенный «сахар» на основании показателей уровня глюкозы в плазме крови, рекомендуемых *Американской ассоциацией диабета*[1]:

1. Симптомы диабета на фоне рутинных показателей концентрации глюкозы в плазме крови > 200 mg/dl (11,1 ммоль/л). Под «рутинной концентрацией» подразумевается анализ в любое время дня, независимо от последнего приема пищи. Классические симптомы диабета – полиурия (частое мочеиспускание), полидипсия (чрезмерная жажда) и необъяснимая потеря веса. Или:
2. Уровень глюкозы натощак > 126 mg/dl (7,0 ммоль/л). «Натощак» означает отсутствие пищи, содержащей калории, в течение 8 часов (140 mg/dl до 1997 г. – *К.М.*). Или:
3. Уровень глюкозы в плазме > 200 mg/dl (11,1 ммоль/л) через 120 минут после начала *орального глюкозотолерантного теста* (ОГТ). Тест должен проводиться согласно инструкциям *Всемирной организации здравоохранения* (ВОЗ), с использованием нагрузки, равной 75 *г* обезвоженной глюкозы, растворенной в воде.

При отсутствии однозначной гипергликемии с острой метаболической декомпенсацией (сахарного диабета с явными симптомами. – *К.М.*), диагноз необходимо подтвердить повторным анализом, проведенным в другой день. ОГТ не рекомендуется в повседневной клинической практике из-за риска острой гипогликемии.

[1] Report of the Expert Committee on the Diagnosis and Classification of Diabetes Mellitus. *Diabetes Care 1997; 20(7):1183-1197; перевод автора*. Полный текст: *www.diabetes.org/clinicalrecommendations/Supplement101/S5.htm*

АББРЕВИАТУРЫ И СООТНОШЕНИЯ ЕДИНИЦ ИЗМЕРЕНИЯ ВЕСА

1 грамм (*г, g*) = 1000 миллиграмм (*мг, mg*) = 1 000 000 микрограмм (*мкг, mcg*). Большинство компонентов в пищевых добавках измеряются в миллиграммах или микрограммах. Витамины A, D и E измеряются в интернациональных единицах (*International Units,* или *I.U.*), которые отражают потентность этих добавок независимо от веса различных исходных компонентов.

1 мкг ретинола (mcg RE) = 3,3 I.U. витамина A
1 мкг бета-каротина = 6 мкг бета-каротина
100 I.U. витамина D = 2,5 мкг
100 I.U. витамина E = 67 мг

Написание десятичных дробей и чисел больше тысячи в русском языке отличается от американского:

0,01 или 2,5 (амер.: 0.01 или 2.5)
1 000 или 1 000 000 (амер.: 1,000 или 1,000,000)

В этой книге используется русский цифровой синтаксис.

Информация для врачей

Уважаемый доктор,

К вам может обратиться ваш пациент с просьбой подобрать ему лекарственный режим, необходимый в период перехода на функциональное питание, которое детально описанно в этом издании и моей книге «*Функциональное питание*». Я обращаюсь к вам, потому что в этой ситуации только вы в состоянии профессионально помочь вашему пациенту в его естественном стремлении выздороветь.

В моих рекомендациях нет ничего хитрого. Они базируются на элементарной логике: высокий «сахар» в крови возникает не из воздуха, а из простых и сложных углеводов в диете пациента. Чем больше углеводов, тем выше «сахар». Чем дольше такое питание, тем быстрее прогрессирует диабет. Чем быстрее развивается болезнь, тем больше и больше необходимо лекарств, чтобы стабилизировать уровень глюкозы в пределах нормы. Чем больше лекарств, тем сильнее их побочные явления. Чем серьезнее эти «явления», тем больше необходимо новых лекарств. И так до самого финала…

Если же ваш пациент начнет исключать из питания продукты, богатые углеводами, уровень глюкозы в его крови начнет понижаться и стабилизироваться естественным образом. Тоже ничего хитрого, если пациент пока обходится без лекарств и/или инсулина. А если уже не обходится, то ситуация и сложнее, и опаснее, потому что ваш пациент использует диету, богатую углеводами, чтобы балансировать «сахаропонижающий» эффект этих лекарств на его организм. Поэтому, когда углеводов в питании становится меньше, а доза и режим приема лекарств остаются прежними, у пациента может резко понизиться уровень глюкозы в крови, вплоть до гипогликемической комы… Чтобы избежать этот неприятный инцидент, пожалуйста, подберите вашему пациенту оптимальные дозы лекарств и порекомендуйте время для их приема в соответствии с новым режимом питания.

Хочу обратить ваше внимание еще на одну важную деталь: динамика уровня глюкозы в крови у пациента на диете с минимальным количеством углеводов значительно отличается от динамики на традиционной смешанной диете. Так как переваривание белков в желудке продолжается от 6 до 8 часов (еще дольше у пожилых и при гастропарезе), рост уровня глюкозы в крови начинается не сразу после еды, а только после того, как переваренная пища попадает из желудка в кишечник. В такой ситуации доза, продолжительность действия и время приема лекарств и/или инсулина должны соответствовать приблизительному времени опорожнения желудка (определяется глюкометром), а не предшествовать, как это принято, приему пищи.

Спасибо за вашу помощь. Если у вас возникнут дополнительные вопросы, буду рад ответить на них на русском или английском языках по электронной почте Konstantin@AgelessNutrition.com.

С уважением,

Константин Монастырский, автор

Information for physicians

Dear Doctor,

Your patient may request your assistance in establishing a medication protocol, essential during his or her transition to a new nutritional style, described in my book «*Functional Nutrition*» and in this publication. During this critical time, you are the only one who can professionally and responsibly help this patient to reduce diabetes-related medications and get well.

There is nothing complicated in my recommendations. They follow a simple, natural and undisputable logic: your patient's blood «sugar» doesn't get high from a thin air, but because of simple and complex carbohydrates in his food. As he consumes more and more carbohydrates, his «sugar» gets higher and higher... As his «sugar» gets higher, he requires more and more medication to control it... The more medication he takes, the more dietary carbohydrates he needs to offset medication's hypoglycemic properties and to control diabetes-related complications... Inversely, if your patient begins to exclude carbohydrate-containing food from his diet, his blood sugar will quickly begin to drop.

Also, nothing out of the ordinary will happen, as long as your patient hasn't yet become dependent on the medication and/or insulin. If he has, then the situation is a bit more precarious, aggravated by a diet, rich in carbohydrates, used to offset hypoglycemic effect of the medication. When he reduces, even slightly, the amount of carbohydrates in his diet without a corresponding decrease in medication, his serum glucose level may drop substantially. Hence, in order to avoid a mild to severe hypoglycemia, please assist your patient in selecting optimal doses of medication and the best time to take it, based on patient's new nutritional regimen, containing minimal amount of carbohydrates.

Please note one important nuance: the dynamics of serum glucose levels in patients consuming little or no carbohydrates is quite different from a traditional dieters. Since the gastric phase of protein digestion lasts from 6 to 8 hours (longer for seniors and patients with gastroparesis), the raise of glucose doesn't begin soon after the meal, but much later. Thus, the timing and the dose of medication should correspond closely to stomach emptying, rather then being given preceding the meal. Your patient can easily determine the optimal time by taking a series of hourly measurements with a glucometer.

I will gladly respond to any questions you may have by phone or e-mail. Feel free to write to Konstantin@AgelessNutrition.com.

Respectfully yours,

Konstantin Monastyrsky, author

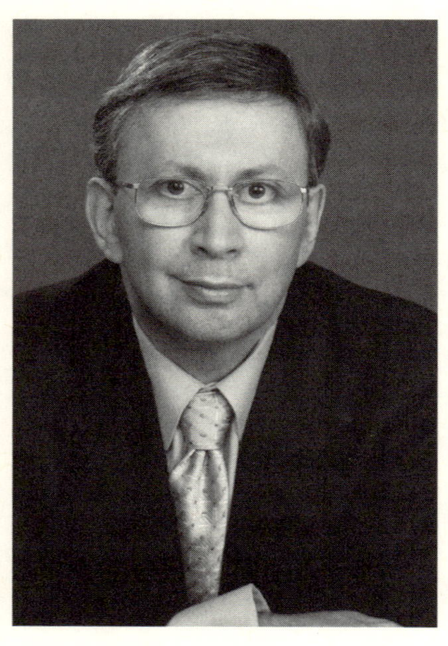

Об авторе

Константин Монастырский закончил фармацевтический факультет Львовского медицинского института. Живет и работает в США с 1978 года. Константин – *Certified Nutritional Consultant* и член *American Association of Nutritional Consultants*. С 1996 года занимается исследованиями в области функционального питания, автор книг *«Функциональное питание»*, *«Fiber Menace»* и *«Fixing Up The Atkins Diet»*. Функциональное питание и пищевые добавки лежат в основе рекомендаций автора по устранению синдрома сахарного диабета, гипогликемии и эффективны для похудения и предупреждения детских болезней, связанных с систематическим избытком углеводов в питании детей.

Обратите внимание

Медицинская информация, концепции, идеи и меры по предупреждению болезней, содержащиеся в этой публикации, являются результатом многолетних исследований, анализа научной литературы и обобщения личного опыта автора. Эти сведения ни в коей мере не могут заменить консультации с квалифицированными медицинскими работниками в случае болезни.

Автор и издательство не ставят перед собой цель пропагандировать специфический курс предупреждения болезней, но считают, что материалы этой публикации эффективны для профилактики и устранения нарушений углеводного обмена и должны быть доступны широкому кругу читателей, исследователей, врачей и других медицинских работников.

Пищевые добавки в дозах, которые упоминаются в этой книге, считаются безопасными, и они доступны в широкой продаже без рецепта. Автор и издатель не несут ответственности за их использование для самолечения. Все пищевые добавки, особенно содержащие железо, витамины A и D, растительные экстракты, пищеварительные ферменты, аминокислоты и натуральные или синтетические гормоны, должны храниться в недоступном для детей месте.

Автор и издательство настоятельно советуют проконсультироваться с квалифицированными медицинскими работниками по поводу совместимости пищевых добавок с принимаемыми лекарствами и историей болезни и не несут ответственности за побочные явления, которые могут возникнуть в результате использования информации в этой публикации для самолечения.

Посвящается моей семье, которая с любовью и энтузиазмом
поддерживает все мои начинания и эксперименты,
какими бы абсурдными и неосуществимыми
они ни казались в начале пути.

Если вы исключите невозможное, то, что останется, и будет правдой, сколь бы невероятной она ни казалась.

Артур Конан Дойл

Глава I

ЗРИ В КОРЕНЬ

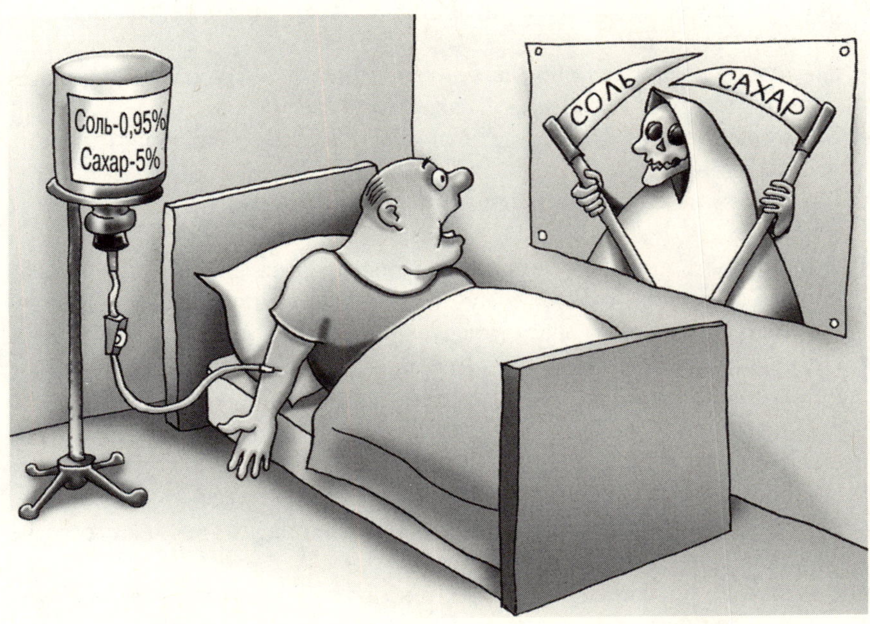

Соль и сахар: для здоровых – яд, для больных – лекарство. Как так?!

Вы никогда не задумывались, почему в госпитале больным через капельницу вводят растворы соли и глюкозы? Странно ведь получается: *здоровым* говорят – не ешьте *сладкое* и *соленое*, чтобы не болеть, а *больным* вводят *соль* и *глюкозу*.

Что, смутились? Хорошо, отвечаю:

- *Раствор соли*[1] вводят, чтобы поднять и поддерживать у больного кровяное давление.
- *Раствор глюкозы*[2] – чтобы поднять и поддерживать в крови уровень «сахара».

Опять смутились? Как видите, не все, что вы *знаете*, происходит так, как вы *думаете*. Этому парадоксу посвящена моя книга – чтобы *думать* о том, что, где и как *нарушено,* согласитесь, хорошо бы для начала точно знать, а о чем, собственно, идет речь.

С КЕМ ПОВЕДЕШЬСЯ – ОТ ТОГО И НАБЕРЕШЬСЯ

Как водится, *мы все немножко врачи*... Реакция большинства на слова «нарушения», «углеводы» и «обмен» – автоматическая: «у меня нормальный сахар», «у меня нет диабета» и, наконец, «я не ем сладкое». Хочу вас разочаровать:

- Во-первых, нарушения углеводного обмена (за редкими исключениями) начинаются с *низкого* «сахара».
- Во-вторых, низкий «сахар» намного опаснее для здоровья и жизни, чем высокий.
- В-третьих, чем больше в питании углеводов, тем на первых порах *ниже* «сахар» в крови.
- В-четвертых, если вы попросите вашего врача сделать вам анализ крови на «низкий сахар», в лучшем случае он пошлет вас к психиатру, в худшем – сами знаете куда.
- В-пятых, сахарный диабет – это финальный этап давно запущенных *нарушений углеводного обмена*, при лекарственном «лечении» которых контролю низкого «сахара» уделяется больше внимания, чем контролю высокого.
- В-шестых, чтобы нарушить углеводный обмен вовсе не обязательно есть сладкое. Как раз «сладкое» – наименее опасно, так как его легче всего исключить.
- В-седьмых, абсолютное большинство врачей и диетологов, которые «лечат» эти нарушения, знают о них не больше, чем вы. Возможно,

---

[1] Sodium Chloride 0,9%, хлорид натрия, физиологический раствор.

[2] Dextrose – IV: Lower-concentration (2.5–11.5%) injection provides hydration and calories, Higher concentrations (up to 70%) treat hypoglycemia and in combination with amino acids provide calories for parenteral nutrition, 50% – treatment of hypoglycemia (hyperinsulinemia or insulin shock). Традиция использовать не знакомые пациентам термины стара, как медицина. Во-первых, «*USP Dextrose n.nn%*» на упаковке звучит научнее и солиднее, чем *Glucose*; во-вторых, больные и родственники не лезут к доктору с назойливым вопросом: «*Почему вы даете глюкозу при высоком сахаре?*».

даже меньше – сегодняшние ведущие медицинские справочники США рекомендуют диабетикам *не ограничивать сахар* (!!!), хотя даже ребенок знает, что это такой же маразм, как тушить пожар бензином!

- И наконец, слова «лечить» и «сахар» везде взяты в кавычки, потому что, во-первых, в крови нет никакого сахара и, во-вторых, *нарушения углеводного обмена* – не лечатся!

К счастью, ситуация не такая уж безысходная: нет *углеводов* – нечему *обмениваться*, нечему *обмениваться* – нет *нарушений*, нет *нарушений* – нет *последствий*, нет *последствий* – нет *болезней*, нет *болезней* – значит *здоров*!

Что же касается ваших шансов избавиться от нарушений углеводного обмена нынешним «лечением» у рядового американского врача – нетрудно догадаться: нет *болезней* – нет *больных*, нет *больных* – нет *дохода*. Заинтригованы? Ну что ж, давайте вместе *зреть в корень*!

УГЛЕВОД, УГЛЕВОД, ОТ НЕГО ВЕСЬ ОГОРОД

Пищевые продукты состоят из четырех основных компонентов – воды, белков, жиров и углеводов. В процессе переваривания белки разлагаются на *аминокислоты*, жиры – на *жировые кислоты*, углеводы – на три исходные молекулы: *глюкозу*, *фруктозу и галактозу*, у которых идентичная химическая формула $C_6H_{12}O_6$, но различное расположение атомов. Такие соединения называются изомерами. Термин же *углевод* вытекает из химической формулы $C_m(H_2O)_n$, т. е. *углерод* (C) + *вода* (H_2O).

Углеводы делятся на четыре группы. Приставка в названии группы указывает на количество исходных молекул *глюкозы*, *фруктозы* или *галактозы* в углеводе:

- *Моносахариды* (от греч. *monos-* – один) – углеводы, состоящие из одной молекулы глюкозы, фруктозы или галактозы. *Глюкоза*, самый известный моносахарид, делает сладкими виноград и кровь. *Фруктоза* и *галактоза* содержатся во фруктах, овощах и молоке наряду с глюкозой.
- *Дисахариды* (от греч. *di-* – дважды) – углеводы, которые состоят из двух молекул: столовый сахар (сахароза) состоит из глюкозы и фруктозы, молочный сахар (лактоза) – из глюкозы и галактозы, мальтоза – из двух молекул глюкозы.
- *Олигосахариды* (от греч. *oligo-* – мало) – углеводы растительного происхождения, в состав которых входит от трех до шести молекул *моносахаридов* или они образуются в процессе расщепления (ферментации) *полисахаридов*.
- *Полисахариды* (от греч. *poly-* – много) – углеводы, в состав которых

входит множество (тысячи) молекул базовых углеводов. Крахмал, пектин, агар-агар, гликоген – водорастворимые полисахариды, состоящие из десятков тысяч молекул глюкозы.

Целлюлоза (*клетчатка, fiber*) – тоже углевод, водонерастворимый полисахарид. Поэтому целлюлоза не усваивается в организме, что, впрочем, не мешает врачам и диетологам настаивать на том, что клетчатка полезна для здоровья. Никак не могу понять, почему, по этой же логике, в наше меню еще не входят уголь и дрова – они ведь тоже *углеводы*.

Моносахариды называют *простыми углеводами*; дисахариды, олигосахариды и полисахариды – *сложными*. На этом классификация углеводов, конечно же, не кончается, но мы уже выяснили достаточно, чтобы однозначно утверждать, что…

ЧЕМ ПРЕСНЕЕ НА ЯЗЫКЕ, ТЕМ СЛАЩЕ В КРОВИ

Простые углеводы проникают в кровяное русло через слизистую рта, желудка и кишечника. Быстрее всего – глюкоза и галактоза, чуть медленнее – фруктоза. Сложные углеводы прежде чем проникнуть в кровь должны ферментироваться, т. е. разложиться на исходные (простые) углеводы – все те же глюкозу, фруктозу и галактозу.

Разложение сложных углеводов происходит под действием ферментов слюны и желудочного и кишечного соков. Быстрее всего ферментируются и усваиваются дисахариды, медленнее – олиго- и полисахариды. Чем больше молекул моносахаридов в углеводной цепочке, тем дольше идет процесс ферментации и тем медленнее их усвоение.

Повторяю: какой бы природы ни был *углевод* (*моно-*, *ди-*, *олиго-* или *поли-*), в состав какого бы продукта он ни входил (сахар, мед, сок, конфета, варенье, молоко, хлеб, рис, картошка, лапша) – в процессе пережевывания, переваривания и усвоения, в конечном итоге, в кровь проникают глюкоза, фруктоза и галактоза. Причем:

- Чем «сложнее» углевод, тем меньше вероятность того, что вы почувствуете сладкий вкус, типичный для моно- и дисахаридов. Однако пожуйте достаточно долго кусочек печеного картофеля или белого хлеба, и вы почувствуете сладкий вкус крахмала, ферментированного слюной. Для примера: после того, как кристаллики замерзшей воды разрывают клетки промерзшего картофеля, он становится сладким из-за гидролиза высвобожденного крахмала.
- Чем «сложнее» углевод, тем больше в нем содержание исходных глюкозы, фруктозы и галактозы. Одна большая печеная картошка[1] содержит 75 *г* углеводов. Это эквивалент пяти (!) столовых ложек сахара (1

---

[1] USDA Nutrient Database for Standard Reference, Potatoes, baked, flesh and skin, without salt NDB No: 11674; *www.nal.usda.gov/fnic/cgi-bin/nut_search.pl*

столовая ложка = 15 *г*), практически дневная потребность взрослого человека. Родители, которые в здравом уме не дадут ребенку пяти столовых ложек сахара, даже на секунду не задумываются, когда подают ребенку печеную или жаренную картошку.

- Чем «сложнее» углевод, тем больше времени уходит на его ферментацию и усвоение и тем дольше организм должен стабилизировать уровень «сахара» в крови. Чем дольше держится высокий уровень «сахара» в кровяном русле, тем больше выделяется инсулина, функция которого стабилизировать уровень «сахара», и тем выше вероятность очень низкого «сахара», как только завершается пищеварение.

Так как раньше *глюкозу* называли *виноградным сахаром*, в просторечии по сей день принято говорить «сахар в крови», хотя, конечно же, никакого *сахара* в крови нет – есть только *углеводы* глюкоза, фруктоза и галактоза. К сожалению, эти нюансы биохимии пищеварения знакомы далеко не всем. И хотя все знают, что *сахар* – это вредно, большинство уверено, что *углеводы* – это не только важно, но еще и полезно.

Все еще сомневаетесь, что «сахар» в крови и углеводы в тарелке – одно и то же? Судите сами:

- Когда у вас – *высокий сахар*, у врачей это называется *нарушением углеводного обмена*.
- Когда у вас – *сахарный диабет*, у врачей это называется *нарушением углеводного обмена*.
- Когда у вас – *низкий сахар*, у врачей это называется *нарушением углеводного обмена*.

Странно получается, не правда ли? У вас – проблемы с *сахаром*, у врачей – с *углеводами*. Ни слова, ни полслова о нарушениях «сахарного обмена». Почему? Да потому что для врачей термины «углеводы» и «сахара» – синонимы. *Одно и то же! То же самое! Никакой разницы!* Почему?

Элементарно просто: столовый сахар (он же углевод *сахароза*) в процессе пищеварения расщепляется на две молекулы – глюкозу и фруктозу. Как и сахароза, другие пищевые *водорастворимые углеводы* (лактоза, крахмал, пектин) тоже расщепляются на исходные молекулы – *глюкозу*, *фруктозу* и *галактозу*. Одни расщепляются быстрее, другие медленнее, но результат один и тот же: в вашу кровь проникают все те же три «виновницы» – *глюкоза*, *фруктоза* и *галактоза*, причем, чем больше в еде углеводов, тем больше их проникает в кровь, тем выше становится у вас «сахар» и тем сильнее нарушен этот самый у*глеводный обмен*.

Вот и получается, что для не посвященных в тонкости биохимии, *углеводы* – это, вроде бы, и хорошо, и нужно, а «сахар», вроде бы, надо избегать. Поэтому дурят тут нашего брата, как хотят, и больного, и здорового. Дурят абсолютно легально, вплоть до самой смерти. Причем, дурят настолько долго и настолько легально, что уже даже врачей одурачили. И происходит все это на игре слов, абсолютно *играючи*.

Для организма *углеводы*, указанные на этикетке продукта, какой бы они ни были природы, ничем не отличаются от столового сахара. Сомневаетесь? Сначала познакомьтесь со сравнительной таблицей, которая дает не просто *абсолютное* содержание углеводов в продуктах по весу одной кем-то установленной порции, а *относительное*, на 100 граммов продукта:

Содержание усваиваемых углеводов на 100 *г* продукта

Продукт	Сорт	Порция	Вес порции	Усваиваемых углеводов	На 100 г продукта
Рафинированный сахар	Domino Sugar	Чайная ложка	4 *г*	4 *г*	**100,0%**
Нерафинированный сахар	Sugar-in-The-Raw	Чайная ложка	4 *г*	4 *г*	**100,0%**
Маца	Manischewitz Unsalted Matzo	1 плитка	32 *г*	26 *г*	**81,3%**
Мед	Golden Blossom Honey	Столова ложка	21 *г*	17 *г*	**81,0%**
Рис	Uncle Ben's Original Long Grain Rice	1/4 чашки	49 *г*	38 *г*	**77,6%**
Картофель	Idaho Mashed Potatoes	2 столовые ложки	24 *г*	18 *г*	**75,0%**
Гречка	Wolff's Kasha (Roasted buckwheat)	1/4 чашки	45 *г*	33 *г*	**73,3%**
Изюм	California Sun-Dried Raisins	1/4 чашки	40 *г*	29 *г*	**72,5%**
Лапша	Barillo's Ziti (wheat semolina)	1/8 упаковки	56 *г*	40 *г*	**71,4%**
Печенье	Estee Sugar Free Chocolate Cookies	6 штук	30 *г*	21 *г*	**70,0%**
Хлеб	LifeWorks Bread (Pepperidge Farm)	2 ломтика	66 *г*	26 *г*	**39,4%**

Удивительная это штука – объективность. Вроде бы 21 *г* углеводов в печенье без сахара (*Estee Sugar Free Chocolate Walnut Cookies*) – совсем не много, а когда сравниваешь со столовым сахаром, оказывается – в печенье без сахара для больных диабетом всего на 30% меньше углеводов, чем в 100 *г* столового сахара. Из таблицы не менее очевидно, что разница между сахаром и другими продуктами, популярными для «лечения» диабета, – *мёдом*, *гречневой кашей*, *рисом* – такая же незначительная, как в словах одного синонимического ряда. Увы, от перемены мест синонимов, вред для вашего здоровья – не меняется.

Теперь, надеюсь, вы понимаете, почему находиться в сегодняшнем магазине опаснее для жизни, чем в океане среди акул. Дурят нашего брата как хотят. Судите сами:

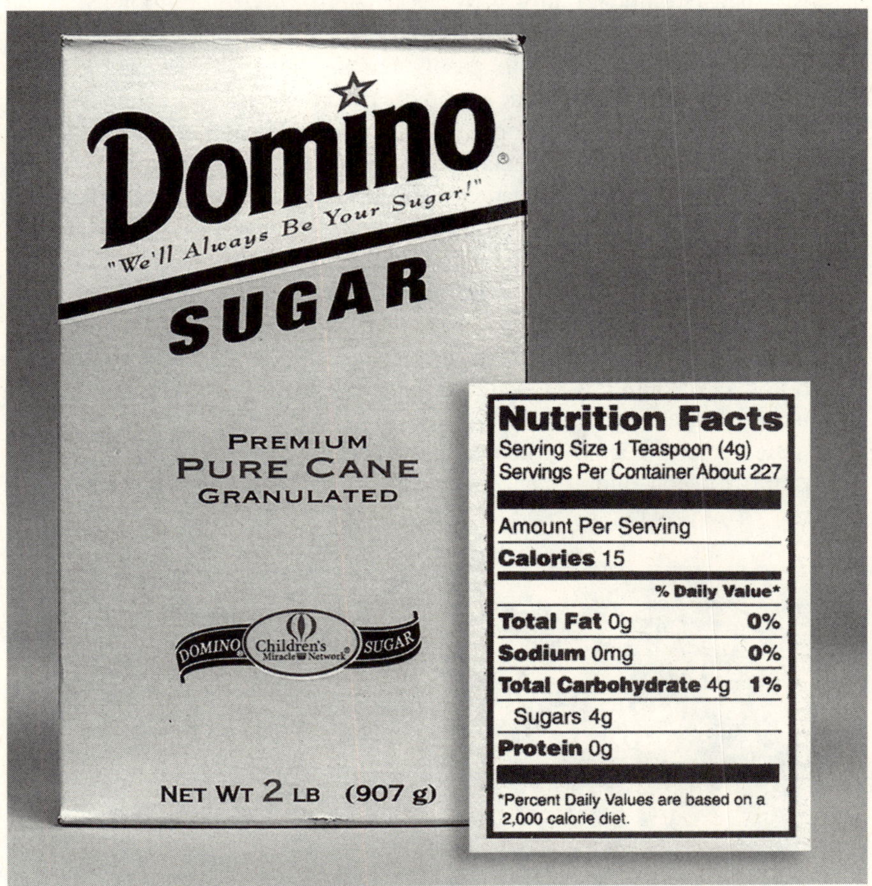

Столовый сахар, он же тростниковый рафинированный белый сахар-песок – король углеводов, углевод в чистом виде. Эталон эталонов. На 100 граммов сахара – 100 граммов углеводов. Посмотрите внимательно на этикетку на пачке сахара:

Total Carbohydrates 4 g, Sugars 4 g.

Одно и то же! Никакой разницы! Из всех углеводов столовый сахар, пожалуй, самый невинный углевод, потому что его много не съешь и легко ограничить.

Что роднит *лохов* и дието*лохов*? Любовь к печенью без сахара

Теперь давайте представим, что у вас *высокий сахар* в крови или, не дай бог, сахарный диабет. В лучшем случае, врач сказал, что вам нельзя сладкое, в худшем – вы сами разобрались, что чем *больше* сахара в сладком, тем *выше* сахар у вас в крови. Из самых лучших побуждений вы идете в магазин и ищите продукты, в которых мало сахара или, еще лучше, вообще нет, по-английски – *Sugar Free*.

Что же это «*Sugar Free*» означает? Что продукт не содержит *углеводы*? Нет, дамы и господа! Нет, нет, нет! Это лишь означает, что этот продукт не содержит… *столовый сахар*! Не более и не менее. А *углеводы* – пожалуйста, сколько угодно! С точки же зрения организма, *углеводы*, указанные на этикетке продукта, какой бы они ни были природы – будь то из муки, будь то из риса, будь то из картофеля, – как мы уже выяснили выше, после усвоения в желудке и кишечнике ничем не отличаются от столового сахара.

Но одно дело – теория углеводов, другое – практика продажи *лохам*, ой, извините, доверчивым американцам. Сомневаетесь? Обратимся к этикетке:

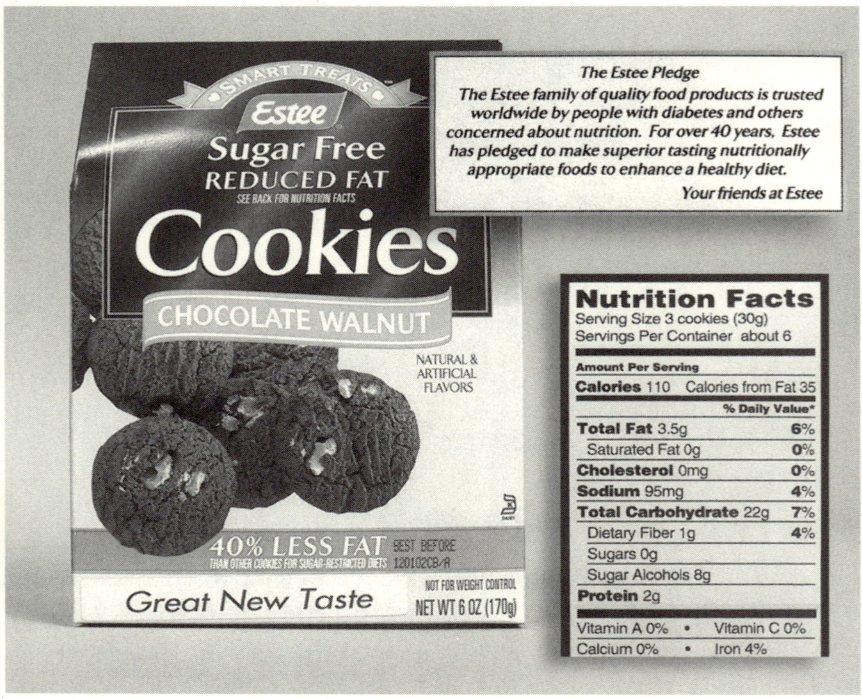

Читаем: одна порция из трех печений весом в 30 *г* содержит 22 *г* углеводов, т. е. 1 *г* – неусваиваемые углеводы (клетчатка), 21 *г* – усваиваемые, из них 13 *г* – мука и 8 *г* искусно замаскировано под названием *Sugar Alcohols* (сорбитол). Формально – ноль *столового сахара*. Реально – 21 *г*, эквивалент почти полутора столовых ложек того же *столового сахара*!

Что же из себя представляет этот *сорбитол*? Оказывается, это синтетический сахар – глюкоза, которую обработали водородом в присутствии катализатора из никеля, и она потеряла альдегидную группу. Тот же сладкий вкус, дешево, можно не писать «*сахар*» на этикетке. И тот же эффект на организм, что и от сахара, только еще хуже – сорбитол активно применяют для внутривенных вливаний как… *диуретик* (мочегонное). При его введении повышается осмотическое давление плазмы крови, которая подвергается клубочковой фильтрации, а это приводит к значительному увеличению объема мочи. Милое печенье!.. Тем более для больных диабетом, у которых почки и так на ладан дышат.

Мне особенно «нравится» циничная надпись на упаковке (на иллюстрации – в верхнем правом углу):

«Клятва Estee

Семейство качественных продуктов Estee пользуется доверием во всем мире среди больных диабетом и всех, кто заботится о своем питании. Более 40 лет Estee выполняет свое обещание делать лучшие по вкусу и питательности продукты для улучшения здоровой диеты. Ваши друзья из фирмы Estee».

Надо же! На мой взгляд, эта «клятва» не очень-то отличается от «*Arbeit macht frei*»[1] при входе в Освенцим. Поэтому повторяю еще раз: *углеводы* в *тарелке* и на *этикетке* неизменно становятся убийственным «*сахаром» в крови*, со всеми вытекающими отсюда последствиями – чем больше углеводов, тем больше «сахара» в крови! Единственная разница: простые углеводы проникают в кровь через слизистую рта и желудка практически моментально, а сложные – медленно, по мере ферментации во рту и кишечнике.

---

[1] Труд освобождает (с нем.).

Особенно поучительно сравнение этого так называемого «диетического печенья» с самым что ни на есть вульгарно-сладким, «нездоровым» печеньем для гурманов кондитерской фирмы *Mrs. Fields,* известной своими калорийными гастрономическими излишествами:

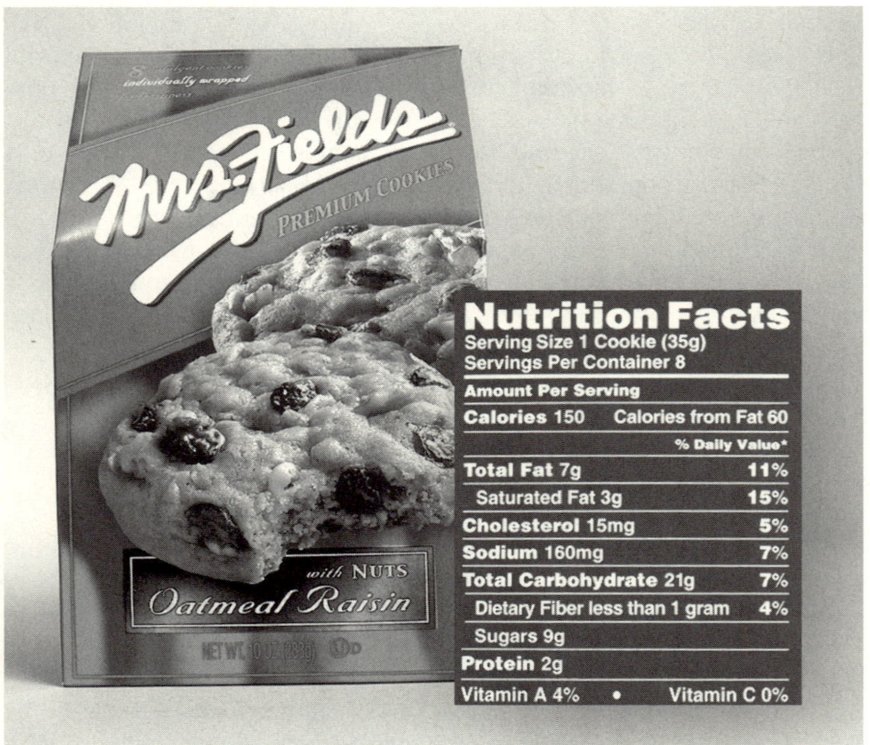

Читаем: одна порция из трех печений весом в 35 *г* содержит 21 *г* углеводов, т. е. 1 *г* – неусваиваемые углеводы (клетчатка), 20 *г* – усваиваемые, из них 11 *г* – мука и 9 *г* – столовый сахар. Получается, что в одном «нездоровом» печенье весом в 35 *г* столько же, нет, даже меньше, углеводов, чем в трех «диетических» весом в 30 *г* фирмы *Estee*.

И это всего лишь ягодки: чтобы скрыть от лохов, ой, опять извините, от потребителей наличие или реальное количество простых углеводов в продуктах, на этикетках можно найти десятки синонимов или аналогов обычного сахара: *caramel*, *dextrose*, *glucose, honey*, *molasses*, *sucrose*, *turbinado sugar*, *corn syrup*, *fructose*, *cane sugar*, *invert sugar*, *raw sugar*, *brown sugar*, *beet sugar*.

Сам помню, как несколько лет назад мы втридорога переплачивали за коричневый сахар, так называемый «raw sugar», с искренней уверенностью, что он – не такой вредный, как белый рафинированный. Вот он, сладенький:

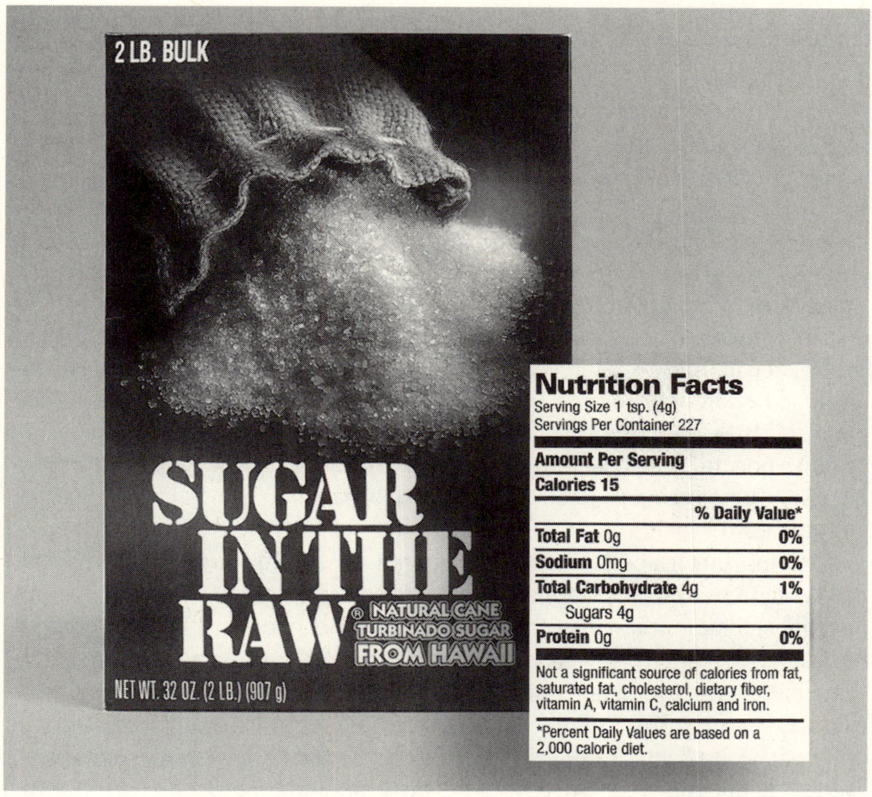

Читаю этикетку:

Total Carbohydrates 4 g, Sugars 4 g.

Вывод? Век учись – век живи, или: был – лохом, слушал – диетолоха, ел – sugar free cookies, помер – от диабета.

ВНИЗ – УЖАСНО, ВВЕРХ – ПЛОХО, СЕРЕДИНА – ОТЛИЧНО!

Простые сахара (глюкоза, фруктоза и галактоза) – основное «топливо» клеточного метаболизма. Они постоянно циркулируют в крови и используются по мере необходимости на энергетические нужды организма. Кровь – одновременно жидкость, ткань и орган – состоит из множества подобных клеток, погруженных в плазму, в которой, собственно, и растворены простые сахара. Вместе с ними в плазме находятся соли водорастворимых минералов, микроэлементы, белки, сложные сахара, жирные кислоты, газы, гормоны, ферменты и другие жизненно важные компоненты.

Поддержание необходимого уровня простых сахаров – одна из наиболее критических задач организма, так как без них невозможны никакие другие энергетические функции. Средний уровень глюкозы в плазме крови колеблется от 60 до 120 *мг* на 100 *мл* (*мг/дл=mg/dl*); фруктозы – от 0,5 до 5 *мг/дл*; галактозы в крови очень мало (traces).

Анализы и «лечение» проводятся преимущественно на определении и контроле глюкозы, так как у нее самая высокая концентрация. Имейте в виду, что сегодня многие продукты – джемы, мороженое, напитки, кондитерские изделия – подслащены фруктозой, эффект которой на организм мало чем отличается от глюкозы, зато не отражается на анализе крови.

Теперь же самое интересное:

- Если уровень глюкозы в плазме крови падает ниже 45 *mg/dl*, человек теряет сознание (*гипогликемическая кома*). Обратите внимание, что от нижней границей «нормы» (60 *mg/dl*) до комы (45 *mg/dl*) – всего 15 *mg/dl* (25%).
- Если уровень глюкозы в плазме крови от 120 до 200 *mg/dl* – организм функционирует нормально, и ничего угрожающего жизни пока не происходит.
- Если уровень глюкозы в плазме крови выше 200 *mg/dl* – организм тоже функционирует нормально, но такое количество «сахара» в крови превышает осмотическое (мембранное) давление плазмы крови в почках, и избыток эвакуируется в мочевой пузырь, чтобы стабилизировать это давление. Что в общем тоже не грозит жизни – только памперсам, горшку или унитазу. Кстати, воспаления (бактериальные инфекции) почечных лоханок, мочевого пузыря, мочевых путей и предстательной железы – результат хронически «засахаренной» и «закисленной» мочи, которая служит прекрасной питательной средой для размножения патогенных бактерий.
- Если «сахар» в плазме крови выше 300 *mg/dl* или *400 mg/dl* или даже 500 *mg/dl*, в принципе, до поры до времени тоже ничего смертельного не происходит. Но скажите это вашему доктору, и он всплеснет руками от ужаса. И не потому, что что-то происходит, а оттого, что что-то может произойти. А именно, так называемая гипергликемическая кома, которая, как ни странно, к высокому «сахару» не имеет прямого отношения, а происходит или из-за того, что организм не может им воспользоваться, или из-за обезвоживания, или от сужения сосудов из-за высокого уровня инсулина, или от того, другого и третьего и еще от чего угодно, но только не от высокого «сахара». В данном случае уровень глюкозы в плазме крови – один из симптомов комы, но никак не причина.

Интересно получается! Когда уровень глюкозы ниже нормы всего на 15 *mg/dl* (25%) – почти смерть, а когда выше нормы на 100%, 200%, 300%, даже на 400% – до поры до времени ничего особенного не происходит. Подчеркиваю – до поры до времени.

Я это все к тому, чтобы вы не упустили одну очень существенную деталь – *низкий уровень глюкозы намного опаснее для жизни*, не говоря уже о здоровье, чем высокий, даже очень-очень высокий. Беда-то ведь в том, что высокий «сахар» – это уже финальная, относительно короткая стадия нарушений углеводного обмена, низкий же «сахар» – медленная, длительная, незаметно развивающаяся болезнь.

Ниже нормы, выше нормы – что-то где-то нарушено. Уровень глюкозы в плазме крови ниже нормы называется *гипо*гликемия (низкий уровень глюкозы, «сахара»), выше нормы – *гипер*гликемия (высокий уровень глюкозы, «сахара»). Таким образом, *нарушения углеводного обмена* делятся на две последовательные стадии:

- Устойчивая *гипогликемия* и ее последствия – хроническая усталость, полнота, ожирение, постоянное чувство голода, депрессия, раздражительность, нервозность, сонливость, головокружения, поллакиурия (частое мочеиспускание), обморочные состояния, трудности с концентрацией и памятью, дислексия и т. п.
- Устойчивая *гипергликемия* и ее последствия – сахарный диабет первого и второго типов, диабет при беременности (gestational diabetes) и, конечно же, полнота, ожирение, гипертония, атеросклероз, импотенция, болезни почек, цирроз печени, болезни глаз (ретинопатия, катаракта и глаукома), невропатии (поражения периферических нервов), ампутация конечностей (peripheral neuropathy, peripheral vascular disease, foot ulcer), рак груди, печени и поджелудочной железы, и многие другие.

Полнота и *ожирение* – неизменные спутницы гипогликемии и гипергликемии. В обоих случаях ваша печень отлично выполняет предписанную ей природой функцию – конвертирует избыток «сахара» в крови в жир под кожей. Вот почему неожиданно быстрое похудение – первый признак больной печени и приближающейся смерти.

АХ, СПАСИ, АЛЛАХ!

Термин *нарушения углеводного обмена* используется в американской классификации заболеваний эндокринной системы в разделе *Disorders of Carbohydrate Metabolism*[1] – расстройства метаболизма (обмена) углеводов.

---

[1] The Merck Manual of Diagnosis and Therapy, Section 2. Endocrine and Metabolic Disorders, Chapters 13. Disorders of Carbohydrate Metabolism.

The Merck Manual – один из наиболее влиятельных клинических справочников в США – концентрируется на двух болезнях: *сахарный диабет* (diabetes mellitus, высокий «сахар») и *гипогликемия* (низкий «сахар»). Именно в таком порядке – сначала *высокий*, затем *низкий*, несмотря на то, что в реальной жизни нарушения углеводного обмена начинаются с *низкого* «сахара» и завершаются *высоким*.

В реальной жизни диабет и ожирение без предшествующей им годами гипогликемии так же вероятны, как беременность без секса. А как же у нас обстоят дела с диабетом? Кому лучше знать, как ни Американской ассоциации диабета:

> «...*Мы оказались перед лицом беспрецедентной эпидемии сахарного диабета II типа среди американских подростков и взрослых. Тревожный рост диабета II типа у американской молодежи вызвал шок в медицинских кругах*»[1].

Согласитесь, нет дыма без огня: не может быть «беспрецедентной эпидемии сахарного диабета» без предшествующей ей беспрецедентной эпидемии гипогликемии. В США, оказывается, все может быть. Судите сами:

> «*Десять-двадцать лет назад гипогликемия была распространенным диагнозом. Сегодня же исследования показывают, что в реальности эта болезнь очень редкая*»[2].

Странно получается: *диабет* есть – *гипогликемии* нет! Что-то тут не сходится. Ну, а при таких делах, как в песне, *столько бед и забот, ах, спаси, Аллах!*

Ладно, на Аллаха надейся, а сам не плошай. Пока еще не изобрели прививку от диабета и вакцину от глупости, самое время спасаться собственными руками, о чем и пойдет речь далее. И, конечно же, в правильном порядке.

---

1 «...We are facing an unprecedented epidemic in type 2 diabetes among both American adults and adolescents. And the disturbing rise of type 2 diabetes in America's youth has sent shock waves throughout the medical community». The emerging diabetes epidemic, March 1, 2002. American Diabetic Association; *http://ada.yellowbrix.com/pages/ada/Story.nsp?story_id=28193413&ID=ada*

2 «Ten to 20 years ago, hypoglycemia was a popular diagnosis. However, studies now show that this condition is actually quite rare.» Hypoglycemia, National Institute of Diabetes and Digestive and Kidney Diseases; *www.niddk.nih.gov/health/diabetes/pubs/hypo/hypo.htm*

Как диета нищих стала «здоровым» питанием богатых

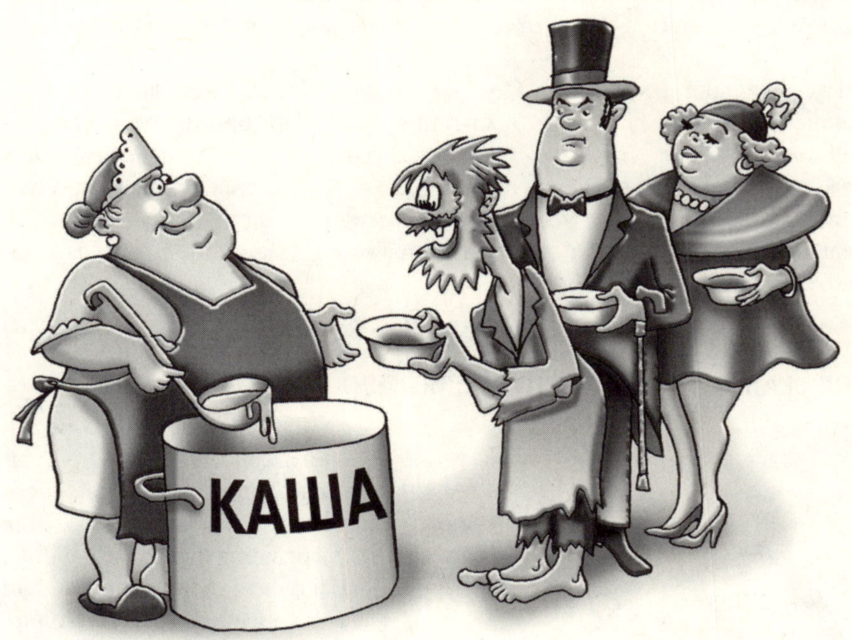

Нарушения углеводного обмена во «всесоюзном» масштабе не происходят на пустом месте. Не ели бы – не болели бы. История «*был здоров, приехал в США, растолстел, заболел, потерял ноги, помер совсем молодым…*» намного типичнее, чем «*был болен, приехал в США, выздоровел и разбогател*». Причина нынешней эпидемии ожирения и сахарного диабета, несомненно, в доктрине, представленной Пирамидой здорового питания (Food Choice Pyramid), которая «прививается» уже третьему поколению американцев, а заодно и старым русским, новым русским и бывшим русским.

Теория *калорий* и *калорийности* продуктов – фундамент доктрины «здорового» питания. На практике, каков фундамент – такова и надстройка, гнилой фундамент – гнилая надстройка. Вспомните, к примеру, чем закончилось строительство СССР на фундаменте экономической теории коммунизма – 73 года агонии и, наконец, быстрая, почти мгновенная смерть.

Теория «питательной» емкости (калорийности) продуктов уходит корнями в 30-е и 40-е годы XX века и базируется на подсчете «экспертами» федерального правительства США минимального рациона для обитателей тюрем, психбольниц и приютов для бездомных.

Цифровой анализ называется *quantitative*, т. е. количественный. Его антагонист – *qualitative* анализ, т. е. качественный. Как вы, надеюсь, прекрасно понимаете, бюрократические критерии *минимального количества* при расчете рациона для заключенных и умалишенных взяли верх над концепцией *максимального качества* для питания вашей семьи.

Ну, а дальше – хотели как лучше, получилось как всегда. Количественная доктрина «здорового» питания трансформировалась в убийственного монстра. Факт, что США ежегодно расходуют в четыре-пять раз больше средств на здравоохранение[1], чем фермеры продают продуктов так называемого «здорового» питания, одновременно свидетельствует о *качестве* и этого питания и этой медицины. Так что давайте разберемся.

ЕСЛИ КАЛОРИЯ ЖИРНАЯ, ТО ЗЕМЛЯ – ПЛОСКАЯ

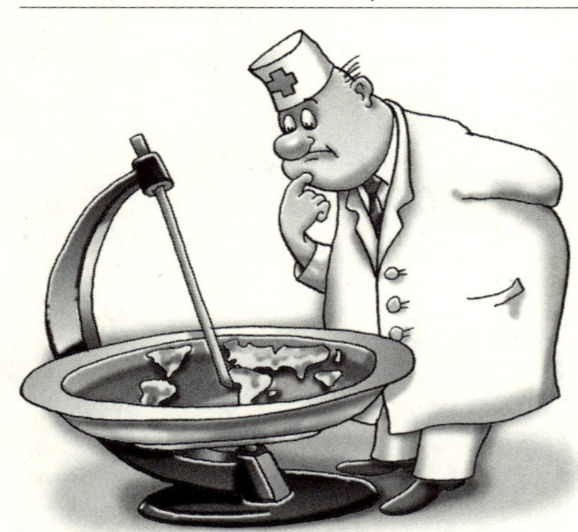

Калория – величина из области термохимии. Одна калория – это количество энергии, необходимое для нагревания 1 *г* воды на 1° С. Если вы вдруг подзабыли термохимию, позвольте напомнить вам определение калории из БСЭ:

«*Калория* (от лат. *calor* – тепло), внесистемная единица количества теплоты. Обозначение: русское *кал*, международная *cal*. Наряду с К. (малой К.) распространена килокалория (большая К.), 1 *ккал.* = 1000 *кал.* Первоначально К. была определена как количество теплоты, необходимое для нагревания 1 *г* воды на 1 °С. До конца 19 в. ни участок температурного интервала, в котором производится нагревание, ни его условия не оговаривались. Поэтому применялись различные К.: 0-, 15-, 20-, 25-градусная, средняя, термохимическая и др. В СССР с 1934 до 1957 применялась 20-градусная килокалория, равная (с точностью до 0,02%) количеству теплоты, необходимому для нагревания 1 *кг* воды от 19,5 до 20,5 °С. 1-я Мировая конференция по свойствам воды и па-

[1] Bureau of Economic Analysis, National Income and Product Accounts Tables, Table 8.11. Real Farm Sector Output, Real Gross Product, and Real Net Product (crops $232.5 bln., livestock $131,2 bln, 2000); *www.bea.doc.gov*

ра (Лондон, 1929 г.) ввела международную килокалорию, определив ее как 1/861,1 международных *квт×ч* (киловатт-час. – *К.М.*). На международных конференциях по свойствам водяного пара (1954 и 1956 гг.) было принято решение о переходе от К. к новой единице – абсолютному джоулю, которая вошла затем в Международную систему единиц. Между К. и джоулем установлено следующее соотношение: 1 *кал.* = 4,1868 *дж* (точно); 20-градусная К. равна 4,181 *дж*; К., широко применявшаяся в термохимии, равна 4,1840 *дж*»[1].

Как видите, в этой галиматье нет ни слова о белках, жирах и углеводах. «Внесистемная единица количества теплоты» всего лишь означает, что:

- Один грамм *углеводов* (клетчатки, древесины) при сгорании может нагреть четыре грамма воды на один градус. Поэтому 1 *г* углеводов = 4 калориям.
- Один грамм *белков* при сгорании может нагреть на один градус четыре грамма воды. Поэтому 1 *г* белков = 4 калориям.
- Один грамм *жира* при сгорании может нагреть на один градус девять граммов воды. Поэтому 1 *г* жира = 9 калориям.

А что же такое горение?

«Горение, сложное, быстро протекающее химическое превращение, сопровождающееся выделением значительного количества тепла и обычно ярким свечением (пламенем). В большинстве случаев основу Г. составляют экзотермические окислительные реакции вещества, способного к Г. (горючего), с окислителем»[2].

Может, я чего-то не понимаю? Решил провести на себе научный эксперимент и выпить стакан сливок (84 *г* жира, 756 калорий!). Разделся, лег в кровать, выпил стакан сливок, вставил подмышку один термометр, второй в рот, третий, как полагается, в попу. Лежу жду. Погасил свет, чтобы не пропустить яркое свечение… Позвал жену. Она мне:

– Монастырский, ты что, заболел?
– Нет, Танюша, я теорию калорий проверяю… Посмотри, где-нибудь горит?
– Что за бред! Ничего не горит, только термометр в попе сияет.
– Таня, как ты смеешь! Это же ради книги! Садись рядом, проверим.
– А, ну если ради книги…

---

[1] Большая советская энциклопедия. 3-е издание. Статья «*Калория*».
[2] Там же. Статья «*Горение*».

Достаю термометры: во рту – 36,6, под мышкой – 36,4, на третьем термометре аж 36,9.
– Таня, Таня, смотри! В попе, вроде, чуть-чуть горит!
– Ну и дуралей же ты, милый…

Вот так бесславно закончился мой эксперимент с калориями и горением. Чтобы окончательно убедиться, что я не полный кретин, открываю энциклопедию и читаю:

«Пищеварение, совокупность процессов, обеспечивающих механическое измельчение и химическое (главным образом ферментативное) расщепление пищевых веществ на компоненты, лишенные видовой специфичности и пригодные к всасыванию и участию в обмене веществ организма животных и человека. Поступающая в организм пища всесторонне обрабатывается под действием различных пищеварительных ферментов, синтезируемых специализированными клетками, причем расщепление сложных пищевых веществ (белков, жиров и углеводов) на все более мелкие фрагменты происходит с присоединением к ним молекулы воды (см. Гидролиз). Белки расщепляются в конечном итоге на аминокислоты, жиры – на глицерин и жирные кислоты, углеводы – на моносахариды. Эти относительно простые вещества подвергаются всасыванию, а из них в органах и тканях вновь синтезируются сложные органические соединения»[1].

Как вы, надеюсь, понимаете, внутри нас ничто не горит и ничто не сгорает. Механический перенос термохимических параметров теплоотдачи того или иного продукта при горении на механизмы пищеварения – чистейший абсурд и псевдонаучный маразм. Увы, на этой абсурдной и маразматической теории базируется и развивается вся современная диетология, а вместе с ней и эпидемии нарушений углеводного обмена – гипогликемия, сахарный диабет, ожирение, сердечно-сосудистые заболевания и их последствия.

А знаете, как было подсчитано, сколько человеку необходимо калорий в день? Тоже исключительно механически: человека опускают в ванную с водой, скажем, на один час, и измеряют температуру воды в ванной до и после. Понятно, человеческое тело «нагреет» воду на какое-то число градусов, так как оно горячее, чем вода. Затем степень нагрева воды за час умножается на 24 часа и коррелируется с атмосферным давлением и температурой воздуха. Вот и все. Получается где-то между 2000 и 3000 калорий, в зависимости от веса и здоровья субъекта.

---

[1] Большая советская энциклопедия. 3-е издание. Статья «*Пищеварение*».

Чистый маразм. Подтасовка. Профанация. Афера. Идиотизм. Однако этого идиотизма было достаточно, чтобы построить на нем «пищевую» пирамиду, диетологию, методологии похудения и доктрину «здорового» питания нации.

В ЛУЖЕ КРОВИ – НИ КАПЛИ ЖИРА!

Дальше становится еще интереснее: жиры – что известно не только домохозяйке, но даже первокласснику – не растворяются в воде. Этого нельзя сказать об углеводах, которые растворяются полностью. Так как в наших венах бурлит кровь, а не жир, водорастворимые углеводы усваиваются в организме практически на 100%, т. е. беспрепятственно проникают в кровяное русло через слизистую рта, желудка и кишечника с минимальными расходами энергии.

Жир, в отличие от водорастворимых углеводов, усваивается относительно хорошо только у людей со здоровыми кишечником, желчным пузырем и поджелудочной железой. При помощи желчи и липолитических ферментов (липаз) жиры разлагаются в тонком кишечнике на жирные кислоты и только таким образом проникают сначала в специализированные клетки кишечника, а затем в кровь. Жир в стуле указывает на липолитическую недостаточность поджелудочной железы или нарушение желчеотделения.

Таким образом, первый постулат энергоёмкости питательных элементов, будь то жиры, белки или углеводы, можно выразить как:

Энергоёмкость продукта равна его потенциалу минус расходы энергии на утилизацию и усвоение

Говоря упрощенно, оценивать *относительную* физиологическую энергоёмкость жиров и углеводов – все равно, что сравнивать *абсолютную* энергоемкость нефти и бензина. Действительно, сгорание одного грамма нефти и бензина подогреет воду в пробирке на близкую величину, но с одной значительной разницей: добыча, транспортировка и переработка нефти в бензин требуют энергетические ресурсы, во много раз превышающие энергетическую емкость бензина.

Иными словами, к моменту сгорания одного грамма бензина на его производство из нефти ушло больше *энергии*, чем выделится при его сгорании. То же самое с жирами – к моменту усвоения одного грамма пищевого жира на его переваривание, ферментацию, эмульгацию и усвоение уходит больше энергии, чем на быстрое усвоение углеводов.

Более того, в отличие от бензина и нефти, такие факторы, как степень усвоения продукта, качество жевания, степень кислотности желудочного сока, эффективность ферментов, активность перистальтики желудка, нейтрализующий эффект выпитой воды и другие, весомо влияют на энергетический потенциал любого продукта. На примере с белками – чем хуже жевание, тем больше ресурсов необходимо на переваривание мяса в желудке; на примере с жирами – при удаленном желчном пузыре усваивается намного меньше жиров, чем было в пище, и т. п.

Как видите, чисто механический перенос энергоотдачи пищевого компонента при контролируемом сгорании (в лабораторных условиях) на процессы пищеварения у людей разного возраста, пола, состояния здоровья, не говоря уже о разном качестве и природе белков, жиров и углеводов, – необычайное невежество и абсурд.

Следующая таблица более детально иллюстрирует шаги, необходимые для переваривания различных компонентов пищи. Чем больше шагов, тем больше расход энергии – это аксиома. Именно жиры требуют больше всего времени и ресурсов до полного переваривания и частичного усвоения:

Энергетические затраты на усвоение пищевых белков, жиров и углеводов в организме

Процесс	**Простые углеводы и дисахариды**	**Сложные углеводы**	**Белки**	**Жиры**
Жевание	Нет	Да	Да	Нет
Переваривание	Нет	Нет	Да	Нет
Ферментация	Нет	Да	Да	Да
Эмульгация	Нет	Нет	Нет	Да
Где усваивается	Рот, кишечник	Рот, кишечник	Кишечник	Кишечник
Усвоение	В кровь	В кровь	В кровь	В клетки
Активность слюнных желез	Нет	Да	Да	Нет
Активность желудочных желез	Нет	Нет	Да	Нет
Активность поджелудочных желез	Нет	Да	Да	Да
Активность желчного пузыря	Нет	Нет	Нет	Да
Энергоотдача	Прямая	Прямая	Гликонеогенез	Липонеогенез
Скорость усвоения	Быстрая	Постепенно	Медленно	Очень медленно
Затраты энергии на усвоение	**Почти нулевые**	**Низкие**	**Средние**	**Очень высокие**

Теперь давайте кратко рассмотрим факторы, которые влияют на степень усвоения:

- *Качество жевания и увлажнение пищи слюной*. Чем хуже жевание, тем больше времени и энергии понадобится желудку на доведение пищевой массы до консистенции химуса, приемлемого кишечником.

- *Кислотная и ферментативная недостаточность желудка.* Неадекватные кислотность и ферментативная активность задерживают переваривание белков, что требует большего расхода энергии на перистальтическую активность желудка.
- *Щелочная и ферментативная недостаточность кишечника.* Неадекватные щелочность и ферментативная активность кишечника препятствуют усвоению пищевых компонентов.
- *Активность желчного пузыря* и другие факторы, способствующие усвоению жиров. Недостаточность желчного пузыря препятствует усвоению жиров.
- *Состояние слизистой кишечника.* Воспаления отдельных сегментов кишечника препятствуют полному или частичному усвоению питательных элементов.

Как видите, все опять не так просто. Степень усвоения у абсолютно здорового молодого человека на порядок выше, чем у пожилого, да еще и нездорового. На все это ортодоксальным диетологам абсолютно наплевать – написано 4 калории, значит 4, написано 9, значит 9. Не усвоите – помирайте, ваши проблемы.

Опять же, по аналогии с автомобилем, пожилой организм можно сравнить с дырявым бензопроводом, разлаженным карбюратором или сношенным мотором: часть бензина расплещется по дороге к карбюратору, еще часть – не смешается с воздухом, и наконец, после взрыва горючей смеси в цилиндре, часть энергии уйдет в зазоры между поршнем и цилиндром. Ребенку ясно, что, при прочих равных условиях, на одинаковом количестве бензина разбитый автомобиль проедет меньше, чем новый. «Ученым» же по питанию – до сих пор не ясно. Мне как-то даже стыдно доказывать такие невероятно очевидные вещи в XXI веке.

Справедливости ради надо отметить, что жиры, накопленные под кожей (благодаря, кстати, все тому же избытку углеводов в тарелке), действительно содержат больше энергии, чем усвоенные углеводы. Почему? Да потому что утилизация эндогенных («родных», внутренних) жиров в полезную для организма энергию практически не требует дополнительных расходов энергии.

Иными словами, 1 *г* подкожного жира действительно «калорийнее», чем 1 *г* усвоенных углеводов, и это соотношении близко к термохимическому – 9 «жирных» калорий на 4 «углеводных». Поэтому, когда надо определить количество времени, необходимого для похудения, использование эндогенной «калорийности» в этих расчетах вполне оправдано.

Обнадеживает и то, что мы худеем намного быстрее, чем поправляемся, так как относительная (после усвоения) энергоемкость продуктов намного ниже, чем абсолютная (при сгорании в лаборатории).

ПОБОРОЛИ РАХИТ И АНЕМИЮ, ПОИМЕЛИ ОЖИРЕНИЕ, ДИАБЕТ И АТЕРОСКЛЕРОЗ

Не забывайте про рога и копыта! Организм нуждается в пище не только для энергии. Белки и жиры используются как исходное сырье для деления всех без исключения клеток и синтеза ферментов, гормонов и других жизненно важных факторов (пластические нужды). Таким образом:

Пищевые компоненты, необходимые для пластических нужд организма, вообще не выполняют энергетические функции или выполняют их лишь частично.

Этот постулат означает, что организм использует только часть белков и жиров для энергетических нужд, что, конечно же, никак не укладывается в *теорию 4–4–9* (*калорий*), которая гласит: *сколько съел – столько сжег.*

Не поймите меня неправильно – энергетические нужды организма не менее важны, чем пластические. В конечном итоге, без энергии клетки тоже не могут делиться. Углеводы используются организмом только как энергетический ресурс. Как ни странно, их единственная «пластическая» функция в организме – накопление подкожного жира – самая нежеланная.

Эту маленькую, но важную деталь не обошла вниманием эволюция. Избыток «энергии» в организме (т. е. более высокая концентрация глюкозы в плазме крови, чем необходимо на немедленные энергетические нужды) конвертируется сначала в полисахарид *гликоген* для хранения в печени и мышечных тканях, а избыток гликогена – в подкожный жир. Ну, а дальше все просто: чем больше лишней энергии (в основном углеводов), тем больше накапливается жира.

У вас может возникнуть справедливый вопрос: А можно ли поправиться из-за избытка жиров в питании? Еще как можно! У здорового человека усваивается до 95% жиров из пищи. Если количество усвоенных жиров превышает пластические и энергетические нужды организма, избыток будет также исправно отправлен на хранение под кожу, как и избыток углеводов.

С какого же момента начинается избыток? К сожалению, однозначного ответа на этот вопрос нет, так как нужды организма в жирах зависят от возраста, пола, климата, нагрузок, количества углеводов в диете и множества других факторов. Для грубого расчета: если вы в день съедаете больше 1,5 *г* на один *кг* вашего веса, то это обычно и составляет избыток.

ОБСУДИЛИ БРУТТО, ПОДБИВАЕМ НЕТТО

Итак, суммируем результаты нашего анализа:

- Горение – окислительный процесс. Теплоотдача горючего элемента при сгорании измеряется калориями. Пищеварение – механический и ферментативный процесс, который не только не «отдает тепло», но и сам требует немалой энергии.
- Термохимические свойства питательных элементов (теплоотдача при горении) не имеют ничего общего с их физиологическими свойствами (финальное количество глюкозы в крови *минус* расходы энергии на пищеварение и усвоение элемента).
- Чем короче цепочка прохождения питательного элемента от исходного состояния до усвоенной в кровь глюкозы, тем выше его энергоотдача.
- Чем больше физическая энергоемкость элемента, тем ниже его питательная энергоемкость из-за больших расходов энергии на утилизацию. У простых углеводов, которые усваиваются практически немедленно, самая высокая энергоотдача. У жиров, усвоение которых требует больше всего энергетических ресурсов, – самая низкая.
- Чем выше пластические нужды организма в каком-либо питательном элементе, тем ниже энергетический потенциал этого элемента. Организм нуждается, в первую очередь, в жирах, затем – в белках и вообще не использует углеводы на пластические нужды (за исключением хранения избыточной энергии в виде жира).

Добро пожаловать в XXI век! Оказывается, Земля – не плоская, Солнце – не вращается вокруг Земли, а в животе – ничего не горит! Даже если наплевать на всю эту термохимию... пока у вас в унитазе не появится пепел, не верьте, что что-то горит!

ОТ ДУРНОЙ ТЕОРИИ – К ПОРОЧНОЙ ПРАКТИКЕ

Теория калорий (горения в вашем животе) нашла свое воплощение в доктрине «правильного» питания Национального института здоровья США (под эгидой United States Department of Agriculture) и базируется на так называемой *The Food Guide Pyramid*.

Количество порций в пирамиде рекомендовано Национальной Академией Наук, которая предлагает так называемые *Recommended Daily Allowances* (*RDA*) – рекомендуемые дневные нормы потребления калорий, и по закону эта информация публикуется на этикетках всех пищевых продуктов.

Повторяю большими буквами: сегодняшний выбор продуктов в *The Food Guide Pyramid* продиктован исключительно КОЛИЧЕСТВОМ **КАЛОРИЙ** В ЭТИХ ПРОДУКТАХ, а не содержанием витаминов, минералов, микроэлементов, белков и жиров, необходимых в диете.

Интересно отметить, что изначально количество порций хлебобулочных изделий и молока определялось нуждами в витаминах A, D и B_n (рибофлавине, тиамине и фолиевой кислоте) и минералах железе и цинке. Синтетические аналоги витаминов A и D в обязательном порядке добавляют в молоко (обогащают, фортифицируют), все остальное – в отбеленную пшеничную муку (bleached wheat flour).

Понятно, все это делалось и делается по сегодняшний день для предупреждения рахита, остеопороза, пеллагры, анемии, дефектов у новорожденных, аутоиммунных расстройств и других болезней, связанных с авитаминозом и деминерализацией. Таким образом проявляется забота о здоровье малоимущих слоев населения и все тех же заключенных и умалишенных в тюрьмах и приютах. Стоимость фортификации муки, к примеру, меньше $10 за тонну, 5–10 центов в год на человека. Согласитесь, куда дешевле, чем лечение.

Кстати, в этом контексте меня «умиляет» ограниченность тех врачей (не говоря уже о диетологах), которые уверяют пациентов, что им «*абсолютно не нужны никакие витамины и минералы*», так как все они есть в «здоровой» диете, хотя уже в 30–40-х годах XX века авторам Пирамиды было известно, что их нет. Результат? Меняем *шило на мыло*. Предупреждаем анемию и рахит, зато зарабатываем ожирение и умираем от диабета.

Вот как выглядела эта Пирамида до января 2005 года:

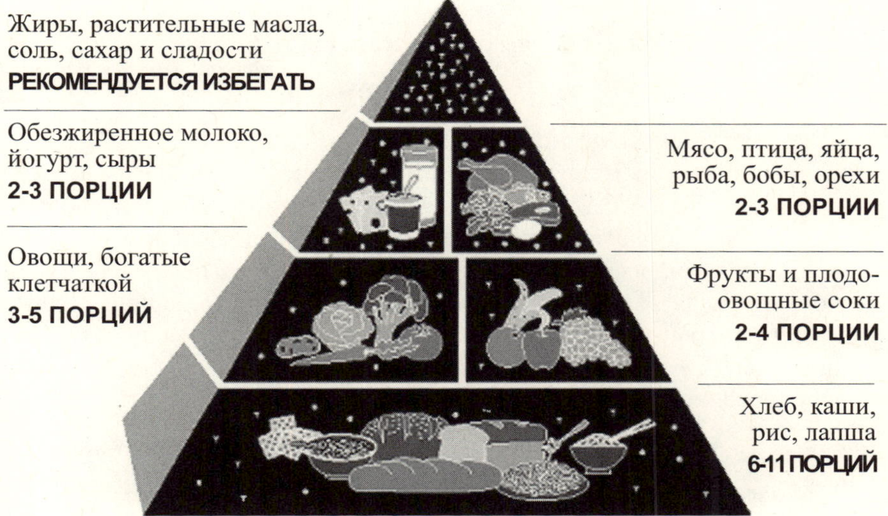

A Guide to Daily Food Choices. U.S.D.A. (1996-2000)

Симпатичная графика. Вроде бы, все ясно. Читаем объяснение. Чтобы у вас не было никаких сомнений в объективности моего перевода, начнем с английского оригинала[1]:

«How many servings are right for me?

The Pyramid shows a range of servings for each major food group. The number of servings that are right for you depends on how many calories you need, which in turn depends on your age, sex, size, and how active you are. Almost everyone should have at least the lowest number of servings in the ranges. The calorie level suggestions are based on recommendations of the National Academy of Sciences and on calorie intakes reported by people in national food consumption surveys.

For adults and teens

- 1,600 calories is about right for many sedentary women and some older adults.
- 2,200 calories is about right for most children, teenage girls, active women, and many sedentary men. Women who are pregnant or breastfeeding may need somewhat more.

---

[1] Полный текст в публикации *The Food Guide Pyramid*, USDA Food and Nutrition Information Center; *http://www.usda.gov/cnpp/pyrabklt.pdf*

- 2,800 calories is about right for teenage boys, many active men, and some very active women.»

Теперь по-русски с максимальной близостью к семантике оригинала:

«Сколько порций нужно мне?

Пирамида демонстрирует количество порций для основных пищевых групп. Количество порций, правильное для вас, обусловлено вашей потребностью в калориях, что в свою очередь зависит от вашего возраста, пола, роста, а также степени активности. Практически все должны съедать по крайней мере минимальное число порций. Предлагаемое количество калорий базируется на рекомендациях Национальной Академии Наук (имеется в виду RDA. – *К.М.*), а также на основании национальных опросов населения о количестве употребляемых калорий.

Для взрослых и подростков

- 1600 калорий близки к нуждам большинства малоподвижных женщин и некоторых пожилых людей.
- 2200 калорий близки к нуждам большинства детей, девочек-подростков, активных женщин и большинства малоподвижных мужчин. Нужды беременных или кормящих грудью женщин несколько выше.
- 2800 калорий близки к нуждам активных мальчиков-подростков, многих активных мужчин и некоторых очень активных женщин».

Убедились? Как видите, ничего в отношении *калорий* я не придумал. Расчет питательных потребностей базируется не на нуждах *роста*, *здоровья*, *трудоспособности*, а на количестве калорий, установленном бюрократами и опросами населения.

Соответственно, конечный выбор продуктов в Пирамиде обусловлен не заботой о здоровье населения, а лишь так называемыми «энергетическими» нуждами. Поэтому же в основании пирамиды находятся продукты самые дешевые и самые энергонасыщенные – хлеб, крупы, каши и макаронные изделия, то есть исключительно углеводные продукты, дешевые и с нелимитированным сроком хранения. Почему?

Да потому что на основании этой же Пирамиды определяются федеральная помощь неимущим и диета для обитателей тюрем, приютов, сумасшедших домов и интернатов для беспризорных. Если бы, к примеру, в основе Пирамиды лежали 6-11 порций скоропортящихся и дорогостоящих рыбы, птицы и мяса (а не хлеба, лапши или каш), то бюджет на федеральные программы для неимущих – *Welfare*, *Food Stamps* и тому подобные – вырос бы на 300-400%, это если предположить, что стоимость мяса и хлеба одинаковая, или на 3000%-4000% при их реальной стоимости. Как видите, ваше здоровье – последнее, что было в голове у авторов этой Пирамиды!

А теперь давайте составим дневное меню на основании этой Пирамиды из расчета 2000 калорий – именно того количества, от которого идет отсчет на упаковках всех пищевых продуктов. Имейте в виду, что 2000 калорий на 10% меньше *среднего* потребления (2200 *кал.*), на 36% меньше *активного* (2800 *кал.*) и в полтора-два раза меньше, чем в *реальной* дневной диете большинства американцев:

Меню по *Пирамиде USDA*

Продукт	Порция	Животные жиры (*г*)	Растит. жиры (*г*)	Углеводы (*г*)	Белки (*г*)	Калории
Завтрак (8 утра)						
Банан	1	-	1	27	1	105
Кукурузные хлопья	100 *г*	-	-	73	7	331
2% молоко	стакан	3	-	12	8	121
Кофе с сахаром	чашка	-	-	5	-	20
Ланч (час дня)						
Куриная грудка (сандвич)	1	39	-	42	29	632
Апельсиновый сок	стакан	-	-	26	2	112
Полдник (5 вечера)						
Яблоко	1	-	-	21	-	81
Mars, Milky Way Bar	1	-	3	13	-	75
Обед (8 вечера)						
Овощной салат	порция	-	3	15	3	88
Грудинка индюшки	порция	1	-		10	47
Дикий рис	полчашки	-		17	3	83
Хлеб из отрубей	1 ломтик	-	1	12	3	70
Морковный пирог	порция	-	29	52	5	484
Красное вино	стакан	-	-	2	-	74
Всего граммов		**43**	**37**	**317**	**71**	**2 323**
Всего калорий		**387**	**333**	**1 316**	**284**	**2 319**
Процент калорий		**17%**	**14%**	**57%**	**12%**	**100%**

Скудненькая диетка в стиле *Weight Watchers* или *Jenny Craig*, не так ли? Я на таком «корму» (малоподвижный мужчина средних лет, веса и роста) просто помер бы с голоду. Чтобы выжить на таком «спартанском» режиме, согласитесь, надо иметь силу воли олимпийского чемпиона и финансовую мотивировку топ-модели типа Синди Кроуфорд. И какие же результаты?

- 317 *г* углеводов в день в три-четыре раза превышают энергетические нужды организма. На таком режиме за год набегает 116 *кг* углеводов, эквивалент центнера с гаком столового сахара. Человеку средней занятости необходимо не более 100 *г* углеводов в день. Диета, рекомендуемая USDA, более чем в 3 раза (на 300%) превышает дневную потребность в углеводах.

- 71 *г* белков в день меньше пластических нужд организма, которые даже американские учебники по физиологии оценивают в 1,5–2 *г* на один *кг* веса (то есть 105–140 *г* в день при весе 70 *кг*).
- 80 *г* жиров в день гораздо ниже пластических нужд организма. Хотя *RDA* для жиров не существует, потребность в них можно оценить по аналогии с грудным молоком, в котором жиров в два раза больше, чем белков. Не говоря уже о том, что с возрастом необходимость в жирах увеличивается – для более активной деятельности мозга, синтеза половых гормонов и т. п.

Если жирное – вредно, мясо – плохо, почему бы не попробовать вегетарианство? Ну чем ни здоровое питание? Фрукты, овощи, соки, хлеб из цельной муки. И жиры вроде бы есть, и белки, и совсем не много…

***Вегетарианское* меню**

Продукт	Порция	Животные жиры (*г*)	Растит. жиры (*г*)	Углеводы (*г*)	Белки (*г*)	Калории
Завтрак (8 утра)						
Апельсин	1	-	-	15	1	62
Банан	1	-	9	27	1	105
Мед	ст. ложка	-	-	17	-	64
Кекс из отрубей	1	-	4	28	4	154
Черный кофе	чашка	-	-	1	-	4
Ланч (час дня)						
Хлеб из отрубей	ломтик	-	1	10	2	48
Апельсиновый сок	стакан	-	-	9	1	39
Лапша со шпинатом	250 *г*	-	2	63	13	325
Полдник (5 вечера)						
Яблоко	2	-	-	42	-	163
Хлопья *Total*	порция	-	1	26	3	116
Молоко без жира	стакан	1	-	14	10	100
Обед (8 вечера)						
Дикий рис	чашка	-	1	35	7	166
Овощной салат	порция	-	3	15	3	88
Ржаной хлеб	2 ломтика	-	4	46	10	246
Суп из овощей	чашка	-	2	12	2	72
Банановый пудинг	200 *г*	-	7	42	5	254
Всего граммов		**1**	**34**	**402**	**62**	**2 007**
Всего калорий		**9**	**306**	**1 608**	**248**	**2 162**
Процент калорий		**0%**	**15%**	**80%**	**12%**	**108%**

Считаем: 402 *г* углеводов в день, что эквивалентно 146 *кг* (полутора центнерам!) сахара в год, т. е. на 400% (в четыре раза) больше углеводов, чем необходимо человеку среднего роста, веса и активности.

Теперь прибавьте к ежедневному многократному избытку углеводов хронический дефицит белков и жиров, и *пирамида для здоровых* вскоре становится *памятником для мертвых*. Согласитесь, в том, что *надгробие египетских фараонов* стало *символом здоровья американцев*, есть немалая доля иронии.

Итак, кратко суммируем:

- Пищевая пирамида формировалась в середине XX века, на пике *индустриальной революции*, преимущественно для энергетических нужд малообеспеченных социальных классов – рабочих, фермеров, обитателей приютов, тюрем, психбольниц и т. п.
- Продукты в основании Пирамиды выбраны не по признаку «полезности», а по признаку дешевизны и доступности.
- Последствия стиля питания, предложенного в Пищевой пирамиде, не были известны в середине XX века, так как средняя продолжительность жизни в 40–50-ые годы была по крайней мере на 20-30 лет меньше, чем в конце XX – начале XXI века, на пике *информационной революции*[1].
- По мере усовершенствования Пирамиды, ее очевидные недостатки устранялись за счет искусственной компенсации (фортификации) недостающих витаминов и минералов через муку и молоко. Соответственно, современная реконструкция Пирамиды часто оправдывается пластическими нуждами организма.
- Сознательная трансформация Пищевой пирамиды в сторону функциональности маловероятна по элементарным соображениям экономики – у государства не хватит денег, чтобы прокормить малообеспеченные классы населения.

И это помимо того, что Пищевая пирамида уже давно искусно взята в заложницы агроиндустриальным комплексом для суперприбыльной продажи бессчетного количества обработанных (процессированных) продуктов, в которых упаковка, как правило, дороже самого продукта. И тут-то мы подошли ко второму компоненту, который, вопреки здравому смыслу и очевидной вредности, стал *священной коровой* американской диетологии. Речь идет *о пищевой клетчатке* (*dietary fiber*) – нерастворимой и неусваиваемой части пищевых углеводов.

---

[1] Энергетические потребности у работников сферы обслуживания во много раз ниже, чем у заводских рабочих или фермеров. Сегодня менее 20% населения США заняты в сферах деятельности, связанных с физической нагрузкой. И даже для тех, кто работает физические, создаются «тепличные» условия, неслыханные 30-50 лет назад – отопление и кондиционирование, автоматизация большинства производственных процессов, электрические инструменты и т. д.

В январе 2005 г. Министерство сельского хозяйства США (United States Department of Agriculture) с большой помпой опубликовало новую версию Пирамиды, которая благодаря Интернету «научилась» учитывать возраст, пол и уровень нагрузок[1].

Основное преимущество обновленной Пирамиды в том, что она, наконец, указывает точное количество продукта в одной порции и конкретное количество порций во всех рекомендуемых группах. Недостатки те же: основу питания составляют углеводы, а белки и жиры, как и прежде, задвинуты на задний план.

Вот что мне порекомендовала «Моя пирамида»[2]:

My Pyramid Plan

Based on the information you provided and the average needs for your age, gender and physical activity [**Age**: **52**, **Sex**: **male**, **Physical Activity**: **30 to 60 Minutes**] your results indicate that you should eat these amounts from the following food groups daily.

Your results are based on a 2400 calorie pattern*.

▸ **Grains** [1]	8 ounces	tips
▸ **Vegetables** [2]	3 cups	tips
▸ **Fruits**	2 cups	tips
▸ **Milk**	3 cups	tips
▸ **Meat & Beans**	6.5 ounces	tips

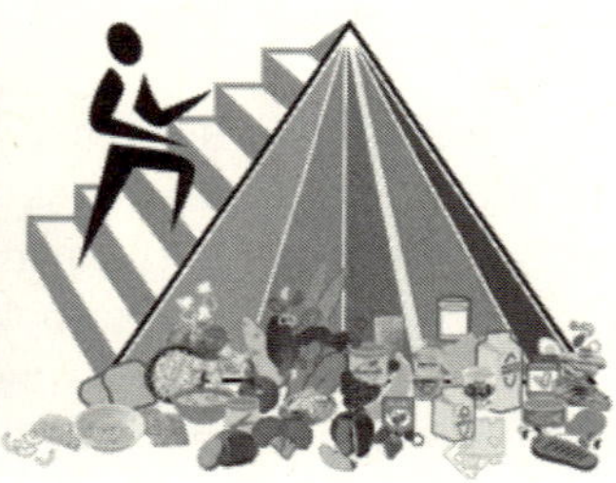

Как видите, изменилась форма и графика, а суть осталась абсолютно та же. Мне предлагается около 400 *г* углеводов в день – это примерно в 3-4 раза превышает потребности моего организма в глюкозе. Есть у меня лишний вес или нет, нарушен мой углеводный обмен или нет, есть у меня аллергия к молоку (лактозе) и зерновым (глютену) или нет – авторов этих рекомендаций, как и прежде, это абсолютно не интересует.

Как и следовало ожидать, новая Пирамида не смогла ни обуздать эпидемию сахарного диабета и ожирения, ни уменьшить расходы на медицинское обслуживание, ни улучшить здоровье нации. Тем, у кого нет доступа к Интернету, в какой-то мере повезло – они не наткнутся на эту глупость.

---

[1] www.MyPyramid.gov

[2] www.mypyramid.gov/mypyramid/results.html?age=52&gender=male&activity=low

Пищевая клетчатка – «священная корова» без морали

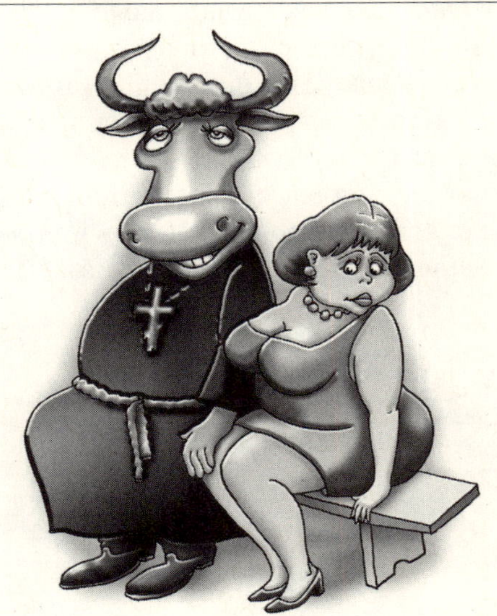

Нет дыма без огня. Формула вместо грудного молоко, антибиотики вместо здравого смысла, эрзац-продукты вместо натуральных и современный образ жизни – все это в прямом и переносном смысле «заперло» кишечники американцев. Ну а дальше, как в анекдоте: «*Не выходит у тебя каменный цветок, Данила-мастер? – Не вых-о-о-о-дит, Хозяйка…*». Ну а раз сам не выходит, его нужно выдавливать. Что же при запоре может быть «здоровее», чем «натуральная» неперевариваемая клетчатка?..

Теперь задумайтесь на секундочку. Функция пищеварения – переваривать пищу! Несварение – серьезная, до рвоты или поноса, проблема. Нетрудно догадаться, что непереваренная клетчатка в организме, с точки зрения физиологии пищеварения, сродни песку в подшипнике. К нашему счастью, органы пищеварения – не подшипник, но это вовсе не означает, что их можно эксплуатировать, не считаясь с пределами «технического паспорта», выданного нам Богом или эволюцией, смотря во что вы верите.

Но одно дело – «технический паспорт», содержание которого сегодня толком не знают даже «механики по ремонту», т. е. врачи, совсем другое – режим эксплуатации. К счастью *исторического человека*, «технические характеристики» органов пищеварения достаточно гибкие, приспособлены к временам года, природным катаклизмам и т. п. факторам, к несчастью *современного*, который живет долго и питается исключительно из магазина – органы пищеварения терпимы к современной процессированной пище только до поры до времени.

Наша жизнь начинается с самого что ни на есть настоящего функционального питания – прямо из груди матери. Младенцы, выкормленные грудным молоком, не страдают от запоров, несмотря на то что в их «диете» нет ни йоты нерастворимой клетчатки. Если кормилица здорова, запор у ребенка так же вероятен, как снег в июле.

В идеале объем стула у здорового человека не должен превышать 100-200 *г* в сутки, и стул должен быть после каждой еды. В реальности, благодаря интенсивной пропаганде «здорового» питания, большинство американцев «выдает на гора» в среднем 400-500 *г* стула, и многие даже реже, чем ежедневно, именно из-за высокого содержания нерастворимых, неусвоенных компонентов пищи (остатка).

Функциональное питание полагается на продукты, которые усваиваются практически без остатка, т. е. полностью, как грудное молоко. *Непереваренный остаток* от съеденных продуктов состоит из двух компонентов – *нерастворимой клетчатки* (целлюлозы, dietary fiber) и *минералов* (содержание которых определяется в основном по весу пепла после сжигания продукта). Килограммы нерастворимой клетчатки из злаковых, овощей и фруктов выдавливают, в полном смысле этого слова, стул из прямой кишки благодаря, с одной стороны, земному притяжению, с другой – чрезмерному напряжению брюшных и тазовых мышц (потугам). Судите сами:

Содержание клетчатки, пепла и углеводов в 100 *г* продукта[1]

Продукт	Клетчатка (fiber) (*г*)	Пепел (ash) (*г*)	Неусвоенный остаток (*г*)
Kellogg's All-bran With Extra Fiber	51,1	5,30	56,40
Хлопья Fiber One	47,5	4,09	51,59
Пшеничные отруби (wheat bran)	42,8	5,79	48,59
Рисовые отруби (rice bran)	21,0	9,98	30,98
Хлопья (cereal) Raisin Nut Bran	9,2	2,66	11,86
Овсяная каша (Quaker oatmeal)	9,0	3,50	12,50
Хлеб грубого помола	6,6	2,30	8,90
Ржаной хлеб (rye)	5,8	2,50	8,30
Морковь	3,0	0,87	3,87
Брокколи (спаржевая капуста)	3,0	0,92	3,92
Шпинат	2,7	1,70	4,40
Яблоко	2,7	0,26	2,96
Пшеничный хлеб (wheat)	2,3	1,90	4,20
Капуста	2,3	0,72	3,02
Говядина	0	0,90	0,90
Свинина	0	1,29	1,29
Яйцо	0	1,36	1,36
Лососина	0	1,53	1,53
Молоко коровье	0	0,72	0,72
Молоко материнское	0	0,20	0,20

56 граммов неусваиваемого остатка в 100 граммах хлопьев – для здоровья?! Даже в инструкции на препаратах из клетчатки, которые продаются в аптеке для профилактики запоров, типа *Metamucil Psyllium*

[1] USDA Nutrient Database for Standard Reference; *www.nal.usda.gov/fnic/cgi-bin/nut_search.pl*

Fiber for Regularity, *Apple Wafers* (3,4 *г*), не рекомендуется принимать больше трех дневных доз (20,4 *г*).

КРУИЗ КЛЕТЧАТКИ ОТ СТОЛА ДО СТУЛА

С точки зрения врачей, чем больше нерастворимой клетчатки – тем больше объем стула, чем больше объем стула – тем меньше вероятность запоров (сильнее земное притяжение и потуги…). В процессе такого «лечения» наберешь не только кучу гниющего, извините за грубую правду, дерьма, но еще и массу проблем похуже. И вот, почему.

Нерастворимая клетчатка абсорбирует в 4-5 раз больше жидкости, чем ее собственный вес. Хотите в этом убедиться воочию? Размельчите в блендере или в ступке 100 *г* ваших любимых хлопьев и поместите их в глубокую кастрюльку. Медленно, стакан за стаканом, доливайте воду, пока она вся не впитается в набухшую массу. (Напоминаю: в одном стакане 250 *мл* воды.) И наблюдайте.

А теперь давайте разберемся, что же происходит во время *круиза* этой набухшей массы от тарелки до унитаза:

- *Слизистая рта.* Нерастворимая клетчатка имеет тенденцию закупоривать слюнные железы, что я прекрасно помню из моего печального опыта профилактики запоров с помощью *Raisin Nut Bran*. Соответственно, нарушается выделение слюны, увлажнение и ферментация пищи, появляется сухость во рту, которая усугубляет болезни десен и зубов. О дискомфорте и говорить не приходится.
- *Зубы*, *десны*, *пломбы*, *коронки*, *мосты* и *протезы.* Измельченная жеванием, сладкая, липкая кислотная масса имеет тенденцию забиваться («прилипать») во все возможные щелочки – от интервалов между зубами до периодонтальных карманов, от микротрещин в эмали до зазоров между десной и протезами. Бессчетные колонии бактерий в ротовой полости немедленно начинают поглощать эту «питательную среду» и размножаться. О последствиях нетрудно догадаться: хронический запах изо рта (халитоз, halitosis), образование камней, кариес зубов, периодонтит и, наконец, пародонтоз. Никакая зубная щетка не в состоянии вычистить эту гадость изо рта. Когда я так питался, мне латали три-четыре «дырки» ежегодно, не говоря уже о бесконечных чистках, кровоточащих деснах и периодонтите. С тех пор, как мы перешли на функциональное питание, и у меня, и у жены не только практически исчезли камни и перестали кровоточить десны, но и не появляются новые «дырки».
- *Желудок.* Этот орган предназначен исключительно для переваривания белков. Хорошо измельченная зубами нерастворимая клетчатка в хлопьях безвозвратно абсорбирует воду и растворенные в ней витамины, минералы, желудочный сок и пищеварительные ферменты.
- *Двенадцатиперстная кишка.* Объемный сгусток пищи (как в экспе-

рименте с хлопьями) попадает в орган, предназначенный для усвоения жидкого содержимого желудка (химуса). Мало того, нерастворимая клетчатка, как в случае со слюнными железами, забивает протоки желчного пузыря и поджелудочной железы, а пропитавшие ее кислота и желудочные ферменты начинают «переваривать» незащищенную деликатную слизистую двенадцатиперстной кишки, после чего, обычно, следует язва.

- *Поджелудочная железа.* Соки поджелудочной железы нейтрализуют кислотный компонент химуса, чтобы защитить щелочную среду двенадцатиперстной кишки от повреждения. Чем выше кислотность, тем больше нагрузка на этот важный орган и на минеральные резервы организма.
- *Тонкий кишечник.* На всем протяжении тонкого кишечника (в среднем 4,5 метра) продолжается усвоение питательных элементов из переваренной пищи. О каком усвоении может идти речь, когда этот чувствительный орган должен протолкнуть через себя разбухший сгусток нерастворимой клетчатки, насыщенной кислотой, «чужими» для кишечника желудочными ферментами и бактериями! Клетчатка, как насос, продолжает втягивать в себя все полезное, что попадается на ее пути. Осталось только добавить, что богатая клейковиной (глютеном) пшеничная мука делает с кишками то же самое, что клей – с бумагой. Не склеивает, конечно, но вызывает аллергическую реакцию и воспаление слизистой кишечника (целиакия, спру), что в свою очередь блокирует и всасывание газов, образуемых в процессе пищеварения, и усвоение водорастворимых витаминов и минералов, и усвоение жиров и других питательных элементов. Вот почему вспучивание кишечника (из-за газов и воспалительных процессов) – непременный аккомпанемент «здорового» питания.
- *Слепая кишка* и *восходящая кишка.* Сюда попадает жидкое содержимое из тонкого кишечника и здесь находятся симбиотические бактерии, если они у вас есть, конечно. Если же их нет, патогенные вместо них начинают «доваривать» эту жидкую массу и проталкивать ее наверх. Не так уж легко протолкнуть наверх набухший комок нерастворимой клетчатки, удельный вес которой намного превышает вес воды. А так как все тяжелое тонет, в нижнем колене восходящей кишки постоянно находится непереваренный сгусток пищи, который зачастую инфицирует или блокирует аппендикс. Закупоренный аппендикс не в состоянии эвакуировать гниющие массы, ну а дальше – начинается известный многим приступ аппендицита. Кстати, в учебниках по физиологии написано, что аппендикс – это атавистический орган (не нужный человеку). Это, конечно же, полная чушь! Аппендикс выполняет функцию инкубатора для бактерий, необходимых для нормального образования стула и пищеварения. По моему мнению, у людей с удаленным аппендиксом намного выше риск и колита, и за-

поров, и слабого иммунитета, и хронического дефицита витаминов группы В и К (фактор коагуляция крови), которые вырабатываются в процессе жизнедеятельности симбиотических бактерий. Однако, если аппендикс служит инкубатором для патогенных бактерий, занесенных с нерастворимой клетчаткой, – без него, наверное, даже лучше.

- *Ободочная кишка* (восходящая, поперечная, нисходящая и сигмовидная). Частично сформированный стул проходит через ободочную кишку en route (по пути) к прямой кишке. Если из-за запоров прямая кишка уже забита каловыми массами, то тяжелая, разбухшая клетчатка распирает ободочную кишку. Контакт деликатной слизистой с непереваренной, инфицированной, гниющей и бродящей массой – идеальное условие для микротравм и образования дивертикул, полипов и раковых опухолей. Чисто механическое давление на стенки кишечника из-за гигантского стула и потуг тоже делает свое дело: дивертикулез (грыжеподобное выпячивание стенок кишечника) – привычный «спутник» диеты, богатой клетчаткой. В результате – боли во всех регионах кишечника (тонкого и толстого).
- *Прямая кишка*... Приехали! Тут совсем интересно. На медицинском жаргоне, прямая кишка выполняет «резервуарную и эвакуационную» функции, т. е. является резервуаром для окончательно сформированных фекальных масс en route к унитазу. Длина прямой кишки – 15-16 *см*. Так что, если из вас «эвакуируется» «сформированная колбаска» длиннее карандаша, можете себе представить, в каком регионе толстого кишечника начинается хранение фекалий и как долго они там находятся. И наконец, самое интересное: «*Прямая кишка (rectum) – дистальный отдел толстой кишки, расположенный в заднем отделе малого таза и заканчивающийся в области промежности. У мужчин спереди от П. к. находится предстательная железа, задняя поверхность мочевого пузыря, семенные пузырьки и ампулы семявыносящих протоков; у женщин – матка и задний свод влагалища*»[1]. Ай-яй-яй! Оказывается, наши самые важные и самые уязвимые органы – предстательная железа, мочевой пузырь, матка и задний свод влагалища – «живут» по соседству с нашими же собственным кишками, набитыми дерьмом, как ливерная колбаса – фаршем. А мы еще удивляемся, почему не сходит моча, увеличена «простата» или болит и не вовремя кровоточит матка... Надо же!
- *Ректальный кувшин* (*ампулярная часть прямой кишки*). Здесь находятся геморроидальные вены и прямокишечное венозное сплетение. Вы уже догадались, к чему я веду. Конечно же, к геморрою, свищам и прочим прелестям от «сформированного стула», для «эвакуации» ко-

---

[1] Малая медицинская энциклопедия (ММЭ). В 6 тт., РАМН, Интернет-издание, раздел «*Прямая кишка*»; *www.rubricon.ru/mme_1.asp*

торого требуется так много усилий.

- *Унитаз*... Приплыли! Здесь все просто: газы – значит бродит и нарушено всасывание; смердит – значит гниет; диаметром почти с *докторскую* и длиннее карандаша – значит застой. Если в стуле кровь, слизь или жир – это уже симптомы язвенной болезни, опухолей, несварения и воспаления. Согласитесь, нет большего удовольствия, чем *in the privacy of your own bathroom* наблюдать свой собственный здоровый стул – «худой», гомогенный, без запаха гниения и мало. Хорошо поработал – хорошо отдохнул. Хорошо поел – хорошо... сами-знаете-что.
- *На полпути* между столом и стулом находятся ваше *сердце* и *сосуды*, куда в конечном итоге и попадает переваренная пища. В 100 *г* *Kellogg's All-bran With Extra Fiber* содержится 80 *г* углеводов; в стакане молока – еще 11 *г*. Итого: 91 *г* – дневная потребность взрослого человека среднего роста, веса и степени нагрузок, что гораздо больше потребностей ребенка. И это – только завтрак.

Приятного аппетита!

ЧЕМ БОЛЬШЕ ЖЕРТВ, ТЕМ БОЛЬШЕ ПОЖЕРТВОВАНИЙ

Раз уж речь зашла о сердце, позвольте познакомить вас с информацией с Интернет-сайта фирмы *Kellogg*[1]:

«*The American Heart Association®* certifies that the following products meet food criteria for saturated fat and cholesterol, and are recommended for a heart-healthy diet* (Американская ассоциация сердца® гарантирует, что следующие продукты соответствуют установленным критериям содержания насыщенных жиров и холестерина, и рекомендует их для диеты, полезной для сердца): *Kellogg's® Cereals: All-Bran®, All-Bran® Bran Buds®, All-Bran® with Extra Fiber, Complete® Oat Bran Flakes, Complete® Wheat Bran Flakes, Kellogg's Corn Flakes®, Crispix®, Frosted Mini-Wheats®, Frosted Mini-Wheats® Bite Size, Honey Crunch Corn Flakes™, Just Right® Fruit & Nut, Mueslix, Product 19®, Raisin Mini-Wheats®, Rice Krispies®, SpecialK®*».

«На закуску» – список организаций, которые «пожертвовали» миллион и более долларов на нужды American Heart Association[2]:

---

[1] *www.kelloggs.com/nutrition/hearthealth/hearthealth_pg3.html*

[2] PARTNERS, This recognizes lifetime giving of $1,000,000 and above; *www.americanheart.org/downloadable/heart/2001AnnualReport.pdf*

– *Aetna U.S. Healthcare and the Aetna Foundation* ~ Connecticut (страховки);
– *Archer Daniels Midland Company* ~ Illinois (агропромышленный конгломерат);
– *AstraZeneca LP* ~ Pennsylvania (лекарства);
– *Aventis Pharmaceuticals* ~ Pennsylvania (лекарства);
– *Bayer Corporation* ~ New Jersey (лекарства);
– *Blue Cross of California* ~ California (страховки);
– *BlueCross and BlueShield of Minnesota* ~ Minnesota (страховки);
– *Bristol-Myers Squibb Company* ~ New York (лекарства);
– *Campbell's Center for Nutrition & Wellness / Campbell Soup Co.* ~ New Jersey (продукты);
– *ConAgra Brands, Inc.* ~ Nebraska (агропромышленный конгломерат);
– *Genentech, Inc.* ~ California (лекарства);
– *Kellogg's Company* ~ Michigan;
– *Novartis Pharmaceuticals Corporation* ~ New Jersey (лекарства);
– *Parke-Davis* ~ New Jersey (лекарства);
– *Pfizer, Inc.* ~ New York (лекарства);
– *Sanofi Pharmaceuticals* ~ New York (лекарства);
– *SmithKline Beecham Pharmaceuticals* ~ Pennsylvania (лекарства);
– *Wyeth-Ayerst Pharmaceuticals* ~ Pennsylvania (лекарства).

Вот так! Крупнейшие производители зерна, лекарств, «здоровых» продуктов и страховые фирмы. *Век живи, век лечись...* Господи, помилуй!

Кстати, я не поленился и прочитал годовой отчет фирмы Kellogg[1]. В 2005 финансовом году фирма продала своей продукции (в основном ready-to-eat cereals) больше чем на $10 миллиардов. Так что миллион-другой долларов в год на нужды American Heart Association в обмен на сертификацию каш как полезного для сердца продукта – капля в море.

Ну а сама American Heart Association в том же 2005 г. заработала на инвестициях и собрала на свои нужды от одураченной публики, бизнесов, инвесторов и правительства $514 миллионов. И никаких налогов. Согласитесь, отличный бизнес. Одна радость – когда придет пора (как это было с производителями табака) «грабить награбленное» через разборки в судах, будет с кого спросить.

А ВОРУ ДАЙ ХОТЬ МИЛЛИОН...

Теперь позвольте мне задать вопрос вам: Что случится с органом, который на протяжении всей жизни выполняет в 5-10 раз больше работы, чем его «расчетная мощность»? Ответ очевиден – он быстро сносится.

[1] http://investor.kelloggs.com/annuals.cfm?navSection=Financials

Для толстой кишки это означает: сначала – запоры и геморрой, позднее – дивертикулез, колит, полипы и на закуску – рак (colon cancer), который ежегодно диагностируют у 140 тысяч американцев и который стал второй (после рака легких) лидирующей причиной смертности от всех форм рака вместе взятых.

– *Константин, о чем вы говорите?! Ведь производители каш на коробках и врачи на каждом углу утверждают, что клетчатка предупреждает рак желудка и кишечника (dietary fiber prevents colon cancer)…*

Не только утверждают. Сами едят, сами болеют, сами умирают. Давайте прислушаемся к более трезвым голосам (начинаю с языка оригинала для вашего врача и для сомневающихся в качестве перевода):

Vitamins, fiber do not affect stomach cancer risk[1]

NEW YORK (Reuters Health) – Vitamins and dietary fiber appear to have no effect on reducing risks for stomach cancer, according to a report published in the February 15th issue of the journal Cancer. (Feb 15, 2000)

Витамины и клетчатка не влияют на риск рака желудка

НЬЮ-ЙОРК (Reuters Health): Витамины (имеется в виду – в овощах и фруктах. – *К.М.*) и диетическая клетчатка не способствуют снижению риска рака желудка, что следует из отчета, опубликованного 15 февраля в журнале *Cancer* (*Рак*) (15 февраля 2000 г.).

Study Finds Fiber Ineffective Against Colon Cancer[2]

BOSTON (Reuters) – The conventional wisdom that a high-fiber diet can protect against colon and rectal cancers may be wrong, a study published in Thursday's New England Journal of Medicine said. (January 21, 1999)

Клетчатка неэффективна против рака толстой кишки

БОСТОН (Reuters): Общепринятый подход, что богатая клетчаткой диета способна предупредить рак толстой кишки, может быть ошибочным (исследование опубликовано в журнале New England Journal of Medicine, 21 января 1999 г.).

High-fiber diet may not prevent colon cancer[3]

NEW YORK (Reuters Health) – A low-fat, high-fiber diet is often recommended as a way of preventing polyps in the lining of the colon – growths associated with an in-

Много клетчатки в диете не предупреждает рак толстой кишки

НЬЮ-ЙОРК (Reuters Health): Диета с низким содержанием жиров и высоким содержанием клетчатки часто рекомендуется для предупреждения новообразований на

[1] Cancer, 2000; 88:737-748, PMID: 10679641.

[2] Dietary Fiber and the Risk of Colorectal Cancer and Adenoma in Women, Fuchs C. S., et al. The New England Journal of Medicine, 1999; 340:169-176, Jan 21, 1999.

[3] The New England Journal of Medicine 2000; 342:1149-1155, 1156-1162, 1206-1207.

creased risk of colon cancer. But new research casts doubt on this oft-repeated advice. Adopting a low-fat diet rich in fruits, vegetables and other sources of fiber does not prevent the development of intestinal polyps in people who have already had polyps removed, US researchers report. (Apr 19,2000)

слизистой толстой кишки, которые ассоциируются с повышенным риском рака. Однако новое исследование ставит под сомнение этот часто повторяемый совет. Выбор обезжиренной диеты, богатой фруктами, овощами и другого рода клетчаткой, не предупреждает образование новых кишечных полипов у лиц, у которых они уже были однажды удалены (US researchers report, 19 апреля 2000 г.).

Fiber May Raise Risk of Colon Polyps[1]

NEW YORK (Reuters Health) – Last year, a major study reported that dietary fiber had no effect on a person's chances of developing colon cancer. The findings surprised the medical community, which had been recommending that patients consume more fruits, vegetables and whole grains to lower their risk of the number two cancer killer in America. (October 13, 2000)

Клетчатка может увеличить риск полипов в толстой кишке

НЬЮ-ЙОРК (Reuters Health): В прошлом году одно из самых крупных исследований показало, что клетчатка не снижает вероятность возникновения рака толстой кишки. Это открытие удивило медиков, которым всегда рекомендовали, чтобы пациенты ели больше фруктов, овощей и злаковых грубого помола для предупреждения второго из самых смертоносных раковых заболеваний в США (13 октября 2000 г.).

Fiber Doesn't Prevent Cancer

LONDON (Associated Press) – Evidence is mounting that fiber might not prevent colon cancer after all, with a new study suggesting that one type of supplement might even be bad for the colon. (October 12, 2000)

Клетчатка не предохраняет от рака

ЛОНДОН (Associated Press): Растет число свидетельств, указывающих на то, что клетчатка все-таки не предохраняет от рака толстой кишки, и новое исследование подтверждает, что одна из добавок в клетчатке может плохо влиять на толстую кишку (12 октября 2000 г.).

Теперь понимаете, что эту информацию многолетней давности я не высосал из пальца? Она регулярно появляется в самых престижных меди-

[1] The Lancet, 2000; 356:1286-1287, 1300-1306.

цинских журналах, которые, по идее, читают все без исключения мало-мальски мыслящие и уважающие себя доктора: *The New England Journal of Medicine*, *The Lancet*, *Cancer* и другие. И это не говоря уже об Интернете и популярной прессе.

Резонный человек должен был бы немедленно предположить, что организации, функция которых бороться с раком, должны бы были немедленно взять эту информацию на вооружение. Увы, мы принимаем желаемое за действительное, или, как говорят американцы, *engage in wishful thinking*. Что же нам рекомендуют эти самые организации?

American Cancer Society (Американское сообщество по борьбе с раком, как они сами себя называют – «самая большая в мире организация волонтеров, посвятивших себя борьбе с раком»[1]), рекомендует… все то же – больше клетчатки:

«Новейшие дерективы Сообщества, близкие к предыдущим, призывают принять диету, состоящую из разнообразных здоровых продуктов преимущественно растительного происхождения. Они советуют есть пять и более порций овощей и фруктов ежедневно и рекомендуют употреблять злаковые грубого помола, так как они содержат больше питательных элементов и клетчатки»[2].

Как вы думаете, сколько денег в 2005 году заработало на инвестментах и собрало на пожертвованиях и инвестициях American Cancer Society от оболваненных американцев? $956 миллионов. Почти миллиард долларов[3]. Неудивительно! Чем больше жертв, тем больше пожертвований. Как вы, наверное, уже догадались, в числе самых больших «жертвователей»[4] все те же *usual suspects* (подозреваемые) – фармацевтические и страховые компании, производители медоборудования, больницы, врачи, клинические лаборатории и, конечно же, производители «здоровых» продуктов, богатых клетчаткой. Не рубить же сук, на котором сидишь!

Ну ладно, допустим, American Cancer Society – «благотворительная» организация, и она «не знает». А врачи-гастроэнтерологи, они-то должны знать? Какое же их мнение по этому поводу? Обратимся к Интернет-страницам Американской ассоциации гастроэнтерологов, в которую, по их словам, входят «…12 000 врачей-гастроэнтерологов и ученых со все-

---

[1] Our CEO - Dr. Seffrin's Biography «..world's largest voluntary health organization devoted to fighting cancer»; *www.cancer.org*

[2] Recommendations Urge More Physical Activity, Community Action, Feb 28, 2002; *www.cancer.org/eprise/main/docroot/MED/content/MED_2_1x_American_Cancer_Society_ Releases_New_Nutrition_and_Physical_Activity_Guidelines*

[3] *www.cancer.org, 2005 Combined Financial Statements*

[4] $100,000+ Excalibur Contributors, American Cancer Society, Annual report 2001; *www.cancer.org/downloads/AA/2001%20Annual%20Report.pdf*

го мира, занятых клинической практикой, исследованиями и учебной деятельностью»[1]. И чему же они нас учат:

Как лечить запоры?[2]
«Для большинства людей улучшения в диете и образе жизни могут уменьшить шансы возникновения запоров. Рекомендуем хорошо сбалансированную диету, которая включает в себя продукты, богатые клетчаткой – необработанные отруби, хлеб из муки грубого помола и свежие фрукты и овощи» (декабрь 2006 г.).

Прошло 6 лет, с тех пор как с 2000 году были опубликованы скандальные результаты о бесполезности и даже вреде клетчатки, еще 900 тысяч американцев заработали рак кишечника, а воз – и ныне там: больше клетчатки – больше больных, больше работы, больше доходов. Мораль сей басни такова:

В ком есть и совесть и закон,
Тот не укра́дет, не обманет,
В какой бы ну́жде ни был он;
А вору дай хоть миллион -
Он воровать не перестанет[3].

Итак, кратко суммируем:

- Современный стиль питания и методологии лечения неизбежно приводят к нарушению нормальной деятельности кишечника.
- Систематическое многолетнее употребление пищевой клетчатки нарушает естественную деятельность кишечника, и требует еще больше клетчатки, чтобы ее же наладить.
- Пищевая клетчатка (нерастворимые углеводы) содержится лишь в продуктах, богатых растворимыми углеводами, которые и приводят к нарушениям углеводного обмена.
- И здравый смысл, и анализ физиологии органов пищеварения, и многочисленные исследования показывают, что пищевая клетчатка не только не предупреждает болезни желудка и кишечника, но и является не последним фактором в их происхождении и развитии.

---

[1] About AGA, Fact Sheet «…12,000 gastroenterologic physicians and scientists throughout the world engaged in clinical practice, research, and education»; *www.gastro.org/about.html*

[2] *What Is The Treatment For Constipation?* «For most people, dietary and lifestyle improvements can lessen the chances of constipation. A well-balanced diet that includes fiber-rich foods, such as unprocessed bran, whole-grain bread, and fresh fruits and vegetables, is recommended.» American Gastroenterological Association, *Constipation* (декабрь, 2002); *http://www.gastro.org/wmspage.cfm?parm1=687*

[3] Крылов И.А. Басни. *Крестьянин и лисица*. 1811 г.

Осталось только добавить, что в 2005 г. я опубликовал мою первую книгу на английском языке, которая называется *Fiber Menace*[1] что по-русски можно приблизительно перевести как «угроза от клетчатки». Если в этой книге я изрядно напугал вас клетчаткой всего на нескольких страницах, то там почти 300 страниц еще более скандальной информации прямо со страниц анатомических атласов, справочников по медицине и «крутых» научных журналов.

А теперь давайте подробно разберемся с последствиями «здорового» питания, богатого углеводами. Как это обычно происходит в стабильных системах, избыток в одном месте влечет за собой дефицит в другом. В нашем случае – много углеводов в тарелке, мало – в крови. Кто бы мог подумать, что низкий «сахар» более опасен, чем высокий!

[1] Konstantin Monastyrsky. «Fiber Menace». Ageless Press, 2005.

Глава II

ГИПОГЛИКЕМИЯ

Может ли организм губить сам себя? Только с вашей помощью!

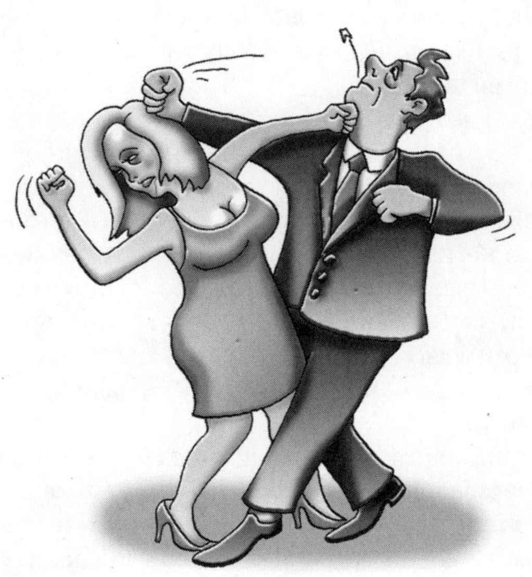

Нарушения углеводного обмена начинаются с *низкого* «сахара» в крови. Парадокс, да? Едим много углеводов, а «сахар» низкий.

Давайте поближе познакомимся с этой аномалией, которая, как это ни удивительно, не только большей частью упорно игнорируется врачами, но еще и лежит в основе «лечения» сахарного диабета (высокого «сахара») архаическим методом *клин клином вышибают*: лечение примерно из той же оперы, что кровопускания (до смерти) или ртутные мази (тоже до смерти) – мол, *помер Максим, ни у бес с ним*.

Так вот, *гипогликемия* (от греч. *hypo-* – низкий, *glykys* – сладкий и *haima* – кровь) – это не болезнь, а синдром, то есть совокупность симптомов, возникающих в результате падения концентрации глюкозы в плазме крови ниже определенного уровня. Чем ниже уровень глюкозы, тем больше проявляются психосоматические (под контролем сознания), соматические (контролируемые внутренними органами) и вегетативные (неконтролируемые сознанием) отклонения нервной деятельности человека.

Головной мозг и, как следствие, центральная нервная система (ЦНС) обеспечиваются энергией за счет глюкозы в плазме крови. Соответственно, низкий уровень глюкозы тормозит центральную нервную систему, очень низкий – «отключает». На языке врачей, происходит *гипогликемическая кома* (*hypoglycemic coma*).

Нетрудно догадаться, в чем выражается заторможенность центральной нервной системы: хроническая усталость, летаргия, депрессия, сонливость, раздражительность, слезливость, низкое давление, замедленный пульс, бледная кожа, растерянность, замедленная речь, дислексия, плохая память, низкая концентрация – типичные признаки (симптомы) хронической гипогликемии.

Такого рода гипогликемия довольно легко «диагностируется» без анализов: если гроздь винограда или плитка шоколада на какое-то время восстанавливают энергию, а затем вызывают ощущение «вековой» усталости – у вас гипогликемия. Я сознательно не пишу «низкий сахар», потому что оптимальный уровень глюкозы в крови – показатель относительный: для вас это может быть 60 *mg/dl*, для меня – 95 *mg/dl*, а для кого-то – и все 150 *mg/dl*. Поэтому обычный анализ крови, без учета массы факторов, для диагностики гипогликемии абсолютно бесполезен, о чем более подробно пойдет речь ниже.

Каким же образом уровень глюкозы в 150 *mg/dl* может быть «нормальным»? Самым простым: чем больше усугубляются нарушения углеводного обмена, тем больше необходимо глюкозы, чтобы просто «двигать» жертву. Этот базовый физиологический факт напрочь игнорируется врачами, которые рьяно пытаются «сбить сахар» до уровня абсолютно здорового человека, независимо от возраста, состояния поджелудочной железы, принимаемых лекарств и т. п., со всеми вытекающими отсюда последствиями для больного: много лекарств, все та же «лекарственная» гипогликемия, хроническая усталость, ожирение, травмы и т. д.

В медицинской классификации описаны *алиментарная гипогликемия* (после операции органов пищеварения), *алиментарная реактивная гипогликемия* (на поздних стадиях СД-II), *алкогольная гипогликемия*, *лекарственная гипогликемия*, *гипогликемия натощак* (у детей) и некоторые другие экзотические формы. В этом разделе речь пойдет о доминирующей форме гипогликемии – о так называемой *идиопатической алиментарной гипогликемии*, связанной с избытком углеводов в диете и, как следствие, высоким уровнем инсулина в крови. По этому поводу библия американских врачей инструктирует:

«Алиментарная гипогликемия характеризуется адренергическими симптомами (*предобоморочное состояние.* – К.М.), *появляющимися после приема обычной пищи и обусловленными аномально низким уровнем глюкозы в плазме; эти симптомы купируются* (*локализуются, устраняются.* – К.М.) *приемом углеводов. Алиментарная гипогликемия встречается у больных, перенесших операции на верхних отделах желудочно-кишечного тракта [...] В очень редких случаях у лиц, не подвергавшихся операциям на желудочно-кишечном тракте, развивается* ***идиопатическая алиментарная гипогликемия***»[1].

Еще один случай, когда проблема не укладывается в доктрину «здорового» питания. Обратите внимание на подтасовку: «после приема *обычной* пищи» вместо «пищи, богатой *углеводами*»; на рекомендацию: «симптомы купируются приемом углеводов», т. е. «лечитесь», съедая еще больше углеводов; и наконец, на глупость: «в очень редких случаях» и «идиопатическая», т. е. случается так редко, что мы не знаем, почему.

Термин *идиопатическая* означает *неизвестного* (врачам) *происхождения.* Термин же *алиментарная* просто-напросто означает – пищевая, от англ. *alimentary* (пищевой, связанный с питанием). Отсюда же *алиментарный канал*, т. е. пищеварительный тракт, и *алиментарные заболевания*, т. е. болезни органов пищеварения.

Не знаю, замечали ли вы, но многие врачи редко разговаривают, как нормальные люди – их речь наполнена латинизмами, каноническими терминами, сокращениями (аббревиатурами) и прочей дребеденью. Если вы не понимаете языка вашего доктора (с латыни – *учителя*), чему хорошему он вас научит? Не говоря уже о результатах лечения у врача, который что-то скрывает от пациента, полагаясь на медицинский жаргон.

ДИАГНОСТИКА ГИПОГЛИКЕМИИ, ИЛИ ФАРС В ПРОБИРКЕ

Гипогликемия предшествует гипергликемии и, в большинстве случаев, сопровождает хроническую гипергликемию, особенно когда последнюю начинают «лечить» лекарствами и диетой, богатой углеводами.

Если вы сегодня страдаете от гипогликемии, к 40-45 годам вам практически гарантирован сахарный диабет II типа (инсулиннезависимый). Конечно же, если вы не измените стиль вашего питания на функ-

[1] The Merck Manual of Diagnosis and Therapy. Руководство по медицине. В 2-х т. Пер. с англ., М.: «Мир», 1997 г. Том I, раздел *Гипогликемия*, стр. 766. Далее – Merck Manual (*ред.*).

циональный, при котором и гипо-, и гипергликемия исключены по определению даже в очень запущенных случаях.

Не путайте признаки (симптомы) гипогликемии с последствиями. Вот типичные для «низкого сахара» признаки:

- Слабость в коленях, дрожание рук, озноб – состояния, обычно предшествующие обмороку (потере сознания).
- Бледная кожа (*побелел как полотно*), холодный пот (особенно явный на лбу), судороги и конвульсии.
- Ускоренный пульс. Сердце пытается компенсировать недостаток глюкозы в клетках головного мозга.
- Нарушенная координация, сильная усталость, сонливость, сбивчивая речь (дислексия), «мушки» в глазах, двоится в глазах, временная потеря памяти, невозможность сконцентрироваться.
- Головная боль, раздражительность, беспокойство, чувство голода даже после плотной еды.
- И наконец, обморок (потеря сознания, syncope) как следствие сильного раздражителя – обычно после еды, богатой углеводами (резко поднялся инсулин, упал «сахар»), или натощак (низкий «сахар» плюс рефлекторная секреция инсулина).

Имейте в виду, что инсулину вовсе не нужен сахар, чтобы резко подняться. Как желудок непроизвольно выделяет желудочный сок перед обедом, так и поджелудочная железа секретирует в кровь инсулин в ожидании обеда. Иван Петрович Павлов обнаружил эти *условные рефлексы* у своих собак больше века тому назад, а мы до сих пор удивляемся, почему «с голодухи башку ломит» и почему «путь к сердцу мужчины лежит через желудок». Если у вас, дорогие девушки, пока еще есть выбор, не нужны вам такие мужчины. Семьи ломаются куда быстрее, чем условные рефлексы.

Понятно, чтобы предупредить обморок, не ждите обеда. Тут необходимо принимать срочные меры. Для этого во всех аптеках в отделах для больных диабетом продаются таблетки с глюкозой, которые при нужде кладут под язык. Если под рукой есть виноград или натуральный виноградный сок – эффект тот же. Да, да, да. Если у вас «высокий сахар», то лекарства и инсулин – строго по рецепту, а глюкоза – пожалуйста, бери с полки как *лекарство от лекарств* и страховку от низкого сахара. Куда ни ткнись – горе от ума.

И на закуску: если вы в обморочном состоянии попадаете в больницу, к тому моменту, когда у вас берут анализ крови, уровень глюкозы в плазме крови давно стабилизировался, пульс и кардиограмма нормальные. В такой ситуации врачи чешут от недоумения затылки и в лучшем случае в полном неведении отправляют вас домой с диагнозом *idiopathic syncope* (*идиопатический*, неизвестного происхождения, обморок), в худшем – начинают «до смерти» исследовать и залечивать жертву. Кстати, в словах *идиот* и *идиопатический* – один корень. Как тут не вспомнить анекдот про *Вовочку* и *«училку»*:

– *Летят два крокодила – один на север, другой – зеленный. Сколько, дети, мне лет? Вовочка, отвечай.*
– *24, Марья Ивановна.*
– *Молодец, Вовочка, как ты догадался?*
– *Мне, Марья Ивановна, 12, а дома меня все зовут полудурком…*

Так что если у вас диагностируют *идиопатический* обморок (*a la Мария Ивановна*) – это означает, что вы имеете дело с *идиотской* системой, в доктрину которой никак не укладываются болезни от «здорового» питания.

ОТКУДА РАСТУТ НОГИ У НИЗКОГО САХАРА

В чем же причина низкого уровня глюкозы в крови? Логика и здравый смысл подсказывают, что от недостатка углеводов в питании. Ведь организм черпает глюкозу из продуктов, богатых углеводами, – хлеба, картофеля, фруктов, соков, шоколада, сахара. Значит, по логике, гипогликемию надо «лечить» этими продуктами – поел да вылечился! Не так ли?

Увы, это логика *невежд* и здравый смысл *больных на голову*… К сожалению, это именно то, что рекомендуют пациентам абсолютное большинство американских врачей, диетологов и *дядюшка Сэм* в лице Национального института здоровья (NIH), Министерства сельского хозяйства (USDA), Американской медицинской ассоциации (AMA) и даже Американской ассоциации диабета (ADA).

– *Константин, вы хотите сказать, что врачи, диетологи, престижные институты и ассоциации – невежды и больные на голову?!*

Похоже, что так. Врачи, которые «лечат» нарушения углеводного обмена еще большим количеством углеводов, – действительно невежды. С другой стороны, винить только их тоже трудно: как учат – так и лечат, в том числе самих себя и своих близких. Результаты налицо – согласно статистике, в США в катастрофических масштабах «бушуют» и диабет, и атеросклероз, и рак, и депрессии, и, и, и…

– *Каким же образом от большого количества углеводов в диете – мало глюкозы в крови, а не наоборот?*

А вот каким… Видите ли, Создатель и эволюция не начали ваять сей мир с холодильника и супермаркета. Кто-то верит в эволюцию, кто-то нет, но даже днем с огнем не найдешь идиота, который будет утверждать, что человек всегда питался из магазина. А до тех пор, пока наши предки вынуждены были кормиться от природы, а не из супермаркета или ресторана, часто бывало, что есть было нечего, иногда даже подолгу, голод был таким же непременным спутником их жизни, каким сегодня для нас стали *McDonald's* и *Pepsi*.

Короче, те из наших прародителей, которые могли долго голодать да еще и охотиться на голодный желудок, выжили и передали нам свои гены. Именно благодаря им мы можем практиковать посты и «лечебные» голодания без особых последствий для здоровья. И самое любопытное, что у тех, кто привык поститься или голодать, вскоре после отказа от пищи уровень глюкозы в плазме крови становится абсолютно нормальный.

Почему? Да потому, что организм человека вовсе не нуждается в углеводах для производства глюкозы и в состоянии синтезировать глюкозу из белков и жиров. Мало того, если вообще нет пищи, т. е. голод, в организме существуют *три* независимых друг от друга топливных системы: самая немедленная – гликоген в печени и тканях, затем щедро отложенный во всех органах жир и, наконец, белковые ткани в мышцах.

В английском языке есть такой термин «*on demand*», т. е. «*по потребности*». Так вот, дневная потребность организма в глюкозе в зависимости от нагрузок составляет от 100 до 200 *г* – эквивалент плитки шоколада. Понятно, плиткой шоколада в день мало кто обходится. Когда же организм, лишенный еды, работает *on demand*, синтезируется ровно столько глюкозы, сколько ему нужно. Собственно, поэтому человек среднего роста, веса и возраста может прожить без пищи до 40 дней, а полные – гораздо дольше, по принципу: *пока толстый сохнет, худой – сдохнет*. И, конечно же, во время этой голодовки у них все время будет нормальный уровень глюкозы в крови.

А что происходит с организмом, если он подкармливается не *on demand*, а из магазина, холодильника или ресторана? Дело редко обходится 200 *г* углеводов в день. Даже американец, который религиозно следует рекомендациям ортодоксального диетолога (по Пирамиде здоровья), поглощает в день от 300 до 600 *г* углеводов, то есть в несколько раз больше потребности. И это не считая белков и жиров. Что же в это время происходит в организме?

- Избыток глюкозы в плазме крови регулируется рядом гормонов, в основном инсулином. Инсулин «посылает» сигнал всем системам организма использовать избыток глюкозы до тех пор, пока ее уровень в крови не стабилизируется в пределах нормы.
- Систематический избыток углеводов в питании делает поджелудочную железу настолько реактивной, что она секретирует гораздо больше инсулина, чем необходимо.
- Значительный избыток инсулина в процессе или по завершению пищеварения влечет за собой понижение уровня глюкозы, часто ниже нормы. В легкой форме это проявляется в сонливости после еды, в тя-

желой – в предобморочном или обморочном состоянии. На этом фоне сильные раздражители – травма, шум, испуг, физическая нагрузка, духота, очень плохая или очень радостная новость – требуют еще больше глюкозы и могут легко спровоцировать гипогликемическую кому. Перевозбужденные девушки падают в обморок на рок-концертах именно из-за гипогликемии.

Вот и получается: чем больше углеводов – тем больше инсулина, чем больше инсулина – тем выше риск низкого «сахара». Интересно отметить, что это происходит и у относительно молодых, и у относительно здоровых. Со временем хроническая *гиперинсулинемия* (высокий уровень инсулина) приводит к тому, что клетки или вообще игнорируют инсулин (*инсулинрезистенция*), или реагируют недостаточно быстро. Вот здесь-то и наступает следующая стадия нарушений углеводного обмена – высокий «сахар», она же *гипергликемия*, она же *сахарный диабет*, и ни вам ни мне не легче от того, какого он типа… Доелись!

Давайте теперь просуммируем то, что мы узнали (возможно, впервые):

- Нарушения углеводного обмена начинаются не с высокого, а с низкого «сахара».
- Низкий уровень «сахара» в крови намного опаснее, чем высокий.
- Гипогликемия – болезнь молодых. Если родина начинается с «картинки в твоем букваре», то диабет начинается с низкого «сахара».
- При гипогликемии динамика уровня глюкозы в плазме крови обратно пропорциональна количеству углеводов в питании: чем больше углеводов – тем ниже уровень «сахара».
- Чем «здоровее» питание, по американским стандартам, тем выше вероятность гипогликемии.

Осталось только обратить ваше внимание на то, что сонливость во время или через некоторое время после еды – первый и наиболее отчетливый симптом гипогликемии. Повторяю – сонливость после еды вовсе не норма, а патология (отклонение от нормы)! Вы, наверное, хорошо помните выражение: «еда для энергии». О какой же, простите, энергии идет речь, если после еды вам хочется спать?

У каждой *гипо*- есть своя *гипер*-

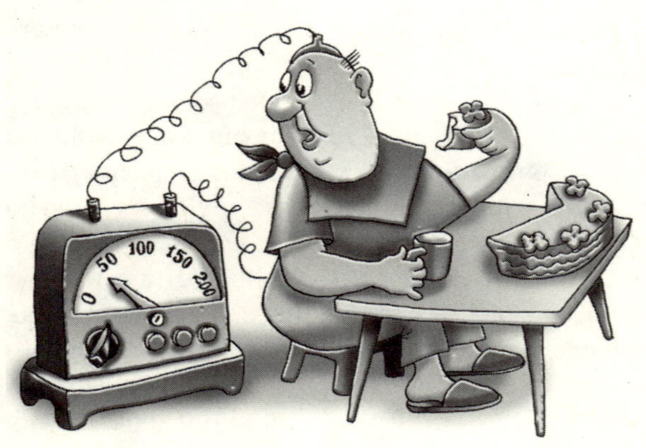

Уровень инсулина в крови прямо пропорционален количеству углеводов в еде: чем больше в ней углеводов – тем выше уровень инсулина, чем меньше – тем ниже, вообще нет углеводов – почти нет инсулина. Если у вас это вызывает хоть малейшее сомнение, откройте *Малую медицинскую энциклопедию* и познакомьтесь сами:

> *«Пусковым сигналом для выброса в кровь инсулина является повышение содержания глюкозы в крови.*
>
> *Одним из наиболее ярких эффектов инсулина служит его гипогликемическое действие.*
>
> *Избыточное образование инсулина [...] клинически выражается симптомами гиперинсулинизма и гипогликемического синдрома*»[1].

Согласитесь, не надо быть врачом, чтобы понять, о чем, собственно, идет речь: инсулин появляется в крови в ответ на усвоение глюкозы из пищевых углеводов; инсулин понижает уровень глюкозы в крови; чем больше инсулина, тем ниже уровень глюкозы; и наконец, избыток инсулина влечет за собой две проблемы – *гиперинсулинемию* и *гипогликемический синдром*. Как вы сами понимаете, глюкоза в крови появляется не из воздуха, а… из вашей тарелки.

Думаете, дело заканчивается только гипогликемическим синдромом из-за избытка инсулина? О, если бы только это! Спектр последствий высокого уровня инсулина куда шире:

- Инсулин угнетает *гликонеогенез* – процесс образования глюкозы из белков и жиров, тот самый механизм, который позволяет организму эффективно функционировать между приемами пищи. Отсюда – утомляемость, хроническая усталость, проблемы с концентрацией,

[1] Малая медицинская энциклопедия (ММЭ). В 6 тт., РАМН, Интернет-издание, статья «*Инсулин*»; *www.rubricon.ru/mme_1.asp*

плохая память, импотенция, раздражительность и другие подобные симптомы *гипогликемии*.

- Инсулин тормозит *липолиз* (усвоение жиров) и активизирует *липогенез* – процесс синтеза жирных кислот из глюкозы. Отсюда и высокий уровень триглицеридов в крови, и жир, жир, жир – на бедрах, на талии, на животе, на подбородке. Полнота и ожирение – следствие *липогенеза* углеводов из пищи в жир под кожей. И это не болезнь, а естественная физиологическая функция организма для сохранения энергии – своего рода зарядка батарей.
- Инсулин относится к группе гормонов, которые действуют на сосуды и капилляры как сосудосужающие (вазоконстрикторы, от лат. *vas-* – сосуд и *constrictus* – сужать). А дальше – совсем просто: быстрое сужение сосудов при неизменном объеме жидкости (крови) влечет за собой повышение давления. Комбинация же высокого давления и сжатых капилляров приводит к их гибели и к нарушению циркуляции крови. Под влиянием инсулина аналогичные процессы происходят и в микрокапиллярах нефронов (структурная и функциональная единица почки), что ведет к почечной недостаточности. Вот почему повышенное давление, почечная недостаточность (renal disease) и гангрена конечностей из-за нарушенной циркуляции – неизбежные спутницы инсулинзависимого сахарного диабета. Причем не от высокого уровня «сахара» в крови, а от большого количества инсулина в инъекциях для контроля этого «сахара», который попадает в кровь исключительно из еды.

Этот парадокс – высокий уровень инсулина из-за избытка углеводов в питании – можно было бы легко отнести к категории анекдотов из цикла «нарочно не придумаешь». Увы, жертвам гиперинсулинемии «со стажем» – не до смеха. Безусловно, *нет дыма без огня* – почечной недостаточности и гангрене предшествуют десятки лет гиперинсулинемии, которую легко распознать по следующим очевидным симптомам:

- В первую очередь, *гипогликемический синдром* со всем багажом перечисленных выше проблем, и основная среди них – хроническая усталость.
- *Повышенное давление*. Задолго до развития атеросклероза (потери эластичности сосудов) *высокое давление* поддерживается *высоким* уровнем инсулина. И это – не болезнь, а здоровое физиологическое явление: чем выше давление, тем быстрее питательные элементы доставляются в отдаленные регионы организма, которые нуждаются в «энергии». Повторяю: повышенное давление из-за высокого уровня инсулина – нормальное, естественное физиологическое явление. Для инсулина поднимать давление так же естественно, как для ветра – поднимать волосы. Большинство так называемых «больных гипертонией», особенно до 50-60 лет (до атеросклероза), «вынуждены» пони-

жать давление лекарствами из-за еды, богатой углеводами. Чем дальше, тем «веселее»: высокое давление – основная причина атеросклероза, атеросклероз – смерти от инфаркта или инсульта. Круг замкнулся.

- *Полнота* и *ожирение*. От избытка глюкозы в крови организм избавляется тремя способами – с мочой и потом, через физическую или интеллектуальную нагрузки и с помощью печени. Сначала печень конвертирует избыток глюкозы в плазме крови в гликоген (полисахарид), а когда ни печень, ни мышцы больше не в состоянии хранить избыток гликогена, печень синтезирует из гликогена жирные кислоты (триглицериды), которые и отправляются на хранение в ваш живот, талию, грудь, бедра и частично даже выводятся через сальные железы в коже. Хуже того, из-за высокой концентрации триглицеридов в плазме вязкость крови повышается, и это еще больше способствует повышению давления. Теперь, надеюсь, вам понятно, почему гипертония и атеросклероз – неизбежные спутники полноты и ожирения.
- *Прыщи, перхоть и себорея*. Не ожидали? Чем выше инсулин – тем интенсивнее липогенез, чем интенсивнее липогенез – тем выше уровень триглицеридов в крови, чем выше уровень триглицеридов в крови – тем больше «сала» выделяется через сальные железы, расположенные по всему телу, особенно на скальпе и лице.
- *Импотенция*. Как?! И здесь то же? А вы думаете, что мужской орган поднимает мышца или косточка? Нет. Конечно же, кровь. А как этой крови-то пробиться к органу любви, если инсулин сузил все сосуды? Догадываетесь, по какому принципу работает небезызвестная *Виагра*? Стимулирует расслабляющее действие окиси азота (nitric oxide, NO) на гладкую мускулатуру сосудов пениса и улучшает циркуляцию (прилив) крови (механизм эрекции)[1]. То же самое, что делает *нитроглицерин* при стенокардии – расслабляет гладкую мускулатуру сосудов и р-а-с-ш-и-р-я-е-т сосуды и капилляры. То же самое, что «веселящий газ» (закись азота, N_2O) в кабинете дантиста. Надо же, и за эту *Виагру* дали Нобелевскую премию по медицине!.. Да уберите вы углеводы со стола, съешьте кусок мяса (белки содержат аминокислоты, соединения азота) и сливочного масла (необходимого для синтеза половых гормонов), и ваша былая прыть вернется к вам не хуже, чем с *Виагрой*. Ну, а если уже и *Виагра* не помогает, мясо тоже вряд ли поможет. Хотя, кто знает, всякое бывает…

---

[1] «The physiologic mechanism of erection of the penis involves release of nitric oxide (NO) in the corpus cavernosum during sexual stimulation. NO then activates the enzyme guanylate cyclase, which results in increased levels of cyclic guanosine monophosphate (cGMP), producing smooth muscle relaxation in the corpus cavernosum and allowing inflow of blood». (Информация для врачей, Viagra (sildenafil citrate); *www.pfizer.com/hml/pi's/viagrapi.pdf*).

- Уж раз мы заговорили о сексе, давайте коснемся еще нескольких проблем, связанных с гиперинсулинемией. Первая «бичует» мужчин всех возрастов – *преждевременный оргазм* (*premature ejaculation*), и связано это преимущественно с повышенным порогом возбудимости из-за высокого уровня инсулина и глюкозы. Обратная сторона медали – отсутствие оргазмов у женщин и мужчин (даже при полноценной эрекции) при невропатии (от греч. *neuro-* и *pathos* – болезнь), понижении порога чувствительности нервных окончаний. Это состояние хорошо известно больным сахарным диабетом по потере чувствительности в конечностях из-за инъекций инсулина.
- *Хроническая бессонница*, *поверхностный сон*. О каком сне может идти речь, если в организме циркулирует неиспользованный инсулин – гормон «энергии»! На помощь идут препараты, подавляющие деятельность центральной нервной системы, рецептурные снотворные, алкоголь, наркотики.
- *Наркомания* и *алкоголизм*. Задайте любому наркоману или алкашу вопрос, почему он пользуется наркотиками или алкоголем, и он обязательно ответит: чтобы *расслабиться*. Какое состояние предшествует расслаблению? Ну, конечно же, напряжение или возбуждение. Чем сильнее возбуждение, т. е. перевозбуждение, тем сильнее нужда в расслаблении. Какова роль инсулина и глюкозы в организме? Возбудители центральной нервной системы. Чем больше глюкозы и инсулина – тем сильнее возбуждение. Как действуют наркотики и алкоголь на центральную нервную систему? П-о-д-а-в-л-я-ю-т! Вот и получается, что чем «здоровее» питание – тем сильнее потребность расслабиться, чем сильнее расслабление, тем больше нужда в углеводах. Замкнутый круг, т. е. наркозависимость.
- *Курение*. Тоже от инсулина? В какой то мере, да. Углекислый газ в табачном дыме и никотин в сигаретах действуют на гладкую мускулатуру сосудов точно так же, как окись азота на мужской половой орган после *Виагры* – расслабляют. Теперь понимаете, почему после сытного обеда тянет покурить? Чтобы расслабить сосуды, переполненные инсулином. Сомневаетесь? Задержите дыхание как можно дольше на глубоком выдохе, и ваше тело наполнится теплом. Это эффект улучшения циркуляции из-за резкого роста концентрации углекислого газа в крови. Так что во время инфаркта или приступа стенокардии, прежде чем глубоко дышать, надо наоборот задержать дыхание, чтобы расслабить сосуды и обеспечить приток крови к сердечной мышце. Этот же прием используют для расслабления и медитации в йоге.
- *Инфаркт*, *инсульт*. Тоже? Еще как! Что, вы ни разу не видели в кино, на работе или дома – *разнервничался*, *упал*, *скончался*? Большинство инфарктов и инсультов происходят после «здорового» ланча или обеда. Много инсулина, сужаются сосуды, масса энергии, шум-гам-тра-

та-там, тут подскакивает адреналин (гормон стресса, близкий по механизму действия к инсулину, только еще более эффективный) – бац! – упал, скончался… Что произошло? Сосуды сузились настолько, что нарушился приток крови к сердечной мышце или мозгу. Или ранее поврежденный сосуд (aneurysm rupture) просто лопается, и несчастный мгновенно тонет в собственной крови. Тут никакая скорая не успеет.

- И *рак* от еды? Конечно! Как вы, наверное, догадываетесь, помимо социальной и гастрономической, еда выполняет еще две немаловажные функции – *энергетическую* и *пластическую*, т. е. восстановительно-регенерационную для поддержания безостановочного цикла деления клеток. А причем же здесь высокий инсулин? А вот причем: во-первых, кровь – это транспорт для выведения из организма отмерших клеток и отработанных продуктов клеточного метаболизма; во-вторых, кровь – это транспорт для клеток-антигенов (фагоцитов, макрофагов, лимфокинов, монокинов и др.) к «месту происшествия»; в-третьих, кровь – это транспорт для питательных элементов к клеткам для их регенерации. А теперь задайте себе простой вопрос: А что произойдет, если этот кровяной «трубопровод» не работает? Как что! Мусор (отмершие клетки) не выводится, скорая помощь (антигены) не может добраться до места происшествия, а строительные материалы (белки, жиры, минералы, микроэлементы) не попадают на «стройку». Согласитесь, это уже не «бизнес», а полный бардак. Осталось только добавить то, что уже давным-давно известно онкологам: высокий уровень глюкозы в крови «подкармливает» раковые клетки и способствует их интенсивному размножению. Собственно, поэтому, кроме домашней скотины и человека, животные в естественных условиях раком не болеют. Поэтому же страны, где в питании доминируют углеводы, по количеству раковых заболеваний во много раз опережают примитивные культуры.
- *Раздражительность* и *агрессивность*. Как и адреналин, инсулин выделяется не только, когда в кровь попадает глюкоза, но и когда организму необходимо срочно мобилизовать большое количество энергии – будь то воевать, будь то убегать. Понятно, комбинация высокого уровня инсулина и глюкозы превращает вроде бы социально нормального человека в бомбу замедленного действия, что в США можно наблюдать по бесчисленным припадкам ярости и дракам на дорогах (road rage), стадионах, в офисах и, увы, в семьях.
- *Головные боли*, *хронические мигрени*. Сужение сосудов и капилляров нарушает циркуляцию крови в различных отделах головного мозга и вызывает хронические боли. Дети, годами страдающие от мигреней, магически исцеляются, как только они вынужденно меняют стиль питания (во время турпоездки, отдыха или в гостях). Да, кстати, голов-

ная боль от голода – отчетливый симптом гиперинсулинемии. Как, впрочем, и разъяренный муж, которому вовремя не дали поесть.

- *Потные ладони*. Да, да, да, потные ладони – типичный признак волнения и следствие высокого уровня инсулина и адреналина – также неизбежно сопровождают хроническую гиперинсулинемию. Через день-два после изменения стиля питания эта не очень приятная (особенно в США, где по рукопожатию оценивают характер человека) социальная «болезнь» проходит.
- *Поллакиурия* (*частое мочеиспускание, особенно ночью*). Комбинация повышенного кровяного давления из-за инсулина и осмотического давления из-за глюкозы заставляет почки работать слишком эффективно, со всеми *вытекающими* из мочевого пузыря последствиями, в самом прямом смысле.
- *Энурез*. Если ваш ребенок непроизвольно мочится по ночам, и врачи исключили патологии и инфекции, не пытайтесь его отучить от этого штанишками, которые бьют током. Исключите из его питания углеводы хотя бы за 6-8 часов до сна, и эта проблем магически исчезнет. В отличие от взрослых, многие дети спят настолько крепко, что они не слышат позывов, ну а «природа не терпит». Особенно это касается девочек, у которых анатомия мочеиспускательного канала существенно отличается от мужской количеством (меньше) сфинктеров.

Вот вам и инсулин, вернее – много инсулина. Природа наделила нас уникальной способностью с его помощью «добывать» энергию в экстренных случаях – убежать ото льва, убить мамонта, отогнать назойливого самца от подруги, – а мы ее переключили на усвоение груды углеводов их нашей тарелки. *Вах, вах, вах!*

– Константин, вы хотите сказать, что как только я брошу есть углеводы, я сразу же стану девушкой?

Все зависит от того, сколько вам лет, бабушка… Чем раньше бросите, тем вероятнее, что станете.

ХОТЕЛИ – КАК ЛУЧШЕ, ПОЛУЧИЛИ – АНАЛИЗЫ

Итак, высокий «сахар» – плохо, низкий – еще хуже. Вроде бы все просто: пошел к врачу, сдал анализ, получил «приговор» и «лечись» диетой. Просто как веник, не правда ли?

Не тут-то было! Хотите верьте, хотите проверьте – врачам не рекомендуют делать анализ, который может диагностировать гипогликемию. Почему? Пристегните, господа, ремни безопасности, чтобы не упасть со стула от смеха: не рекомендуют, потому что у больного может… упасть «сахар»:

«В течение многих лет оральный глюкозотолерантный тест (ОГТТ) использовался для диагноза гипогликемии. Сегодня же эксперты поняли, что ОГТТ может вызвать реальные симптомы гипогликемии у людей без признаков этого расстройства»[1].

Надо же!

– *Доктор, может быть, моя усталость из-за низкого сахара? Не были бы вы так любезны сделать мне анализ.*
– *Боже сохрани! Этот анализ может понизить у вас сахар, и его не рекомендуют делать...*

Доктор боится делать анализ? Да нет, конечно же, не боится. Вон, сердечников сплошь и рядом заставляют приседать или гоняют по беговым дорожкам вплоть до самого инфаркта. Подумаешь, *низкий сахар*!

В реальности, как всегда все упирается в кошелек: в зависимости от протокола, в течение нескольких часов пациент пьет раствор глюкозы, а сестра берет пробы крови и мочи с интервалом в 30–45 минут. Оплату же за анализы мочи и крови получает лаборатория, которая, по закону, не имеет права делиться с врачом. Одним словом – хлопотно и не выгодно. Когда средний *платный* визит к врачу занимает 10–15 минут, кому охота возиться два-три часа с пациентом практически *бесплатно*? Да никому!

Ну, а даже если повозятся, покажут ли эти анализы низкий «сахар»? Показать-то покажут, но что толку? Так как «нормальный» уровень глюкозы колеблется от 60 до 120 *mg/dl*, при такой значительной разнице никто толком не знает, а какой, собственно, уровень – *нормальный* именно для вас. (Абсурдности анализов на «сахар» посвящен раздел «Приходите натощак – низкий сахар гарантирован!» в главе о сахарном диабете).

С высоким «сахаром» еще интереснее. Так как гиперинсулинемия напрочь «ломает» способность ваших клеток эффективно пользоваться глюкозой для энергетических нужд, нормальный *для вас* «сахар» может быть высоким по «медицинским» критериям – 140, 160, 180 и даже выше.

При таких цифрах врачи, как «пугалом», размахивают перед глазами больного результатами анализов и настаивают на «лечении». Их тоже

---

[1] For many years, the oral glucose tolerance test (OGTT) was used to diagnose hypoglycemia. Experts now realize that the OGTT can actually trigger hypoglycemic symptoms in people with no signs of the disorder. *Hypoglycemia*, National Institute of Diabetes and Digestive and Kidney Diseases; *www.niddk.nih.gov/health/diabetes/pubs/hypo/hypo.htm*

можно понять: если не «лечить» – то засудят! Ведь в анализе написано: «*высокий сахар*». Пока же врачи «лечат» по правилам, они в полной безопасности от судов, собственных ассоциаций и организаций, которые могут их лишить лицензии на практику и заработка на жизнь.

Как же протекает «лечение» по правилам? Как всегда: чем «эффективнее» лечат высокий «сахар», тем выше он поднимается. Сомневаетесь? Спросите у любого больного, которого «лечат» традиционными способами: чем дольше «лечение» – тем выше «сахар»; чем выше «сахар» – тем больше прописывают лекарств и/или инсулина в инъекциях; чем больше лекарств и инсулина – тем больше необходимо углеводов в еде, чтобы не упал «сахар»; чем больше углеводов – тем выше «сахар»... Знакомо?

И эта игра в кошки-мышки с «сахаром», так называемое «лечение», продолжается вплоть до самой смерти, которая наступает, конечно же, не от высокого «сахара», а от почечной недостаточности, инфаркта, инсульта, гангрены, пневмонии, приступа астмы – болезней, корни которых «политы» высоким инсулином и «удобрены» лекарствами. А если больного все же успевают довезти до реанимации, «лечение» немедленно начинается или с внутривенного введения глюкозы или с инъекции инсулина. И опять круг замкнулся.

Осталось только добавить, что мой критерий нормального для *вас* «сахара» – это средний суточный уровень глюкозы в плазме крови, который вы можете вычислить следующим образом:

- *Определите вашу приблизительную минимальную суточную потребность в углеводах.* Мужчины – отнимите от вашего роста в сантиметрах 100, женщин – 90. Отнимите 10 на астеничную конституцию, прибавьте 10 на крепкое сложение (крупная кость). Или вспомните ваш вес (в килограммах) в 18-20 лет, если, конечно, уже тогда вы не были полными.
- *Застабилизируйте уровень «сахара».* В течение нескольких недель перед тестом в вашей диете должно быть не больше углеводов в граммах, чем цифра, определенная выше. Организм нивелирует резко полярный эффект гипогликемии и гиперинсулинемии на уровень глюкозы в плазме крови.
- *Протестируйте уровень глюкозы в плазме крови* при помощи бытового глюкометра. Проснувшись, сделайте первый тест, не вставая с постели. Затем продолжайте замеры каждые два часа, вплоть до сна.
- *Определите средний суточный показатель.* Отбросьте самый высокий и самый низкий результаты. Сложите оставшиеся показатели и разделите сумму на количество показателей.

Этот средний результат и есть *ваш нормальный уровень* (до тех пор, пока он ниже 200 *mg/dl*). И даже если он выше 200 *mg/dl* (точки, когда осмотическое давление глюкозы в крови заставляет почки «фильтровать» глюкозы в мочу), тоже нет оснований для паники, до тех пор пока вас не беспокоят классические симптомы «высокого» сахара и гиперинсулинемии:

- Сильная усталость, быстрая утомляемость, головокружение, тошнота – организм не в состоянии использовать избыток глюкозы на энергетические нужды.
- Чрезмерное потение и мочеиспускание (поллакиурия) – последствия высокого осмотического давления глюкозы в крови, с одной стороны, и гипертензивного (повышающего давление) эффекта инсулина – с другой. За счет выделения пота и мочи понижается уровень «сахара» и кровяное давление. В таких ситуациях возможен понос – тоже механизм стабилизации давления.
- Жажда, сухость во рту (как и в носу или во влагалище) – эффект высокого уровня инсулина на секреторные железы (слюны, слизи) или следствие обезвоживания из-за чрезмерного потения и поллакиурии.
- Резкая потеря веса (да, да… потеря) – когда пораженные клетки игнорируют инсулин или его вовсе нет, организм переходит на «сжигание» жира даже при запредельно высоком уровне глюкозы в плазме крови.
- Проблемы со зрением, незаживающие раны, пролежни, частые инфекции, повышенное давление и другие последствия нарушения циркуляции крови из-за гиперинсулинемии.
- Неожиданная потеря чувствительности, покалывание и онемение конечностей – последствия поражения периферических нервов (невропатии).

При тестировании имейте в виду следующее:

- Тестирование надо проводить в день, наиболее типичный для вашего образа жизни, а не в выходной, лежа в постели. В таких условиях уровень «сахара» может быть немного выше.
- Во время теста не принимайте лекарственные препараты, которые прямо или косвенно влияют на динамику глюкозы в плазме крови. Многие лекарства имеют ярко выраженный гипергликемический или гипогликемический эффект. Для этого читайте этикетки или консультируйтесь с вашим врачом и фармацевтом.
- В день теста вы должны быть относительно здоровы и расслаблены. Травмы, инфекции, хронические боли, стресс и другие подобные факторы имеют ярко выраженный гипергликемический (поднимают уровень «сахара») эффект на организм независимо от еды. В работе защитные механизмы организма – *гликогенолиз* и *гликонеогенез.*

Теперь, надеюсь, вам ясно, почему диагностировать или лечить нарушения углеводного обмена, полагаясь на один анализ крови натощак раз в несколько месяцев, так же целесообразно, как рассчитывать на то, что лотерея оплатит ваши похороны. Увы, это именно то, что предлагают «лечащие» врачи. Как вы сами понимаете, при таком раскладе выигрыш в лотерею более вероятен, чем исцеление.

А ПОКА НЕ *ГИПО* И НЕ *ГИПЕР*?

– *Константин, а что происходит когда в питании много, очень много углеводов, и нет гипогликемии, не хочется спать и распирает от энергии?*

Происходит именно то, что вы описали – распирает от энергии. Хорошо это или плохо? *It depends*[1]:

- Масса энергии от рождения до 2-3 лет – это раздирающий уши крик и рев… Уже в этом возрасте, чтобы укротить энергичного младенца, педиатры охотно выписывают смертельно опасные транквилизаторы типа *Ritalin*.
- От 3 до 6 – ребенок-кошмар… Угроза дому, сверстникам, родителям и самому себе. В США эта проблема решается не устранением углеводов из питания, а опять же – транквилизаторами.
- От 6 до 12-14 – ребенок без будущего… Проблема с концентрацией, реактивное или антисоциальное поведение, агрессивность, хулиганство, конфликтность, депрессия. Транквилизаторы, колонии, интернаты для «специальных» детей. Как это ни странно, в большинстве случаев последние очень эффективны именно потому, что там немедленно меняется питание. Мальчиков из английской королевской семьи по сей день обучают в интернатах со строгим спартанским режимом. Как, впрочем, и большинство их сверстников из богатых семьей, в домашней диете которых традиционно преобладают углеводы.
- От 14 до 40 – курение, алкоголь, наркотики… Любые психотропные средства, чтобы обуздать агрессивность и непоседливость. Секс, секс, секс – расслабляет и успокаивает. Очень часто избыток энергии диагностируют как маниакальные состояния. Затем обычно следуют глубокие депрессии. Лечение? Что угодно – от транквилизаторов до тюрем, от убийств до самоубийств.
- От 40 и до конца – раннее старение, болезни, сахарный диабет, атеросклероз, раздражительность и озлобленность, развод и поломанная карьера… И опять лекарства, на этот раз – много лекарств.

Тем, у кого гипогликемия наступает раньше, в какой-то мере даже повезло. Усталые и меланхоличные дети, юноши, девушки и взрослые менее опасны для себя и общества, и в такое «золотое» время, как XXI век, работа посредственным программистом, врачом или юристом осо-

---

[1] *Как сказать!* (с англ.)

бенно много энергии не требует. В некоторых компаниях таких даже предпочитают, как в том анекдоте: *Для тестирования новых версий программного обеспечения фирма Microsoft приглашает на работу специалистов с кривыми руками, слепыми глазами и никогда не имевших дело с компьютерами.*

Если вы не поняли иронии, поясню: у фирмы *Microsoft* устойчивая репутация производителя программ низкого качества. Неудивительно! Сотрудникам фирмы бесплатно раздают нелимитированное количество фруктовых соков и сладких прохладительных напитков с кофеином для того, чтобы стимулировать их работоспособность. Понятно, качественное программирование на допинге так же возможно, как хождение по канату «под газом».

Правда, имейте в виду, если вы работаете в коллективе, «зараженном» гипогликемией, типа *Microsoft*, рекомендации в моих книгах могут серьезно повредить вашей карьере – никому не охота иметь дело с энергичными, пышущими здоровьем работниками. Сразу запишут в выскочки!

Если же вы работаете «на себя» или в компании здоровых американцев, практикуйте функциональное питание, и дай вам бог нормальный «сахар» на всю оставшуюся жизнь…

КОГДА ВЫЛЕТАЮТ ПРОБКИ

Кома – это крайняя точка, когда срабатывают внутренние предохранители, которые полностью отключают организм, вплоть для резкого понижения температуры тела, с единственной целью – спасти мозг, отдать ему последние толики глюкозы, находящейся в плазме крови, и дать возможность альтернативным механизмам синтезировать глюкозу. Кома, как правило, наступает при уровне глюкозы от 30 до 45 *mg/dl*.

Если жертва комы относительно здорова, сознание возвращается через несколько минут, если не возвращается – нужна экстренная медицинская помощь: внутривенное введение глюкозы, инъекции адреналина, глюкагона и другие меры.

Если вы вдруг оказались рядом с человеком в такой ситуации, стратегия вашего поведения должна диктоваться его нуждами: предотвратить травму, не дать возможности подавиться, улучшить циркуляцию крови к голове, не допустить переохлаждения или перегрева (солнечного удара), то есть не ухудшить ситуацию и дождаться профессиональной помощи.

Если возможно, кто-то из присутствующих должен срочно вызвать скорую помощь. Если же никого нет рядом, не оставляйте пострадавшего до тех пор, пока он не «застабилизирован». Что это означает:

- *Позиция, дыхание.* Немедленно уложите пострадавшего, лучше всего на пол. Поверните голову набок, чтобы он не подавился пищей или слюной. Если во рту пища, аккуратно приоткройте рот и пальцем, обернутым в мокрый платок или полотенце, постарайтесь удалите ее. Ни в коем случае не пытайтесь открыть рот силой, чтобы не сломать зубы или протезы, которыми тоже можно легко подавиться.

- *Циркуляция крови к голове*. Подложите валик под ноги или согните ноги в коленях. Не поднимайте голову на подушку. Снимите галстук, расстегните воротничок, ремень и брюки у мужчин. Женщинам желательно расстегнуть плотную одежду и бюстгальтер. Ни в коем случае не пытайтесь раздевать женщину, если это не ваша близкая родственница. Когда она придет в себя, у вас могут быть серьезные легальные проблемы, несмотря на ваши самые благородные намерения. Совет начинающему стоматологу не расстегивать без свидетелей корсеты барышень, упавших в обморок при виде бормашины, я читал еще в учебнике по стоматологии 1903 года издания.
- *Теплообмен.* Накройте пострадавшего чем-нибудь, что есть под рукой; если на солнце – желательно любой светлой тканью. В состоянии комы организм резко охлаждается, а на солнце – напрочь теряет возможность охлаждаться и перегревается, что также опасно.

Теперь, если это еще не сделал кто-то из присутствующих, попытайтесь вызвать скорую помощь. Понятно, если рядом нет телефона, оставлять пострадавшего одного не целесообразно.

Далее важно не что *делать*, а что *не делать.* За исключением, пожалуй, опытных хирургов, кардиологов и реаниматологов, многие врачи в США не знают, как себя вести в таких ситуациях, так как они с ними просто не сталкивались. Итак:

- Если это ваш родственник или подопечный с известной вам историей астмы, эпилепсии, стенокардии, вы, очевидно, знаете, что предпринять, так как приступы этих болезней протекают по другому сценарию.
- Если вы не знаете, что делать, кроме того, что описано выше, – ничего не делайте! Таблетка валидола или нитроглицерина, а тем более импрегнированная накладка (patch), могут элементарно убить пострадавшего, так как эти лекарства моментально понижают давление, и, соответственно, кровь не может «добраться» до головного мозга.
- Справочники первой помощи рекомендуют сладкий чай с сахаром или кусочек сахара под язык. Если у пострадавшего сердечный приступ, а не гипогликемический обморок (иди разберись!), сладкий чай или сахар могут его «добить» из-за сужающего эффекта инсулина на сосуды. А диабетики, которые знакомы с такими ситуациями, всегда имеют при себе таблетки с глюкозой и знают, что делать.
- Я уже не говорю об искусственном дыхании, массаже сердца и т. д. Если у вас нет специальной подготовки, не пытайтесь быть героем и имитировать сцены из фильмов.

В большинстве случаев сознание возвращается в течение нескольких минут. Если возможно, уложите пострадавшего в постель, дайте ему теплую грелку и просто выполняйте его просьбы. Лучшее, что вы можете сделать для него – на следующий день подарить мою книгу…

Если же сознание не возвращается, эстафета переходит к персоналу скорой помощи и врачам. Вот что обычно делается в таких ситуациях:

- Опрашиваются свидетели. Измеряется давление, пульс, температура, делается кардиограмма и берется анализ крови. На всякий случай, пока не исключен сердечный приступ, больному дают кислород.
- Внутривенно вводят 40%-50% раствор глюкозы, подкожно – инъекции глюкагона и адреналина чтобы стимулировать гепатический (в печени) синтез глюкозы.

Ну а если и это не помогает, остается только довериться специалистам из реанимации и Всевышнему.

Что делать

К счастью, еще ни у кого не хватило наглости или глупости предложить лекарство для «лечения» гипогликемии: в острой ситуации эту функцию отлично выполняют гроздь винограда, банка колы, а лучше всего – таблетка глюкозы под язык. Они продаются в любой аптеке в секции для диабетиков для профилактики *лекарственной гипогликемии.* От 3 до 5 *г* глюкозы в одной таблетке достаточно, чтобы стабилизировать сахар – настолько быстро и эффективно всасывание глюкозы через слизистую рта и ее действие на центральную нервную систему.

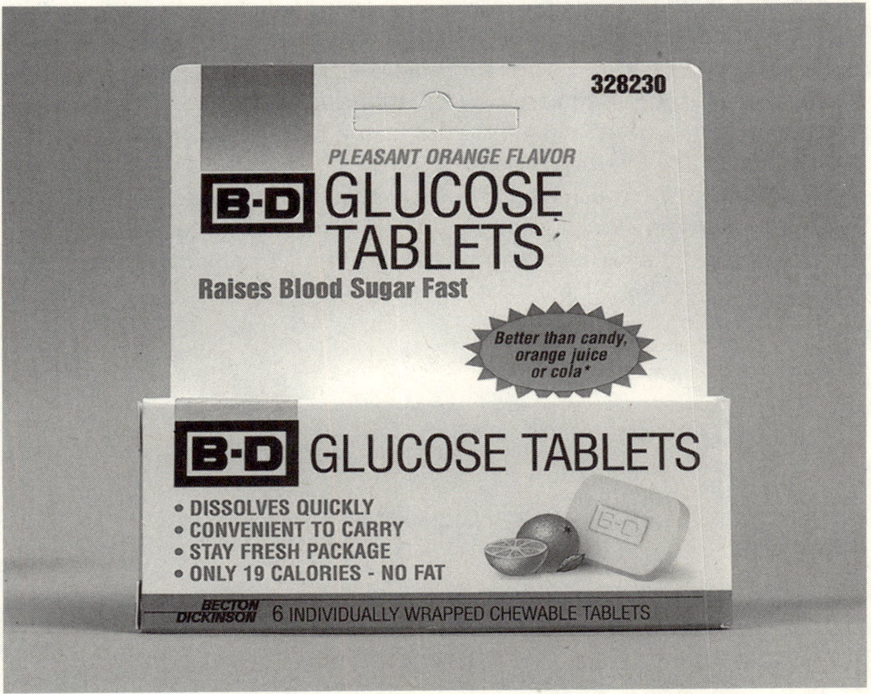

А как же «вылечиться» от гипогликемии или предупредить ее? И тут я нашел откровение, необычайное для такого архиконсервативного источника медицинской информации, как *Merck Manual*, который, как мы выяснили в начале раздела, отрицает роль пищевых углеводов в возникновении гипогликемии, называя ее идиопатической (неизвестного происхождения) и алиментарной (из-за еды). Что же рекомендует *Merck* американскому врачу? Не поверите своим глазам:

«*С **алиментарной гипогликемией**, будь то после операции на желудочно-кишечном тракте или идиопатической, борются путем частого приема небольших количеств пищи, содержащей много белка и мало углеводов*»[1].

Конец цитаты. Всего одна фраза. Много белков (мяса, птицы, рыбы), мало углеводов. Почти как функциональное питание. С той только разницей, что «лечение» «путем частого приема» белковой пищи, особенно в пожилом возрасте, может повредить желудок и кишечник из-за свойственной пожилым людям ферментативной недостаточности и неадекватной кислотности, а для молодых, занятых и работающих – это почти невыполнимый режим.

Мой рецепт от гипогликемии «неизвестного» происхождения? Конечно же, функциональное питание, *соответствующее* вашему возрасту и вкусовым привычкам, которое в подробностях обсуждается в моей книге «Функциональное питание». А чтобы, не приведи господи, не заработать гастрит или запоры «*путем частого приема небольших количеств пищи, содержащей много белка*», следуйте рекомендациям в этой книге[2].

И последнее. Если вы когда-нибудь услышите от врача, что ваша болезнь – *идиопатическая*, ищите другого: лечить болезнь неизвестного происхождения так же перспективно, как гоняться за радугой.

ଔ❖ଔ

---

1 The Merck Manual. Том I, раздел «*Гипогликемия*», стр. 768.

2 См. главу VI, раздел «*Ферментативная недостаточность и несварение*».

Если пациент хочет жить, медицина бессильна...

Глава III

САХАРНЫЙ ДИАБЕТ: ВСЕГО ОДИН ШАГ К ИСЦЕЛЕНИЮ!

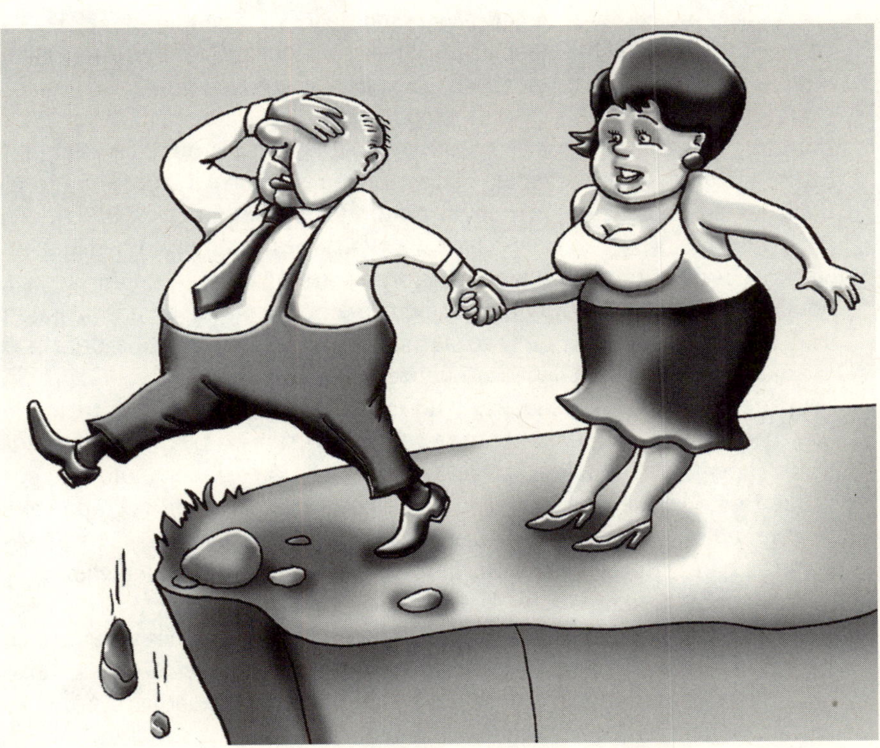

Этот сапожник наконец с сапогами!

Если вы страдаете от сахарного диабета, то вы узнаете из этой главы о том, что современные методы диагностики, лечения и предупреждения диабета, которые изучаются, рекомендуются и практикуются в США (и часто имитируются в развитых странах мира, в том числе в России), не только в корне ошибочны и неэффективны, но и значительно ускоряют приближение и усугубляют развитие сахарного диабета и связанных с ним осложнений.

Чтобы подобное утверждение не выглядело голословным, настоящая глава посвящена преимущественно анализу этого «смертельного» парадокса. Изучая эти материалы, не забывайте следующее:

- Если у вас или у ваших близких был диагностирован сахарный диабет, вы должны продолжать работу с вашими лечащими врачами, особенно, если вы принимаете лекарства. Рядовому врачу известно о диабете то, чему его учили. К сожалению, как вы узнаете далее, учили и продолжают учить неправильно. К счастью, большинство врачей желают вам добра и здоровья, добросовестно выполняют свою работу, но не отвечают за вашу жизнь. Было бы крайне неразумно с вашей стороны полностью перекладывать ответственность за ваше здоровье на врачей. Если вы так не считаете, вы обречены.
- Эта глава – не самоучитель по лечению диабета и не клиническое пособие для врачей. Она описывает физиологические принципы, лежащие в основе предупреждения всех без исключения «болезней от еды», среди которых сахарный диабет – пожалуй, главная.
- Болезни – от еды, здоровье – тоже от еды! Эта глава описывает принципы профилактики и предупреждения сахарного диабета с помощью функционального стиля питания. Эти принципы эффективны даже для тех, кто уже не сможет обойтись без лекарств, однако сможет существенно уменьшить дозы, избежать появление необратимых побочных эффектов, улучшить общее состояние и в нормальной форме дождаться того дня, когда появится надежный и безопасный метод восстановления функций поджелудочной железы.
- Устранение сахарного диабета с помощью функционального питания (как и само функциональное питание) невозможно без пищевых добавок профессионального качества (витаминов, минералов, микроэлементов, ферментов, кишечной микрофлоры и т. п.). *Жадность фраера погубит* – грубое, но точное описание мелочности в этом вопросе. Если вы рассчитываете на страховку, которая оплачивает субстандартное лечение, или пытаетесь сэкономить на качестве продуктов и пищевых добавок, вы, несомненно, заслуженно получите те же результаты, которые уже имеете. По крайней мере, в США даже самые-самые «нищие» могут себе позволить расходовать $1,5–$2 доллара в день на качественные добавки.

И наконец, я сам – в прошлом жертва недиагностированного, и потому запущенного, сахарного диабета II типа с самыми неприятными осложнениями: диабетической невропатией конечностей, диабетическим диурезом, ожирением, депрессией, бессонницей, гипогликемией, хронической усталостью, пародонтитом, гайморитом, остеопорозом, предынфарктными состояниями во время сильного стресса, поломанной блестящей карьерой и т. п.

Сапожник без сапог? Сегодня, насколько это возможно для мужчины 1954 г. рождения, я абсолютно здоров. Да, у меня уже не будут десны, зубы, волосы и кожа, как у юноши, но в физической, интеллектуальной и эмоциональной выносливости я дам фору большинству мужчин на 20 лет меня младше.

Этот «сапожник», наконец, с сапогами и доказал на собственной шкуре, что к исцелению от сахарного диабета – всего один шаг и что действительно можно похудеть на сытый желудок и больше не поправляться. Следующий шаг – *узнай врага в лицо и победи* – за вами!

ЧТО ОБЩЕГО МЕЖДУ ПЛАТНЫМ ЛЕЧЕНИЕМ И ВОЛКАМИ НА СТРАЖЕ ОВЧАРНИ? МИЛЛИОНЫ МЕРТВЫХ БАРАНОВ!

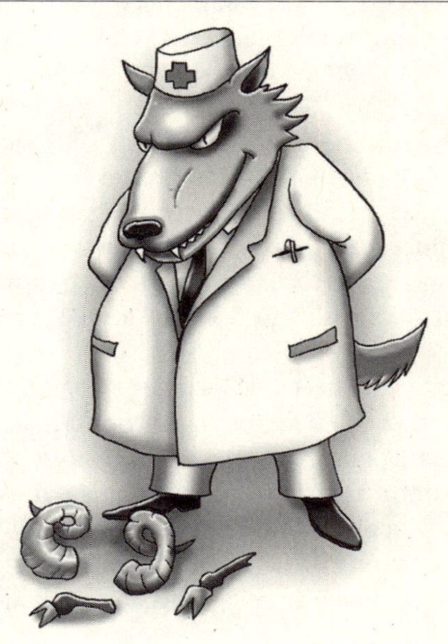

Мне повезло. А каково тем, кто лечится от диабета традиционными методами, которые, надо полагать, еще менее эффективны, чем черный кофе от бессонницы? И это не говоря о многочисленных осложнениях при диабете, которые так «результативно» укорачивают и без того безрадостную жизнь больных. Почему это происходит?

Да потому что простые и сложные сахара в вашей тарелке, они же – *углеводы*, становятся *глюкозой* в вашей крови. Когда организм, независимо от причин, больше не справляется с глюкозой в крови, диагностируется *сахарный диабет*. Чем больше углеводов – тем больше глюкозы. Лечение же диабета – фарс, который сводится к «контролю» высокого уровня глюкозы лекарствами и углеводной диетой, чтобы понизить глюкозу до уровня, который считается «нормальным». Почему?

Да потому что лекарства от «сахара» требуют еще больше глюкозы в крови из углеводов в пище, которая должна противостоять «сахаропонижающему» действию лекарств. В процессе эти лекарства поражают печень, форсируя метаболизм глюкозы, поджелудочную железу, форсируя выработку инсулина, и сосуды и капилляры из-за физиологического свойства инсулина сужать сосуды.

К финалу такого «лечения» (не выздоровления, конечно же) организм все хуже и хуже реагирует на углеводы, лекарства и инсулин – отказывает печень, поджелудочная железа не выделяет инсулин, клетки игнорируют глюкозу. Тут, вроде бы, надо остановиться и пожалеть человека. Ан нет! Чтобы опустить «сахар» до «нормы», несчастным больным прописывают еще больше лекарств, еще больше инсулина и еще больше углеводов. И так вплоть до самой смерти от осложнений, связанных с таким лечением.

Сомневаетесь? Судите сами[1]:

- *Смертность*. Более 200 тыс. американцев умирают ежегодно от осложнений, напрямую связанных с диабетом. У этих несчастных в свидетельстве о смерти будет указано: «Причина смерти: сахарный диабет». Еще сотни тысяч умрут от осложнений, связанных с лечением сахарного диабета, то есть с *менее опасной* причиной смерти (в этом бардаке без юмора не обойтись…).
- *Болезни сердца* и *сосудов.* Инфаркт – причина смерти 65% больных диабетом. В этом году инфаркт отправит на тот свет более 500 тыс. человек. Атеросклероз и диабет – сопутствующие состояния: чем дольше и активнее лечим диабет, тем сильнее атеросклероз и выше вероятность инфаркта.
- *Инсульт*. Держитесь за стул! Более 3,4 млн. инсультов в год, 160 тыс. со смертельным исходом. Вероятность инсульта у гипертоников в 4-6 раз выше. От гипертонии страдают более 50 млн. американцев, т. е. каждый третий взрослый. Повышенное давление – одно из побочных явлений лечения диабета комбинацией лекарств и диеты и… одна из ключевых предпосылок инсульта. Воистину, чем больше лечим, тем больше калечим!
- *Рак*. Ежегодно рак диагностируется в среднем у 1,3 млн. человек. Из них более 500 тыс. умирают. У больных диабетом все формы рака возникают в два раза чаще, чем у «здоровых» (опять черный юмор). Почему? Да потому что раковые клетки, как грибы после дождя, плодятся на глюкозе (высоком сахаре в крови). И хронически высокий сахар, и нарушенный клеточный метаболизм, и ослабленный иммунитет – «побочные» явления лечения диабета лекарствами, инсулином и углеводной диетой.
- *Ампутации*. Ежегодно одну или обе ноги «оттяпывают» примерно у 90 тыс. американцев с диабетом. За последнее десятилетие почти у миллиона американцев «отняли» конечности, которые простонапросто начинают гнить в результате «лечения» диабета.
- *Почечная недостаточность*. Более чем у 40 тыс. диабетиков ежегодно отказывают почки (kidney failure, острая почечная недостаточность). Более 100 тыс. – на диализе (механическое очищение крови от

[1] National Center for Health Statistics; *www.cdc.gov/nchs/fastats*

токсинов и восстановление водно-солевого баланса путем диффузии и фильтрации). В абсолютном большинстве случаев почечная недостаточность – следствие «медицинской» диеты и лекарственной терапии и не имеет никакого отношения к «высокому» сахару.

- *Слепота*. Каждый год около 25 тыс. американцев ослепнут из-за сахарного диабета (diabetic retinopathy). В США настолько много слепых, что все новые американские телевизоры уже много лет оборудуются приставками с синхронным дикторским объяснением событий на экране для слепых американцев. И это не считая катаракты, риск возникновения которой у больных диабетом выше на 300%-400%. Опять же, диабетическая ретинопатия, глаукома и катаракта – последствия лекарств и диеты, которыми «лечат» диабет.
- *Инфекционные заболевания*. Ежегодно десятки тысяч больных диабетом погибают от осложнений, связанных с элементарными респираторными заболеваниями. Вероятность осложнений у диабетиков в три раза выше, чем у больных с нормальным сахаром. И это не говоря уже о том, что диабетики практически неоперабельные больные по тем же причинам – высокий «сахар», гиперинсулинемия и низкий иммунитет в результате лечения диабета лекарствами и «здоровой» диетой.
- *Беременность*. В США ежегодно рождается около 4 млн. детей. До 20% беременностей (каждая пятая) заканчиваются выкидышем (miscarriage) в течение первых 20 недель (т. е. около миллиона выкидышей в год) – малоприятное испытание, через которое проходит каждая четвертая женщина. У 135 тыс. (из тех, кто не «выкинул») диагностируют гестационный диабет (gestational diabetes). А так как плод «пользуется» той же «сладкой» материнской кровью, можете себе представить, на каком фундаменте закладывается будущее здоровье ребенка. Надо полагать, тем, которые «отказались» жить из-за высокого сахара в крови матери и предпочли «выкинуться», повезло…
- *Импотенция*. Это проблема 10–15 млн. мужчин, которые хотят, но не могут иметь секс, иными словами, примерно каждый третий в возрастной группе старше 45 лет. Больные диабетом лидируют и здесь, в основном из-за комбинации лекарств и «лечебной» диеты. Задолго до недееспособности, этих мужчин (и женщин тоже) донимают полярные трудности с оргазмами – сначала слишком быстро, затем нет вообще. И то и другое – последствия диабетической невропатии, дегенерации нервных окончаний половых органов.

Знают ли все это ваши «лечащие» врачи? Конечно, знают! Этому в США учат в медицинских школах, резидентуре и на курсах повышения квалификации. Вот что об этом пишет Dr. Andrew L. Stoll, M.D.[1], кото-

---

[1] The Omega-3 Connection by Dr. Andrew L. Stoll, M.D., ISBN: 0684871386.

рый преподает в Гарвардской медицинской школе (Harvard Medical School, Boston, MA):

«В медицинской школе меня учили, что если вы поймете диабет, вам будет понятна вся медицина, потому что больные диабетом становятся жертвами многих других болезней – от сердца и почечной недостаточности до инсульта».

Как видите, учат, еще как учат! А о чем, вы думаете, пишут медицинские журналы? И даже если вы найдете совсем «затурканного» врача (что мало вероятно в США), так и ему наверняка пациенты прожужжали все уши *Аткинсом*, *Бернштейном* или *Монастырским*… Согласитесь, после двадцати с лишним лет общего и медицинского обучения уж кто-кто, а врачи могу подсчитать, сколько будет дважды два.

Почему же не подсчитывают? Да потому что умножение у врачей давно идет не на *дважды два*, а на *сотни тысяч*. Не больных, конечно же (их и так миллионы), а долларов. Чем больше больных – тем больше долларов. Результат? На «лечение» сахарного диабета в США ежегодно расходуется более $100 миллиардов. Мало того, лечение одного «среднестатистического» диабетика приносит медицинскому сектору более $10 тыс. в год, а лечение «просто» больного, без диабета – около $3 тыс. При таком раскладе больные сахарным диабетом в прямом и переносном смыслах самые «сладкие» для всего медицинского бизнеса, причем, чем больнее и ближе к смерти, тем «слаще».

Сколько же этих больных? Примерно у 20 млн. американцев уже есть диагноз, и они «лечатся». Предполагается, что еще около 9 млн. – больны, но пока об этом не знают (официальный диагноз еще не поставлен). Реальная же статистика куда более зловещая: 62% взрослых американцев считаются ожиревшими (obese), а *ожирение*, наряду с высоким уровнем глюкозы в крови, – симптом сахарного диабета. Не надо семи пядей во лбу, чтобы проследить обратную связь. Осталось только добавить, что 62% от 197 млн. американцев старше 21 года – это ни много ни мало 122 миллиона человек! Даже если отбросить несколько десятков миллионов, все равно остается многовато.

Каким образом оказалось так много больных без диагноза? Диагностика диабета (анализ крови натощак) – тоже фарс, который выявляет лишь запущенных диабетиков. И здесь все замешано на экономике: государство практически бесплатно обслуживает около 40 млн. американцев старше 65 лет (*Medicare*) и 34 млн. неимущих (*Medicaid*). Эта же категория «наслаждается» самыми высокими показателями по диабету: пожилые – из-за возраста, неимущие – из-за дешевого преимущественно углеводного стиля питания. Если лечение 20 млн. выявленных больных диабетом обходится в $100 миллиардов, нетрудно подсчитать, что лечение каждого следующего миллиона «новичков» обойдется еще в $5,8 миллиарда.

Сами понимаете, *Medicaid* и *Medicare*, которые и так уже на грани банкротства, давно бы разорились, если при диагностике действительно пытались бы выявить сахарный диабет на ранних стадиях. Согласитесь, при таки делах *«лечение» утопающих – дело рук самих утопающих*. В отличие от лекарств и диеты для диабетиков, функциональное питание, рекомендуемое мною, быстро и эффективно обращает вспять сахарный диабет II типа или помогает снизить уровень инсулина практически до безвредного при диабете I типа.

– *Константин, а почему же врачи не лечат «по-Монастырскому»?*
– Рассмешили. Не задавайте дурные вопросы. Может, вам еще и приплачивать $10 тыс. в год, чтобы вы не ели углеводы, не принимали лекарства и были здоровы?

– *Ну а если функциональное питание и ваша методика не помогут?*
– Такого не бывает. Физиологию организма не обманешь. А уж хуже – точно не станет!

Если лечить то, чего нет, нетрудно догадаться об исходе

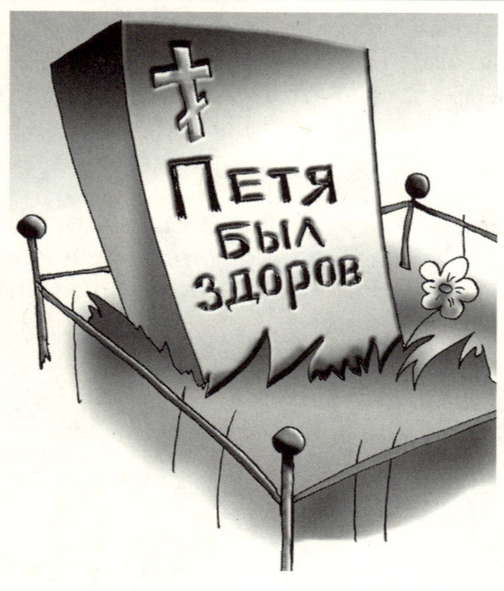

В жизни каждой нации случаются невероятные ситуации, когда нормальные люди под влиянием интенсивной пропаганды поддаются общему психозу и вершат совершенно невероятные вещи: революция и гражданская война в России, массовое уничтожение евреев в Европе, культурная революция в Китае, геноцид в Камбодже, резня в бывших республиках Югославии, бойня в Ираке, и т. п.

И это вовсе не удивительно. Нормальные люди, а тем более стоящие у рычагов власти, в подавляющем большинстве – *конформисты* (от лат. *con-* и *forma – соответствующие форме, послушные, согласные, ведущие себя в соответствии с доминирующими нормами поведения и мышления*). Да и как иначе! Карьера и материальный успех человека в большой мере зависят от его (или ее) беспроблемной репутации, умения слушаться старших, учиться, сдавать экзамены, безоговорочно выполнять поручения и т. п.

Жертвами конформизма – теми самыми послушными, согласными и ведущими себя в соответствии с доминирующими нормами поведения и мышления – становятся все подряд, включая конформистов. Если *жертва* не знает, что она *жертва* – это простительно, даже как-то жалко. Если же *жертва* знает, что она *жертва*, и продолжает *жертвовать* собой – она, *жертва* – полная дура… или дурак. Вот почему, простите за грубость, я называю *диабет – болезнью дураков*. Но это касается только тех, кто знает...

САХАРНЫЙ ДИАБЕТ – НЕ БОЛЕЗНЬ, А СИНДРОМ!

Из уважения к вам, моим читателям, начну с основного тезиса: сахарный диабет – не *болезнь*, а *синдром* (за исключением диабета I типа – сегодня это 10%–15% от общего числа диабетиков, а всего одно поколение назад – менее 5%). Повторяю большими буквами: САХАРНЫЙ ДИАБЕТ – НЕ БОЛЕЗНЬ, А СИНДРОМ. А если синдром – значит обратим, и если не болезнь, значит – не лечится.

С точки зрения *конформистов* – это совершенно абсурдное утверждение. С точки зрения *жертв* – это надежда. Поверьте, у меня ни на йоту нет желания прослыть аферистом, и я не стал бы делать такие категорические заявления без уверенности в их абсолютной верности.

Мало того, я горжусь тем, что, помимо меня самого и членов моей семьи, многие мои читатели и слушатели, полагаясь на информацию в моих статьях, книгах, лекциях, семинарах и радиопередачах, избавили себя от этой «неболезни» уже в тот момент, когда каждому из нас стало ясно, что мы – *невинные жертвы* и что диабет – не болезнь, а состояние, которое немедленно исчезает, когда устраняются его причины, без врачей, без лекарств, без расходов, без страданий, без лишений, без диет. Мне также довелось порадоваться за многих, кому удалось существенно уменьшить дозы инсулина.

Несомненно, гораздо больше времени и средств требуется для устранения *последствий* многолетнего нехорошего состояния, которое называется диабетом. Но это уже дело техники, куда более простой и экономичной, чем реабилитация после рака, инфаркта, слепоты, ампутации, импотенции и т. д. и т. п. Так что давайте разберемся.

У СИНДРОМА – МНОГО БОЛЕЗНЕЙ, У БОЛЕЗНЕЙ – МНОГО СИМПТОМОВ

Сахарный диабет (СД) в США классифицируется не как болезнь, а как синдром (совокупность симптомов разных болезней), прежде всего характеризующийся гипергликемией – высоким содержанием глюкозы в крови (от лат. *hyper-* и *glucose*). Медицинская классификация синдрома сахарного диабета – *заболевания эндокринной системы*, раздел – *нарушения углеводного обмена*:

- *Эндокринной системы* – потому, что гормон *инсулин* продуцируется поджелудочной железой для регуляции уровня глюкозы в крови. Чем больше глюкозы в крови, тем больше требуется инсулина. Соответственно, когда *глюкозы* много, а *инсулина* мало – у больного появляются симптомы избытка глюкозы: ожирение, гипертония, атеросклероз, ишемическая болезнь сердца (инфаркт миокарда), ретинопатия (отслоение сетчатки), невропатия (потеря чувствительности), трофические (незаживающие) язвы, гангрена конечностей и т. д.
- *Углеводного обмена* – потому, что *глюкоза* – это базовый углевод $C_6H_{12}O_6$ из группы простых сахаров (от греч. *glykus* – сладкий). Чем больше молекул *глюкозы* в углеводе, тем он «сложнее», вплоть до тысяч молекул в крахмале и десятков тысяч – в целлюлозе (клетчатке). Глюкоза в кровяное русло попадает преимущественно из углеводсо-

держащих продуктов – хлебобулочных и макаронных изделий, фруктов, соков, богатых крахмалом овощей, молока и бесчисленных процессированных продуктов с сахаром. При полном отсутствии углеводов в диете печень по мере необходимости производит глюкозу из белков и жиров.

Интересно отметить, что агрессивное «лечение» симптомов сахарного диабета заметно ускоряет развитие «болезни» и приближает развязку (подробнее об этом – в следующих разделах).

С клинической (врачебной) точки зрения, описано три принципиальных типа нарушений углеводного обмена:

- *Инсулинзависимый сахарный диабет*, он же ИЗСД, он же СД-I (сахарный диабет 1-го типа) или англ. *Insulin-Dependent Diabetes Mellitus I*. У больных этой категории в силу разных обстоятельств поджелудочная железа практически не продуцирует инсулин, и они вынуждены до конца своих дней пользоваться синтетическим инсулином (инъекциями). Это – серьезная болезнь, которая характеризуется гипергликемией (высокой концентрацией глюкозы в крови), и без инсулина извне может перейти в *диабетический кетоноацидоз* или *гипергликемическую кому*.
- *Инсулиннезависимый сахарный диабет*, он же ИНЗСД, он же СД-II (сахарный диабет 2-го типа) или *Non-Insulin Dependent Diabetes Mellitus II*. У больных этой категории поджелудочная железа продуцирует инсулин без проблем, но организм уже не в состоянии быстро стабилизировать уровень глюкозы в крови, т. е. та же гипергликемия, только без ярко выраженной тенденции к диабетическому кетоноацидозу или коме.
- *Гипогликемия* – низкий уровень «сахара» в крови. Вроде бы радоваться надо, однако это тоже серьезное расстройство и к тому же по многим причинам более опасное, чем СД-I и СД-II. Гипогликемия, как и диабет, тоже не болезнь, а синдром, который характеризуется негативной реакцией центральной нервной системы на патологически низкий уровень глюкозы в крови. Почему более опасное? Как уже обсуждалось в предыдущей главе, гипогликемия «тормозит» нервную систему, а ее симптомы – хроническая усталость, сонливость (особенно после еды), проблемы с концентрацией и памятью, раздражительность, головокружения и гипогликемический шок (обморок) – основные причины бесчисленных травм, аварий, драк, скандалов, увольнений, разводов, наркопатий и т. д. Гипогликемия всегда (!!!) предшествует и, как правило, сопутствует СД-I и СД-II, и ее с уверенностью можно считать ранней, еще не поддающейся формальному диагнозу формой СД-II.

Как вы, наверное, уже догадались, лечение болезни, которой нет, так же эффективно, как искусственное дыхание через час после смерти – сколько ни качай воздух, все равно не оживишь. Поэтому-то диабет *как болезнь* неизлечим, более того, от лечения он прогрессирует все дальше и дальше – не то ведь лечат.

Анализ подвидов сахарного диабета – таких как *алкогольный*, *вторичный* (побочное явление вследствие других болезней), *липотрофический* (на фоне исчезновения подкожного жира), *токсический* (из-за отравления), *гестационный* (при беременности) и *эндемический* (характерный для какой-то местности) – не является предметом этой книги, так как меры предупреждения и реабилитации – идентичны, а первая помощь и диагноз – удел квалифицированных врачей.

ЗНАЕМ, ЧТО НЕ БОЛЕЗНЬ, А ВСЕ РАВНО ЛЕЧИМ

Согласитесь, если у больного нарушен *углеводный обмен*, то здравый смысл подсказывает, что надо начинать не с *лечения симптомов* нарушенного обмена, а с *восстановления баланса* этих самых углеводов. Если мне не изменяет память, *баланс* проходили еще в первом классе – когда на одной чашке весов чего-то больше, чем на другой, надо убрать с той чашки, на которой больше… и баланс (обмен) магически восстановится.

Увы, восстановление «баланса» смахивает на самолечение, в то время как осмотр больного в кабинете врача, анализы крови, инъекции инсулина и лекарства, которые стимулируют секрецию инсулина, абсорбцию глюкозы и деятельность печени, – «настоящее» лечение, да еще и суперприбыльное. Как для любого бизнесмена нет ничего милее постоянных клиентов, так и для всего медицинского сектора нет ничего выгоднее, чем хронические больные, и чем больнее, тем выгоднее.

Опять цитирую настольную библию американских врачей, эндокринологов, диетологов, фармацевтов и ученых – *The Merck Manual.* Вот в подлиннике рекомендации врачам по лечению больных диабетом, уже получающих инсулин (т. е. уже очень запущенных):

> «*На долю углеводов* (*в диете больного.* – К.М.) *должно приходиться примерно 40%-60% общего числа калорий, а на долю жиров – не более 30%, хотя в некоторых диетах углеводов содержится больше 60%. Последние обычно рекомендуются в форме сложных углеводов, но запрет на сахар, даже в умеренных количествах, не оправдан*».

Поверьте, это не шутка, так и написано: «...*запрет на сахар, даже в умеренных количествах, не оправдан*». Далее следует еще более уникальная рекомендация, причем выделенная курсивом: «*Если нет особых причин для исключения какого-либо продукта из диеты, то последняя должна состоять из любимых больным блюд*»[1], как, к примеру, рекомендуемая больным диабетом гречневая каша:

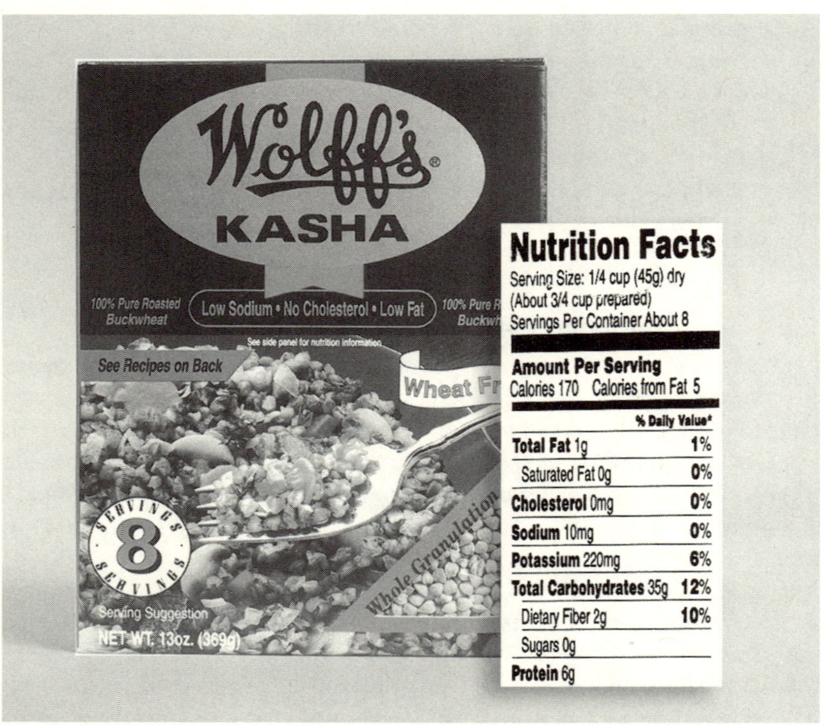

Порция гречки (45 г, четверть стакана) содержит 33 *г* усваиваемых углеводов – эквивалент двух (с гаком) столовых ложек сахара, треть дневной потребности в глюкозе здорового взрослого. И это не считая привычного для гречневой каши стакана молока – еще 10-12 *г* углеводов. Гречневая каша отправила на тот свет не одно поколение диабетиков. В дефицитные советские годы ее даже выписывали больным по рецепту. Даже ребенок знает, что при «сахарном» диабете больному нельзя «сахар», врачи же считают наоборот. При таком положении вещей безопаснее обратиться за «лечением» к ребенку, чем к специалисту. Только сначала объясните ребенку, что такое *баланс*, а затем спросите его, как этот *баланс* наладить. Не ответит – станет «хорошим» эндокринологом.

---

[1] The Merck Manual of Diagnosis and Therapy. Руководство по медицине. В 2-х т. Пер. с англ., М.: «Мир», 1997 г. Т. I, стр. 761. Далее – Merck Manual (*ред.*).

АБСУРД НА АБСУРД – ЭПИДЕМИЯ

Собственно, из-за этой абсурдной официальной доктрины лечения диабета, корни которой уходят в начало XX века (когда *глюкоза* еще называлась *виноградным сахаром*, когда врачи еще отрабатывали гонорары, пробуя на вкус мочу, когда диабет еще был так же экзотичен, как ныне птичий грипп), сегодняшняя эпидемия диабета в США достигла катастрофических размеров и калечит десятки миллионов судеб. По подсчетам доктора Рональда Кана, только за десять лет (с 1990 г.) смертность от болезней, связанных с диабетом, выросла на 35%[1].

И эта умопомрачительная статистика не включает в себя десятки миллионов страдающих от *гипогликемии*, которая, как правило, всегда предшествует сахарному диабету.

В этой же статье д-р Кан верно утверждает, что «*рост числа больных диабетом отражает настоящую эпидемию*» («*The increase in diabetes prevalence represents a true epidemic*»). Что же рекомендуют для «лечения» диабета коллеги д-ра Кана, ученые из того же Гарварда, одного из самых авторитетных университетов мира (читай – оплота консерватизма, конформизма и догматизма)? Все то же самое – еще больше углеводов[2]:

> «*Продукты, которые содержат растворимую клетчатку* (сложные углеводы. – К.М.), *такие как овес и рисовые отруби, сухой горох и фасоль, перловка, водоросли, фрукты и овощи, показали себя самыми эффективными средствами для понижения сахара в крови*».

Поверьте, я опять не шучу. Читайте сами. Неудивительно, почему эпидемия диабета разгорается с катастрофической скоростью – чего же еще ожидать, если лечить нарушения *углеводного* обмена еще большим количеством углеводов!

---

1 Diabetes is Growing and People are Developing the Disease Earlier, Ronald Kahn, M.D., President, Joslin Diabetes Center, Harvard Med. School; *http://www.joslin.harvard.edu/news/risingtide.htm*

2 Karen Chalmers, MS, RD, CDE, Joslin Clinic's Director of Nutrition Services, May, 2000; *http://www.joslin.harvard.edu/news/fiber_benefits.html*

Питать иллюзии еще хуже, чем жить в неведении

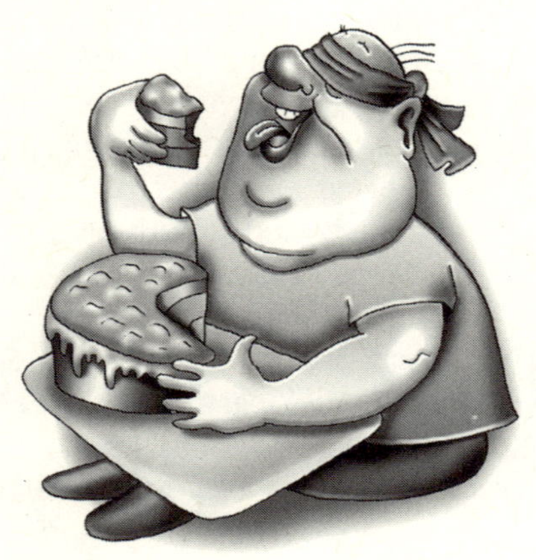

Как это так – Монастырский знает, как правильно, а лучшая в мире медицина не знает? Сомневаетесь – болейте... Начнем с того, что наша американская медицина далеко не самая лучшая. Согласно статистике *Всемирной организации здравоохранения* (ВОЗ), качество здравоохранения в США[1]:

- На 37 месте в мире по эффективности (*overall health system performance*). На первом – Франция; Россия – на 130.
- На 72 месте в мире по уровню здоровья населения по отношению к расходам на здравоохранение (*performance on level of health*). Это позади Алжира, Армении, Азербайджана, Мексики, Никарагуа, Турции, Туниса и даже Шри-Ланки. На первом – Оман; Россия – на 127.
- На первом месте в мире по расходам на душу населения (*health expenditures per capita*). Россия – на 75.

Согласитесь, питать иллюзии еще хуже, чем жить в неведении. Для отрезвления, познакомьтесь с официальной статистикой Центра контроля заболеваний (2005 г)[2]:

- В США 20,8 млн. человек страдают от диабета, из них 14,6 млн. уже поставлен диагноз, а 6,2 млн. – больны, но еще об этом не знают. Мужчины составляют 10,9 млн. от общего числа, женщины – 9,7 млн.
- В возрастной группе старше 60 лет диабет обнаружен у 20,9%.
- Каждый год регистрируют около миллиона новых больных.
- Среди больных диабетом смертность от всех болезней (рака, инфаркта, инсульта и других) в 2-4 раза выше, чем в той же возрастной группе без диабета.
- С 1980 по 2005 год количество диагностированных больных увеличилось с 5,8 млн. до 14,7 млн. (на 253%)[3] при приросте населения всего на 25% (с ~226 млн до ~300 млн).

---

[1] World Health Organization, The World Health Report 2000, Statistical Annex, p. 155; *www.who.org*

[2] Center for Disease Control; *http://www.cdc.gov/diabetes/pubs/pdf/ndfs_2005.pdf*

[3] National Diabetes Surveillance System; http://www.cdc.gov/diabetes/statistics/prev/national/figpersons.htm

- Ежегодно диабет как причина смерти указывается в 200 тыс. свидетельствах о смерти (death certificates). Если учесть, что еще 1,5 млн. человек ежегодно умирает от болезней сердца и сосудов, которые симптоматичны для диабета, очевидно, что реальная статистика имеет более зловещий вид, чем формальная запись в свидетельстве о смерти.

Директор американских Центров по контролю и профилактике заболеваний (Centers for Disease Control and Prevention) д-р Джефри Коплан (Dr. Jeffrey P. Koplan) утверждает, что нынешняя статистика по диабету «*...указывает на разворачивающуюся эпидемию в США*» («*...signals the unfolding of an epidemic in the United States*»)[1].

Кстати, интересно отметить поразительную некомпетентность доктора Коплана и его коллег, которые в этом же документе заявляют, что диабет в США – следствие беспрецедентного ожирения (obesity) нации. Доктор Коплан перепутал причину и следствие: полнота – один из самых ранних симптомов *нарушений углеводного обмена* и предвестница *синдрома сахарного диабета*. В любом медицинском справочнике при характеристике основных клинических типов сахарного диабета однозначно указано: *Сахарный диабет II типа – Сопутствующее ожирение – **Очень часто***[2].

Сколько же американцев страдают от ожирения? Обратимся опять к статистике Центров[3], возглавляемых д-ром Копланом (2003-2004 гг.):

- Взрослых (старше 20 лет) с ожирением – 66,3%;
- Подростков (от 12 до 17 лет) с ожирением – 17%;
- Детей (от 6 до 11 лет) с ожирением – 19%.

Даже эта уже устаревшая статистика (другая пока не опубликована) отражает реальную ситуацию с диабетом в США: более 66% взрослых, более 17% подростков и более 19% детей технически уже «больны» сахарным диабетом II типа, но еще не знают об этом.

Чтобы не быть голословным, давайте проанализируем ошибки в *диагностике*, *лечении* и *предупреждении* сахарного диабета. Начнем с главного – предупреждения. Согласитесь, быть здоровым проще, приятнее и дешевле, чем быть в смерть залеченным или больным.

---

[1] *Diabetes Rates Rise Another Six Percent in 1999*, http://www.cdc.gov/od/oc/media/pressrel/r010126.htm

[2] The Merck Manual. Т. I, таб. 91-1, стр. 752; *выделено автором*.

[3] *www.cdc.gov/nchs/fastats/overwt.htm*

ОШИБКИ ПРЕДУПРЕЖДЕНИЯ

Итак, нервная система, кроветворные органы и специализированные клетки взрослого человека нуждается примерно в 80–100 граммах глюкозы в сутки. Эта глюкоза черпается из пищи, богатой простыми и сложными сахарами (углеводами), или производится печенью из белков и жиров. Практически на всем протяжении желудочно-кишечного тракта углеводы благодаря ферментам преобразуются в глюкозу и проникают в кровяное русло через слизистую рта, желудка и кишечника. Сам термин *диабет*, *diabetes mellitus*, происходит от греч. *diabainein* – «проходящий» и лат. *mellitus* – «подслащенный медом». Даже наши сравнительно недавние античные предки уже догадывались, откуда у диабета «ноги растут».

Мы уже знаем, что современная американская доктрина «здорового» питания базируется на так называемой The Food Guide Pyramid. Меню, составленное на основании этой Пирамиды, содержит от 300 до 500 *г* углеводов в день – в три-шесть раз больше, чем дневная потребность организма. На таком «здоровом» рационе только за один год человек превышает потребление глюкозы на 110–180 *кг*!

Соответственно, и в детских садах, и в школах, и в больницах, и, возможно, в вашем доме из самых лучших побуждений в кровяное русло и детей, и взрослых ежедневно попадает в несколько раз больше глюкозы, чем необходимо организму. Постоянная необходимость стабилизировать столь существенный избыток глюкозы в крови подтачивает организм буквально с пеленок. В результате, с начала 20-х годов прошлого века и по сегодняшний день количество больных диабетом *удваивалось* каждые 15-20 лет. Следующая таблица иллюстрирует этот рост:

Год	**2006**	**1985**	**1970**	**1955**	**1940**	**1925**
Больных (в млн.)	20.8	7,85	3,93	1,96	0,98	0,49
Население США (в млн.)	300	235	203	170	132	115
Кол-во больных (в %)	6,93%	3,34%	1,93%	1,15%	0,74%	0,43%

Источники: U.S. Census, *census.gov*; ADA, *diabetis.org, cdc.gov*

И здравый смысл, и элементарный статистический анализ подсказывают, что если в одном и том же обществе процент больных одной и той же болезнью в течение 75 лет вырос более чем на 1611% (с 0,43% в 1925 году до 8,93% в 2006 году), то виновата не болезнь, а общество.

Что же произошло в нашем прекрасном обществе за эти годы, что могло вызвать такой беспрецедентный, на уровне эпидемии, рост этой болезни:

- *Открытие инсулина.* До открытия инсулина в 1921 г. больные диабетом умирали при первом же кризисе. Как вакцина от СПИДа когда-нибудь «убьет» продажу презервативов, так и возможность «лечиться» инсулином «убила» страх перед сахарным диабетом.

- *Стиль питания.* Кухня американцев в начале XX века отличалась от сегодняшней так же радикально, как нынешний автомобиль от телеги. Консолидация мелких лавочек в гигантские супермаркеты и трансформация хуторско-фермерских хозяйств в агропромышленные комплексы расширили ежедневный ассортимент базовых продуктов со 100–150 наименований в начале века до 25–50 тысяч сегодня. Абсолютное большинство этих «новых» продуктов питания составляют обработанные продукты с длительным сроком хранения, богатые простыми и сложными углеводами – каши, соки, концентраты, соусы, макаронные изделия, сдоба и т. п.
- *Продукты питания*. Диета начала века, состоящая из базовых продуктов, была преимущественно белково-жировая. Корова доилась каждый день. Без холодильника сохранялись только масло и сметана. Куры неслись каждый день и были «свежими», пока гуляли. Пруды и реки были полны рыбы. Свежие овощи и фрукты ели только в сезон. Скромно, но сытно.
- *Образ жизни*. Три поколения назад – без кондиционеров, центрального отопления и автомобилей – человек расходовал гораздо больше энергии на каждодневное существование, не говоря уже о существенной разнице между полем или цехом и современным офисом. Даже если в те времена и ели больше углеводов, их успевали использовать «по назначению» без вреда для здоровья.
- *Социализация медицины*. Болеть диабетом без страховки могут себе позволить только очень богатые. Те из моих читателей, кто ежемесячно платят $60 за *Glucophage*, $50 за *Amaryl*, раз-другой в квартал $120 за анализ крови и $75 за визит к врачу, уже давно изучают мои статьи и книги и следуют моим рекомендациям. Бесплатная медицина, то есть *халява*, господа, дело тонкое: не платишь наличными – расплачиваешься здоровьем.
- *Некомпетентность.* И наконец, умопомрачительная некомпетентность ученых, эндокринологов, эпидемиологов и администраторов страховых компаний, которые молча позволяют всему этому бардаку губить десятки миллионов жизней на протяжении многих десятилетий. Связать 300-500 *г* глюкозы в еде при ежедневной нужде в 100 *г* с «повышенным сахаром» в организме смог бы даже первоклассник, которого, к сожалению, никто не спросил. Как это обычно бывает во время коллективного психоза, врачи и их семьи – такие же жертвы, как и невинные больные.
- *Фармацевтическое лобби*. Лечение диабета – большой бизнес, более $100 миллиардов в год. Исчезновение диабета повлечет за собой армии безработных фармацевтов, врачей, диетологов, ученых, администраторов, медсестер и т. д.
- *Коррупция*. О чем говорить, если на Интернет-страницах Американской ассоциации диабета (ADA) – профессиональной организации,

которая объединяет специалистов и ученых, занятых «лечением» диабета, – черным по белому написано: «*The truth is that sugar has gotten a bad reputation. People with diabetes can and do eat sugar*». – «*По правде говоря, сахар заработал незаслуженную репутацию. Больные диабетом могут есть сахар и едят сахар*»[1]. Как вы думаете, на чьи деньги содержится эта «ассоциация безумия» и чьи интересы она представляет? Конечно же, интересы своих спонсоров. Вот еще один «почетный» список, на этот раз фирм, которые вносят по $500 тысяч в год на расходы Американской ассоциации диабета[2]:

- *Abbott Laboratories Inc., MediSense Products;*
- *Aventis Pharmaceuticals;*
- *Bayer Corporation;*
- *Becton Dickinson Consumer Health Care;*
- *Bristol-Myers Squibb Company;*
- *Eli Lilly and Company;*
- *Kraft Foods;*
- *LifeScan, Inc., a Johnson and Johnson Company;*
- *Merck US Human Health;*
- *Novartis Pharmaceuticals Corporation;*
- *Novo Nordisk Pharmaceuticals, Inc.;*
- *PacifiCare Foundation;*
- *Parke-Davis;*
- *Pfizer Inc;*
- *Roche Diagnostics;*
- *SmithKline Beecham Pharmaceuticals;*
- *Takeda Pharmaceuticals America, Inc.*

Так что, господа хорошие, ешьте сахар «на здоровье» и не забывайте регулярно принимать лекарства от «повышенного сахара», прописанные вам вашим врачом. А такие, как Монастырский, только портят сахару репутацию.

О каком же предупреждении и профилактике диабета может идти речь, если профессиональные ассоциации и исследовательские организации, специализирующиеся на предупреждении и лечении диабета, рекомендуют больным диабетом есть сахар без ограничений и увеличивать количество сложных углеводов (сахаров!) в диете! Увы, в конфликте между прибылью и здравым смыслом, чаще побеждает прибыль, и, конечно же, за счет больных.

Теперь давайте познакомимся с недостатками и ошибками *диагностики* диабета, которая, только по официальным данным, «прозевала»

---

1 *http://www.diabetes.org/nutrition-and-recipes/nutrition/faqs.jsp*

2 *www.diabetes.org/ada/corporaterecognition/Recognize.asp*

6,2 млн. больных, а в реальности, судя по статистике ожирения, – на несколько порядков больше.

Диагностика диабета – рискованнее «русской рулетки»!

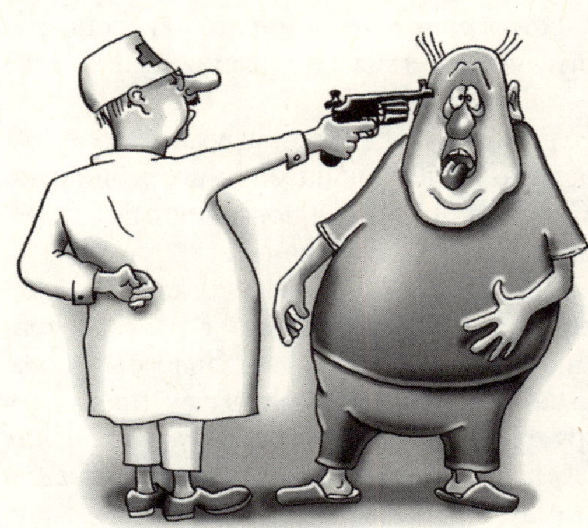

Если мне не изменяет память, то шанс погибнуть, играя в русскую рулетку (с револьвером), – один из шести. Игры с диабетом куда опаснее: как уже отмечалось выше, из 20,8 млн. американцев больных диабетом, 6,2 млн. (29%) живут пока без формального диагноза, хотя тоже причисляются к больными. О какой «диагностике» идет речь, когда почти каждый третий больной не лечится и пребывает в полном неведении о своей смертельно опасной болезни! Давайте разберемся.

КАКОВА ГЛУПОСТЬ, ТАКОВ И ДИАГНОЗ

Основной критерий при постановке диагноза «сахарный диабет» – повышенное содержание глюкозы в плазме крови пациента. Уровень глюкозы определяется с помощью анализа крови и в США измеряется в миллиграммах на децилитр (100 *г*) крови, а в России, Европе и в научной литературе – в микромолях (единица молекулярного веса) на литр крови.

Если говорить упрощенно, метаболизм глюкозы, абсорбируемой из пищи, идет в организме по следующей цепочке:

- *Первый этап.* Поджелудочная железа выделяет гормон инсулин, который регулирует уровень глюкозы в крови, абсорбируемой из углеводов в пище.
- *Второй этап.* Чем больше поступает в кровь глюкозы, тем больше выделяется инсулина.
- *Третий этап.* Если (а) инсулина не достаточно, (б) организм больше не реагирует на инсулин (инсулинрезистенция) или (в) клетки и органы уже «залиты» глюкозой до «краев», ее уровень продолжает расти.

Нетрудно связать первый, второй и третий этапы в формальную логическую цепочку: если высокий сахар – значит низкий инсулин; если низкий инсулин – значит больная поджелудочная железа.

Увы, это как раз тот случай, когда простота – хуже воровства: за примитивной логикой «*высокий сахар – низкий инсулин*» следуют не менее примитивные диагностика и лечение.

Если, к примеру, регулярно, с разгона, биться головой о стенку и так же регулярно ставить диагноз «сотрясение мозга» вместо «кретинизм», можно до бесконечности лечить последствия сотрясения мозга, а не кретина, на чьих плечах сидит эта голова.

Точно так же с диабетом: если систематически загружать организм количеством углеводов, многократно превышающим его потребности и возможности, а затем диагностировать и лечить «повышенный сахар», результаты будут такими же идиотскими, как и причина.

К сожалению, корни этой, если хотите, «методологической ошибки» (а если по-честному, то невероятной глупости) уходят в далекое прошлое, когда критерием «сахарного диабета» действительно был патологический дефицит инсулина, а не хронический избыток глюкозы в крови, который легко регулируется *исключением углеводов из пищи*. Фредерик Бантинг получил Нобелевскую премию по медицине именно за «открытие» инсулина в 1921 году, а не за формулировку этой прописной истины.

Так, перепутав причинно-следственные связи, а именно инсулинзависимый диабет (редкую, но реальную патологию поджелудочной железы) с инсулиннезависимым (высоким уровнем «сахара» в крови из-за избытка углеводов в питании), современная диагностика «сахарного диабета» концентрируется на «повышенном сахаре», а терапия – на увеличении инсулина в крови любой ценой, чтобы абсорбировать этот сахар, вместо элементарного устранения избытка углеводов в тарелке. В руководстве для врачей так и написано[1]:

> «*Главная задача диагностики – выявить больных, которым грозят симптомы гипергликемии (повышенного сахара), ДКА (диабетического кетоацидоза) или НКГГК (некетозной гипергликемической гиперосмолярной комы) и поздние клинические осложнения, отсеяв тех, у кого уровень глюкозы в плазме колеблется вблизи верхней границы нормы, не предвещая опасностей, связанных с СД (сахарным диабетом)*».

Эта рекомендация абсолютно безграмотна как с теоретической точки зрения (кетоацидоз и кома – последствия гипергликемии, а не самостоятельные симптомы), так и с практической – она дает возможность вы-

---

[1] The Merck Manual. T. I, стр. 754 *(курсив автора)*.

явить только основательно запущенных больных и эффективно «отсеивает» уже больных, но еще не безнадежно запущенных, и тем самым оставляет им *card blanche* продолжать травить себя углеводами вплоть до этих самых аббревиатур (ДКА и НКГГК) в реанимационном отделении местной больницы.

Когда уровень глюкозы в крови достигает 200 *mg/dl* (>0,02%), избыток глюкозы в кровяном русле выводится почками в мочу (*осмос глюкозы*, отсюда – *гиперосмолярная кома*). На «практике» это означает характерные для диабета частые, обильные мочеиспускания и ощущение жажды и сухости во рту. Так что, если вы или ваши близкие пока лишь несколько раз за ночь ходите в туалет и держите стакан-другой воды на ночном столике, догадайтесь сами, чем вы «больны».

Гиперосмолярная кома – это уже следствие запредельного обезвоживания организма, особенно опасного для детей и пожилых, более склонных к обезвоживанию. Больным в таком состоянии вводят физиологический раствор и дозу инсулина и дают стакан яблочного сока, чтобы избежать обратной крайности – гипогликемического (теперь – мало глюкозы) обморока.

Гиперосмолярная кома может случиться у обезвоженных детей и взрослых и без всякого сахарного диабета – в результате хронической или эпизодической инфекции почек или мочеиспускательных путей, сопровождающейся интенсивным мочеиспусканием, или от сильного потения после парной, горячей ванны или на пляже. Обезвоженные, они утоляют жажду *колами* и подобными сладкими напитками. Комбинация кофеина (мощное мочегонное) с одной-двумя столовыми ложками сахара в каждом стакане колы создает в организме ребенка ситуацию, которую ёмко описывает американизм *double jeopardy* (двойная опасность) со всеми, в полном смысле этого слова, «вытекающими» последствиями (подробнее см. раздел «*Это мы не проходили, это нам не задавали*», стр. 88).

Как правило, таким «больным» ошибочно ставят диагноз *диабет I типа* и отпускают из больницы с предписанием пользоваться инсулином до конца жизни. Месяц-другой такого «лечения» – и у пациента действительно появляются симптомы «сахарного диабета». Во-первых, поджелудочная железа прекращает вырабатывать инсулин за ненужностью, а регулярные инъекции инсулина и, для баланса, углеводы в диете ускоряют развитие осложнений сахарного диабета: увы, синтетический инсулин – не родня «родному».

ПРИХОДИТЕ НАТОЩАК – НИЗКИЙ САХАР ГАРАНТИРОВАН!

– *Ура, у меня нормальный сахар!..* Чего же вы хотите? Вы же сдавали анализ крови натощак, через 10–16 часов после последней еды. Откуда же у вас в крови взяться «сахару»? Тем более, если «у большинства больных [сахарным диабетом – *К.М.*] в значительной (хотя и не в одинаковой) степени сохраняется способность секретировать инсулин…»[1], не говоря уже о том, что гипогликемия (очень низкий «сахар») либо всегда предшествует диагнозу запущенного сахарного диабета, либо – сопутствующее состояние.

С точки зрения биохимии организма, даже очень больного, 10–16 часов – вечность. Измерять уровень сахара в крови натощак с целью ранней диагностики и предупреждения сахарного диабета так же эффективно, как реанимировать «больного» через сутки после смерти. И это уже не считаясь с тем, что:

- Многие пациенты слишком рьяно интерпретируют «натощак» и едят последний раз в 6–7 часов вечера (за 15–16 часов до анализа).
- У всех тестируемых пациентов, за исключением больных с почечной недостаточностью, осмотические свойства избыточной глюкозы в крови, о которых я писал выше, дают возможность организму быстро вывести излишки глюкозы (выше 200 *mg/dl*).
- Стакан-другой воды натощак (а пить обычно не запрещается, тем более «жаждущим» диабетикам) эффективно уменьшает уровень глюкозы в крови. Многие лекарства имеют такой же эффект.
- Стресс – утренние сборы, зарядка, глубокое дыхание, поездка к врачу (особенно за рулем), ожидание в очереди, страх иглы и волнение в офисе врача – все это энергично «сжигает» последние толики глюкозы в крови пациента вплоть до головокружения, тошноты и обморока, т. е. симптомов «низкого сахара».

Такая примитивная практика диагностики диабета натощак и без малейшего учета массы сопутствующих факторов пришла из далекого прошлого, когда врачи диагностировали диабет, пробуя на вкус мочу больного. (Глюкоза в крови выше 200 *mg/dl* – моча слаще. Как в том анекдоте, хоть он и «с бородой»: Абрам, ты где был? – Мочу сдавал. – А почему обратно несешь? – Так ведь сахар нашли!..)

Когда же эту неаппетитную процедуру заменили анализом крови, слишком уж у многих пациентов после еды, особенно богатой углеводами, цифры начали «зашкаливать» в диагноз «сахарный диабет». Тогда начали тестировать натощак, чтобы (согласно справочнику!) отсеять начинающих и выявить самых запущенных больных, которым уже грозят последствия диабета.

Вот, собственно, почему у такого колоссального числа пациентов диагноз поставлен или слишком поздно, или неправильно, или не поставлен вообще.

Настоятельно не рекомендую искать причину этой проблемы в вашем враче или врачах – они ставят диагноз и лечат (кто более добросовестно,

---

[1] The Merck Manual. T. I, стр. 752.

кто менее) так, как их учат. По моим наблюдениям, процент врачей и членов их семей, страдающих от недиагностированного сахарного диабета, не менее высокий, чем среди людей, далеких от медицины. Печально, но факт – они такие же жертвы системы, как и их пациенты.

САМ СЕБЕ АНАЛИЗ

С какой бы стороны мы ни подходили к раннему диагнозу инсулиннезависимого сахарного диабета (СД-II) на основании анализа крови – будь то на уровень глюкозы, будь то на уровень инсулина (прямой или косвенный), будь то на динамику того и другого под нагрузкой (наиболее точный метод: принимая глюкозу с определенными интервалами в течение нескольких часов), – ни то что идеального, даже относительно приемлемого способа нет. Слишком много внешних и внутренних факторов влияют на динамику взаимодействия глюкозы и инсулина в крови, чтобы считать такие анализы объективными.

Если вас действительно волнуют ваши будущие шансы «заразиться» диабетом, вот несколько простых признаков, описанных Американской ассоциацией диабета в статье *Предупреждающие признаки диабета* (*Warning Signs of Diabetes*)[1]:

- ***Диабет I типа:*** частое мочеиспускание, сильная жажда, резкое чувство голода, быстрая потеря веса, сильная усталость и раздражительность.
- ***Диабет II типа:*** все симптомы диабета I типа, перечисленные выше, плюс частые инфекции, проблемы со зрением (blurred vision), плохо или медленно заживающие раны и мелкие порезы, покалывание или онемение в конечностях, частые или хронические инфекции десен, мочевого пузыря и кожи (прыщи, угри, фурункулы).

К этому краткому, но выразительному списку симптомов можно добавить не менее известные сопутствующие «заболевания», описанные в терапевтических справочниках:

- Лишний вес (за исключением в период беременности и кормления).
- Болезни сердца и сосудов (атеросклероз), повышенное давление.
- Высокий уровень триглицеридов в крови.
- Хроническая усталость, сонливость после еды, тяга к сладкому.
- Сильное потение во время стресса (свидетельствует об очень высоком уровне инсулина, предпосылка к гиперинсулинемии и инсулинрезистенции).
- Проблемы с памятью и концентрацией, панические атаки, депрессия.
- Кариес, болезни десен, пародонтит.

---

[1] ADA; *www.diabetes.org/ada/facts.asp#profile*

- Болезни печени, желчного пузыря и поджелудочной железы.
- Детская гиперактивность.

Все вышеперечисленные симптомы указывают на очевидные, длительные *нарушения углеводного обмена*, известные как *гипогликемия* и *сахарный диабет*. Чем больше этих симптомов, тем значительнее нарушения. И только в самых запущенных случаях анализ крови натощак покажет «повышенный» сахар, и только тогда начнется «лечение», которое, если следовать нынешней догме (лекарства + углеводы), еще больше и быстрее усугубит и протекание болезни, и развитие побочных явлений.

ЭТО МЫ НЕ ПРОХОДИЛИ, ЭТО НАМ НЕ ЗАДАВАЛИ

Даже у абсолютно здорового человека пики и падения уровня глюкозы в крови могут существенно отклоняться от «нормы». Нарушения углеводного обмена характеризуются не столько пиками и падениями, сколько их продолжительностью во времени. Несмотря на весьма обширные и глубокие *знания* о диабете, *методология* диагностики и лечения диабета в США только поверхностно учитывает эти факторы, концентрируясь преимущественно на анализе верхних пиков уровня глюкозы в крови. В результате такого упрощенного подхода, диагноз «сахарный диабет» или не ставится вообще (пропустили пики высокого «сахара»), или ставится ошибочно (случайно зацепили пики, не выяснив их причины).

Особенно часто от этого подхода страдают дети, у которых «случайно» диагностируют диабет I типа и немедленно «сажают на иглу» с инсулином. В США (и последнее время в России, особенно в «крутых» клинках, которые, как в США, делают немедленный экспресс-анализ крови всем поступившим пациентам) вероятность постановки неправильного диагноза ребенку – «сахарный диабет I типа» – достаточно высокая. Принципиальные причины – доминирующий стиль питания и халатность медицинского персонала; сопутствующие – физиология ребенка и ее интерпретация. Как правило, предпосылки примерно следующие:

- На фоне перегрева, острого панкреатита (воспаления поджелудочной железы, которое нарушает секрецию инсулина), пищевого отравления и вирусной или бактериальной инфекции (особенно мочеполовых органов) у ребенка происходит обезвоживание из-за чрезмерного потения, поноса или диуреза (бесконтрольного мочеиспускания).
- Ребенок утоляет сильную жажду привычными напитками – соками, колами или чаем (обычным или ice tea). Эти напитки содержат не только значительное количество немедленно усваиваемого сахара (более полутора столовых ложек на стакан), но и часто ударные дозы

кофеина, который является сильнейшим диуретиком (мочегонным). Ребенок пьет еще больше.

- За этим следует одно из двух состояний: в результате еще большего обезвоживания ребенок теряет сознание или… в результате необычайно высокого уровня глюкозы в крови – тут уж никакой инсулин не справится! – происходит гипергликемическая кома (обычно без кетонурии или ацидоза).
- Родители вызывают скорую помощь. Уже по дороге в госпиталь у ребенка берут кровь, а по прибытии немедленно делают экспресс-анализ. Компьютер показывает запредельно высокий уровень глюкозы, в некоторых случаях кетонурию (высокую концентрацию кетонов – продуктов метаболизма жиров), и дежурный врач немедленно назначает инъекцию инсулина, физиологический раствор и т. п.
- В подобной ситуации даже кетонурия и ацидоз – козырные карты в арсенале эндокринологов – не могут служить подтверждением «сахарного диабета» у вашего ребенка, а лишь указывают на краткосрочную почечную недостаточность и гипогликемию (низкий «сахар») после введения ребенку массивной (для него) дозы инсулина для нормализации «высокого сахара» в анализе или на общее нарушение метаболизма глюкозы и секреции инсулина на фоне неизвестных и, возможно, временных обстоятельств.
- Через день-другой состояние ребенка стабилизируется, и без дополнительных анализов или оценки причин, предшествующих инциденту, его выписывают с диагнозом «сахарный диабет 1-го типа» и инструктируют родителей администрировать инсулин и углеводную диету… абсолютно здоровому ребенку.

Как вы, наверное, догадываетесь, комбинация экзогенного (извне) инсулина и углеводной диеты еще более наркопатичны, чем сигареты или кокаин, со всеми вытекающими отсюда последствиями. К счастью, в большинстве случаев, быстро обратимыми. Если у вашего ребенка (или у ребенка ваших знакомых и близких) диагностирован диабет I типа при подобных внезапных обстоятельствах, вероятнее всего, что диагноз был поставлен неправильно. Перед тем, как начать выяснять истину, задайте себе следующие вопросы:

- Предшествовали ли инциденту травма, пищевое отравление, инфекция или перегрев?
- Пил ли ребенок напитки с сахаром и кофеином?
- Делался ли ребенку оральный глюкозотолерантный тест и анализ на уровень инсулина (прямой или HbA1c – см. ниже)?

Если ответы на первые два вопроса – *да*, а на третий – *нет*, обратитесь к компетентному педиатру-эндокринологу, чтобы проверить функциональность поджелудочной железы вашего ребенка. Если к такому специалисту нет доступа, вы можете сами проследить динамику уровня глюкозы с помощью домашнего тестера в зависимости от типа пищи и дозы инсулина. Не забывайте: длительный прием экзогенного инсулина в какой то мере подавляет деятельность поджелудочной железы (выделение эндогенного инсулина) и одновременно увеличивает инсулинрезистенцию. Поэтому «нормальный» уровень глюкозы у вашего ребенка всегда будет выше, чем у здорового ребенка[1].

Несомненно, в подобную ситуацию могут попасть и взрослые, только с той разницей, что взрослые более осторожны, менее подвержены быстрому обезвоживанию, и с ними проще установить истинную причину запредельно высокого «сахара», чем с детьми или их шокированными родителями. Вот вам и *тили-тили, трали-вали*...

Каков диагноз – таково лечение

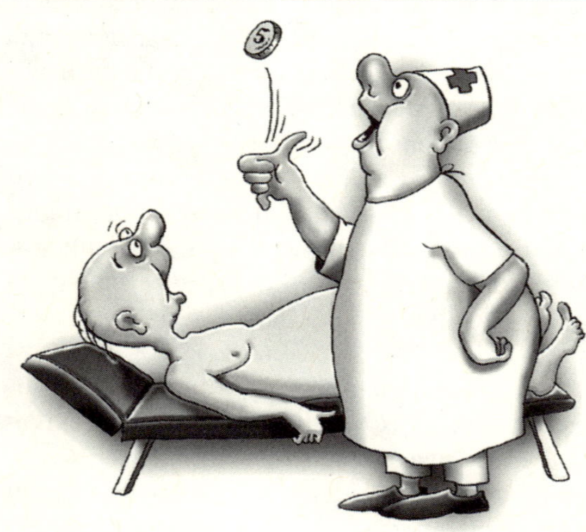

Из всех материалов о диабете, раздел о лечении самый легкий – ведь считается, что сахарный диабет не вылечивается, а только поддерживается. А раз не вылечивается (это, извините за банальность, когда пациент не выздоравливает), о чем, собственно, писать? Увы, есть о чем.

Еще раз напомню вам, что сахарный диабет – не болезнь, а синдром, т. е. совокупность многих симптомов нарушений углеводного обмена, самые «важные» из которых для лечащих врачей и больных – гипергликемия (высокое содержание глюкозы в крови) и неадекватное количество инсулина, необходимого для нейтрализации высокого уровня глюкозы. (Обратите внимание, я пишу не «низкий уровень инсулина», а «неадекватный», потому что при инсулиннезависимом диабете II типа у «больных» не только достаточно собственного инсулина, но часто – его избыток.)

Соответственно, методы «лечения» сахарного диабета концентрируются на этих двух задачах: понижение уровня глюкозы в крови фар-

[1] Подробно об этом – в главе IV *«Нарушения углеводного обмена у детей»*.

макологическими агентами (лекарствами) или увеличение уровня инсулина в крови инъекциями синтетического инсулина (уколами), или комбинацией лекарств и инсулина.

Надежное лечение, в идеале, начинается с правильного диагноза. Цель обследования на предмет диабета – отделить больных с инсулинзависимым диабетом (I типа) от больных с инсулиннезависимым диабетом (II типа). Технически, в первом случае (СД-I) больному необходим искусственный инсулин, во втором (СД-II) – какой-либо метод понижения уровня глюкозы в крови.

Если учесть, что у трети больных вообще не диагностирован диабет, легко предположить, что немалому количеству из уже выявленных больных поставлен неправильный диагноз по тем же причинам, по которым была пропущена первая треть. Понятно, речь не идет о ком-то с диабетом I типа, кому поставлен диагноз диабет II типа. Это маловероятно. А вот количество больных диабетом II типа, поставленных на инсулин, наверное, немалое. Почему? Две причины:

- Как масло масляное, очевидно, что критерием неспособности поджелудочной железы производить инсулин должно быть его отсутствие, а не избыток сахара в крови, уровень которого – функция диеты, здоровья печени, почек и метаболизма глюкозы в организме. Увы, в основе стандартного диагноза диабета – именно уровень глюкозы, а не инсулина. Абсурд, не правда ли?
- То ли в целях экономии времени (не вашего, а врачей), то ли денег (тоже не ваших, а страховой компании), то ли просто по незнанию – рекомендации по диагностике диабета I типа редко выполняются. Какие же это рекомендации: «…уровень глюкозы в плазме (или сыворотке) после ночного голодания […] должен быть не ниже 140 *мг%* при двух определениях в разные дни. […] Если полученные результаты удовлетворяют этому критерию, необходимо провести ***оральный глюкозотолерантный тест* (*ОГТТ*)**»[1].

С чем же «едят» этот *Oral Glucose Tolerance Test* (*OGTT*)? Конечно же, с глюкозой: в течение 3–6 часов несколько раз измеряют уровень глюкозы в крови и моче после того, как пациент выпивает некоторое количество раствора глюкозы. К сожалению, не многие врачи могут себе позволить занять процедурную на половину дня при норме в 7–15 минут на пациента, да еще когда страховка платит за тест меньше $50.

---

[1] The Merck Manual. T. I, стр. 754 *(выделено авторами пособия)*.

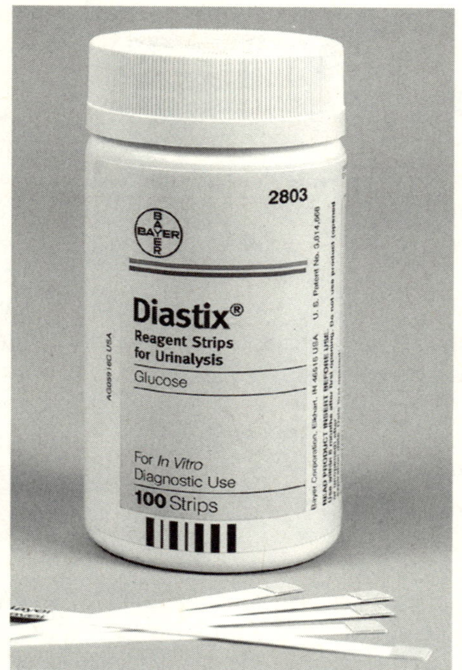

Кстати, во многих менее развитых странах мира, в том числе России, по сегодняшний день используется анализ мочи «на сахар», который, особенно «под нагрузкой», эффективно, быстро и дешево указывает на неспособность организма справиться с избытком глюкозы в крови.

Как вы помните, при концентрации глюкозы в крови выше 200 *mg/dl* осмотическое давление «выдавливает» ее через почки в мочу. На иллюстрации слева: домашний тестер мочи на «сахар», который можно приобрести в любой аптеке.

Несомненно, анализ на уровень инсулина в крови (blood insulin) – наиболее объективный. Это, пожалуй, единственный тест, который реально отражает функциональность поджелудочной железы и подтверждает наличие диабета I типа: если поджелудочная железа действительно не вырабатывает инсулин, то даже под нагрузкой (после сиропа с глюкозой) в крови либо не будет инсулина вообще, либо будет очень низкий уровень[1].

В США это тест так же экзотичен, как «анализ» мочи на вкус. Мне не удалось найти ссылки на него даже в таких базовых диагностических справочниках для врачей, как *Physician Desk Reference* и *Merck Manual*. Если вы не удовлетворены диагнозом, будь он позитивный или негативный, вот еще два популярных и доступных анализа:

Glycosylated Hemoglobin ($HgbA_{1C}$)

В процессе образования гемоглобина (пигмента красных кровяных клеток) происходит явление, известное как гликозилирование (glycosylation) – связывание молекул глюкозы с частью молекул гемоглобина с образованием соединения HgbA1c. Так как средняя продолжительность жизни красных кровяных клеток около четырех месяцев, количество связанных с глюкозой молекул гемоглобина отражает средний уровень глюкозы на протяжении этого интервала времени. Таким образом, даже если ваш анализ «на сахар» натощак в пределах нормы, но у вас есть

---

[1] *www.healthgate.com/tests/test70.shtml*

основания считать, что у вас повышенный уровень глюкозы, этот доступный анализ (заказная часть общего анализа крови) может направить вас и вашего лечащего врача в нужном направлении.

Имейте в виду, что этот анализ не без недостатков, так как он определяет только «средний» уровень глюкозы в течение четырех месяцев. Если у вас бывают значительные пики (гипергликемия) и значительные падения (гипогликемия) «сахара» в крови, характерные для ранних стадий развития сахарного диабета, то усредненный результат за этот период времени может быть в пределах нормы.

В любом случае HbA1c тест намного объективнее для ранней диагностики диабета II типа и контроля уровня глюкозы после диагноза, чем любой другой анализ, особенно измерение уровня глюкозы натощак.

Serum C-Peptide (Fasting)

C-Peptide – белок, производимый в бета-клетках поджелудочной железы одновременно с инсулином. Уровень C-Peptide в крови – приблизительный индикатор количества инсулина, производимого вашей поджелудочной железой. Как вы, наверное, уже догадались, при СД-I C-Peptide близок к нулю, при СД-II – колеблется от пониженного (гипоинсулинемия) до высокого (гиперинсулинемия).

Этот простой анализ (заказная часть общего анализа крови) однозначно и определенно указывает и на степень дееспособности поджелудочной железы и, что особенно важно, на гипер- или гипоинсулинемию. Несомненно, чем выше уровень C-Peptide, тем больше оснований для оптимизма. Это означает, что ваше «свидание» с сахарным диабетом завершится в тот момент, когда вы перейдете на функциональное питание, что вы не нуждаетесь в лекарствах, а в терапевтическом инсулине – и подавно.

ХОЧЕШЬ – ЗРИ В КОРЕНЬ, НЕ ХОЧЕШЬ – В МОГИЛУ

Лечение диабета должно начинаться с ликвидации основной причины высокого уровня глюкозы в крови – пищевых углеводов в диете больного. Как я уже писал ранее, современная доктрина профилактики и лечения диабета в США не только игнорирует связь между диабетом и питанием (food connection), но и призывает и поощряет больных увеличивать количество углеводов в диете и даже полностью снимает запрет с продуктов, содержащих сахар.

Все попытки выяснить причины этого поразительного, вопреки всякому здравому смыслу, абсурда приводят к производителям лекарств, которые, собственно, и диктуют методологии лечения. Когда доктрина «лечения» полностью опирается на лекарства, диета не играет особой роли, скорее наоборот:

- Углеводы в питании необходимы «больному», чтобы не погибнуть от гипогликемии (низкого сахара), вызванной этими же лекарствами.
- Чем богаче углеводами рацион больного, тем больше ему (ей) будут необходимы все новые и новые лекарства.

Практически, это то же самое, если бы астму или рак легких лечили все более и более крепкими сигаретами. Таким образом, *bad diet – good business*, *good diet – bad business*... (плохая диета – хорошая прибыль, хорошая диета – нет прибыли...). Велика ли прибыль? С годового оборота в $100 млрд, истраченных на лечение диабета в США, поверьте, немалая.

Что же мы имеем за эту сотню миллиардов? Да все то же – профанацию, которая не только *не вылечивает* сахарный диабет, но и *усугубляет* его пагубные последствия на организм и еще больше *калечит* критические органы лекарствами. Чтобы не быть голословным, проанализируем, почему:

– *Лекарственная терапия не вылечивает диабет.* Насморк можно считать вылеченным, если нет соплей, мигрень – если нет головной боли, бесплодие – если родился ребенок. Сахарный диабет можно считать вылеченным, если пациент больше не нуждается в лекарствах или инсулине. Однако, как вам расскажет любая жертва диабета, чем дольше лечение, тем больше лекарств приходится принимать и увеличивать дозы инсулина, вплоть до самого конца. В контексте нынешних способов лечения диабета, цель лечения (когда пациент больше не нуждается в лекарствах) достигается только с его смертью.

– *Лекарственная терапия усугубляет пагубные последствия диабета на организм.* Диагноз «сахарный диабет» не зря вызывает трепет и страх, сравнимый с реакцией на рак или СПИД – несмотря на интенсивное, агрессивное лечение, диабетики болеют, страдают и умирают существенно раньше, чем не диабетики, и от более многообразного спектра сопутствующих болезней.

– *Лекарственная терапия еще больше калечит критические органы, чем даже недиагностированный диабет.* Мне особенно нравится, как *Фармакопея* (USP DI®)[1] описывает возможные негативные последствия от приема так называемых препаратов сульфонилмочевины (sulfonylureas), широко применяемых в США под различными коммерческими названиями – *Amaryl*, *Glucotrol*, *Glucotrol XL*, *Micronase*, *DiaBeta*, *Diabinese*, *Dymelor*, *Glynase PresTab*, *Orinase* и *Tolinase*:

---

[1] *www.my.webmd.com/content/asset/uspdi.202742*

«Немедленно проконсультируйтесь с вашим доктором, если у вас возникнут любые из следующих побочных явлений:

- *Не часто:* конвульсии, потеря сознания.
- *Более часто:* низкий сахар, чувство тревоги, поведение как при опьянении, мутное зрение, холодный пот, растерянность, холодная бледная кожа, трудности с концентрацией, сонливость, очень сильный голод, быстрое сердцебиение, головная боль, тошнота, нервозность, беспокойный сон, ночные кошмары, дрожь, неразборчивая речь, сильная усталость или слабость, необычайная полнота.
- *Менее часто*: Отслаивание кожи, покраснение кожи, чесотка или сыпь.
- *Редко:* Боли в груди, озноб, кашель с кровью, темная моча, лихорадка, водянистые мозоли на коже, плохое общее самочувствие, сильное потение, светлый стул, бледная кожа, чувствительность к солнцу, недостаток воздуха, боли в горле, истончение кожи, сильные кровотечения или синяки, повышенная утомляемость или слабость, желтые глаза или кожа».

Потрясающее чтение, не правда ли? Напомню вам, что речь идет не о критических лекарствах, без которых «больной» может умереть, а о широко выписываемых препаратах для лечения диабета II типа, единственная функция которых – *заставить* организм абсорбировать избыток глюкозы, которая попала в кровяное русло пациентов исключительно из их тарелок и стаканов! Речь на самом деле идет о так называемых *lifestyle drugs* – лекарствах для поддержания привычного образа жизни, точнее – привычного стола.

Если перед вами или перед вашими близкими уже стоит или вскоре встанет вопрос о выборе между «вкусненьким-сладеньким» или одним из этих *miracle drugs* (чудо-лекарств), ничто так быстро не отрезвляет, как изучение *Фармакопеи*. Если вас интересуют первоисточники на английском языке – они доступны круглосуточно и бесплатно на Интернете[1].

Посвященные (уже больные) могут спросить: «Может, *Glucophage* (*metformin*) не так опасен?». Об этом та же *Фармакопея* мудро предупреждает: «В какой-то момент это лекарство может также прекратить работать, и уровень глюкозы у вас в крови поднимется»[2].

---

[1] *http://my.webmd.com/drugs/asset/uspdi_patient/a_to_z*

[2] *http://my.webmd.com/content/asset/uspdi.202756*

ЧТО ЖЕ ДЕЛАТЬ?

А есть ли выход? Несомненно, есть! И воспользоваться им никогда не поздно.

- *Диабет I типа.* Если у вас, ваших близких или у вашего ребенка был диагностирован диабет I типа на основании эпизодического анализа крови, обратитесь к специалисту-эндокринологу для повторного обследования, чтобы удостовериться в нефункциональности поджелудочной железы и целесообразности инъекций инсулина.
- *Диабет II типа.* Если у вас диабет II типа и вы вынуждены контролировать уровень глюкозы в крови комбинацией лекарств или лекарствами и инсулином, *постепенный* (чтобы предотвратить гипогликемию) переход на *функциональное питание* магически исцелит вас от вашего «недуга» в течение нескольких месяцев.

Не забывайте, ***п-о-с-т-е-п-е-н-н-о*** – означает осторожно, медленно, шаг за шагом, под наблюдением вашего врача. Гипогликемия (т. е. низкий сахар) – обратная сторона зависимости от глюкозопонижающих средств. Как указывает справочник: «…смертность среди больных, госпитализированных по поводу гипогликемии, вызванной препаратами сульфонилмочевины, составляет 4,3%»[1].

---

[1] The Merck Manual. T. I, стр. 760.

Предисловие к «лечению»: чем горше болезнь, тем слаще приз

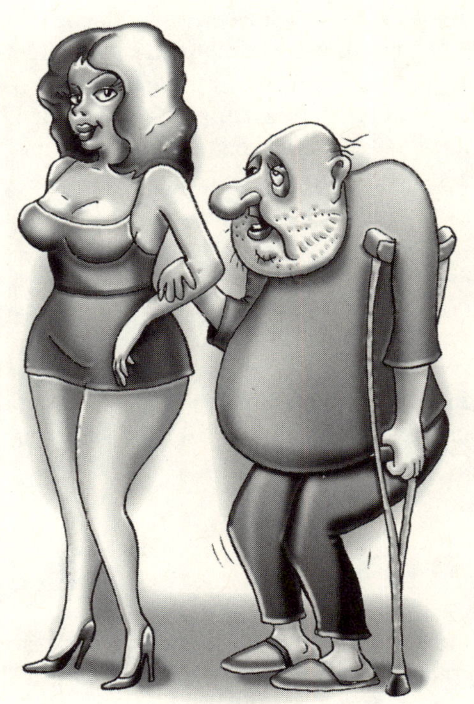

Итак, перед нами стоит задача «вылечить» болезнь, которой нет, болезнь, которую не могут правильно диагностировать, болезнь, которую диагностируют ошибочно у каждого третьего пациента и, наконец, болезнь, от последствий которой миллионы людей теряет все подряд – от зрения и эрекции до ног и жизни.

С какого же конца (или начала) подойти к решению этой задачи, достойной Нобелевской премии, в лучшем случае, или какой-нибудь медали «за заслуги» – в худшем? Надо полагать, сахарный диабет по сей день не «вылечен» именно потому, что лавры Нобеля, со времен Бантинга (первооткрывателя инсулина), не дают спать бессчетным ордам академиков, профессоров и исследователей. Согласитесь, за «лечение» исключением углеводов из питания не только Нобелевскую не дадут (это и ребенку понятно), но того и гляди выгонят с кафедры, заберут лицензию врача и пустят с сумой по миру с диагнозом – сумасшедший.

Мне не грозит ни первое (у меня нет кафедры), ни второе (я не врач), ни третье (на книгах не разбогатеешь), а Нобелевская премия мне и подавно не нужна – сегодня миллион долларов, да еще и после налогов, легче заработать, спекулируя акциями или недвижимостью: в Северном Нью-Джерси, где я живу, чуть ли не каждый второй владелец дома – уже миллионер. Так что я могу абсолютно спокойно, трезво и уверенно утверждать:

- *Сахарный диабет I типа*. При бездействующей поджелудочной железе задача пациента – устранение сопротивляемости организма инсулину (insulin resistance) – выполнима! Чем меньше необходимо инсулина, тем меньше вреда для организма.

- *Сахарный диабет II типа.* Функциональный стиль питания быстро и эффективно отрегулирует уровень глюкозы в крови лучше любого лекарства, не оставив последствий, кроме… хорошего аппетита. Насколько быстро и насколько эффективно, зависит от степени запущенности и возраста пациента, но выполнимо абсолютно для всех!
- *Последствия.* Симптомы сахарного диабета в значительной мере обратимы, однако этот процесс не быстрый, и чем старше пациент, тем больше потребует времени. В лучшем случае, как, например, было у меня в 44 года (в 1998 г.), полная реабилитация занимает около двух лет. Сработало на мне, сработает и на вас. Два года бороться за выздоровление куда надежнее, чем два года бороться со смертью.

У американцев даже есть такое выражение: *garbage in – garbage out*, то есть если начинать с «замусоренными» мозгами, такие же последуют и выводы. С другой стороны: *quality in – quality out*… Если анализ полагается на факты – добьемся здоровья. Поэтому давайте начнем с азов, которые десятилетиями преподают всем будущим врачам, фармацевтам и биологам, которые описаны в любом учебнике по физиологии и биохимии и известны еще со времен Ильи Мечникова и Луи Пастера. Итак…

ИНСУЛИН – БЕЗ ВИНЫ ВИНОВАТЫЙ

Инсулин – белковый гормон, вырабатываемый поджелудочной железой человека (и животных). Инсулин регулирует уровень глюкозы (в народе – сахара) в крови. Инсулин производится поджелудочной железой в островках Лангерганса (инсулиномах, *islands of Langerhans*), названных именем немецкого врача Поля Лангерганса, который впервые описал их в 1869 году. Поджелудочная железа здорового человека содержит более миллиона островков, каждый из которых, в свою очередь, состоит из четырех типов клеток – *альфа*, *бета*, *гамма* и *C-cells* (их функция неизвестна). Инсулин производится только в *бета* клетках.

Глюкоза – основной источник энергии для клеток, центральной нервной системы и кроветворных органов. Человек получает глюкозу преимущественно из пищи, богатой простыми и сложными углеводами. Минимальная дневная потребность в глюкозе – около 100 граммов. Примерно такое количество углеводов содержится в четырех ломтях (slice) пиццы, трех гроздях винограда или двух баночках колы.

В перерывах между едой, без участия инсулина, печень секретирует в кровь необходимую для организма глюкозу, произведенную из его внутренних резервов – гликогена (форма хранения глюкозы в печени), жиров и белков. Человек может прожить вообще без пищи более 30-45 дней (очень полные – до года), и на протяжении всего этого времени у голодающего в крови будет стабильный уровень глюкозы (сахара). Как вы понимаете, после 30-45 дней вынужденного или добровольного голодания от подкожного жира и мышц много не останется. Но об этом позже.

Поджелудочная железа секретирует инсулин по мере увеличения количества глюкозы в кровяном русле. Инсулин – своего рода сигнал клеткам «подзаправиться» избытком глюкозы в крови. Сам по себе инсулин не принимает участия в метаболизме глюкозы. Когда уровень глюкозы падает до нормы, специфической для каждого индивидуума, секреция инсулина прекращается до следующей еды или… стресса! (Не забывайте, избыток глюкозы в крови – исключительно функция диеты. Наша печень не работает против себя самой.)

Во время сильного стресса – испуга, скандала, аварии, драки – в организме срабатывает сложная цепочка физиологических реакций, которые мгновенно посылают поджелудочной железе сигнал впрыснуть в кровяное русло как можно больше инсулина, чтобы:

- Дать команду всем клеткам немедленно «заправиться» глюкозой для того чтобы…
- Дать возможность человеку (или зверю) или быстро убежать, или, наоборот, агрессивно напасть, или достойно защищаться (fight or flight response).

В такие моменты печень и мышцы отдают запасы глюкозы (из гликогена под контролем гормона глюкагона, который тоже вырабатывается поджелудочной железой) более приоритетным органам. Чем завершаются впрыски инсулина, знают практически все, кто был в аварии, в драке, в пожаре, в разводе, под пулями, под сумасбродным начальником или истеричным супругом:

- *Резко поднимается кровяное давление.* Инсулин, как и другие гормоны стресса, – сильнейший вазоконстриктор, то есть сужает кровеносные сосуды и капилляры. Чем больше инсулина в крови – тем сильнее сужение, чем сильнее сужение – тем выше давление. Пока сосуды сужаются, объем жидкости (крови) в них остается неизменным. Чем старше человек и меньше эластичность сосудов, тем выше давление. Практически все диабетики – гипертоники, а большинство хронических гипертоников – диабетики, сами того не ведая.
- *Напрягаются мышцы*. Сжимаются кулаки, выпрямляется спина, грудь дугой, ходят желваки (лицевые мышцы) – незабываемое зрелище. Неудивительно, почему злость украшает женщин – статная осанка, яркий румянец, блеск в глазах, учащается дыхание, вздымается грудь… В итальянских неоклассических фильмах скандалы часто завершались сексом: красота разъяренной женщины и мужчина с повышенным давлением – комбинация эффективнее всякой *Виагры*. Если учесть, что итальянские столы ломятся от винограда, хлеба и

лапши – ни Софи Лорен, ни Марчелло Мастрояни не надо было даже напрягаться, отыгрывая «Брак (а тем более – развод) по-итальянски».

- *Волосы дыбом.* Особенно хорошо заметно у котов, хуже – у людей: это напряглись мышцы-эректоры, которые находятся в каждой волосяной луковице. В менее опасных ситуациях – мурашки на коже.
- *Понос или рвота.* В случае поноса организм резко «сбрасывает» избыточное давление жидкости в кровеносном русле через толстый кишечник. Жидкость размывает сформированный стул, наполняет ректальный кувшин, стимулирует рецепторы сфинктеров. Дай бог, чтобы рядом был туалет… облегчение приходит немедленно. Малоприятно, однако очень эффективно для стабилизации давления. С рвотой ситуация несколько сложнее. Чтобы компенсировать повышенное давление, организм может «сбросить» избыток жидкости из кровяного русла в желудок, а не в кишечник. Переполнение или резкое наполнение желудка жидкостью стимулирует рвотный центр в головном мозге и провоцирует тошноту и рвоту.
- *Сухость во рту*. Ключевой симптом сахарного диабета, может проявиться также во время сильного стресса по тем же причинам – избыток инсулина и избыток глюкозы в кровяном русле. Часто сопровождается горечью или металлическим привкусом во рту. Даже обильное питье быстро не помогает. В реальности – на время блокируются слюнные железы, так как организм нуждается в большом количестве воды, чтобы скомпенсировать (читай – развести) в крови избыточный сахар и инсулин.
- *Сильное потение*. Подмышками и с ладоней рук – ручьи. Комбинация высокого уровня инсулина, повышенного давления, ускоренного пульса, учащенного дыхания и напряжения всех мышц ощутимо влияет на термодинамику тела (повышает температуру). Включается естественный кондиционер – интенсивное потение. Испарение пота с поверхности кожи охлаждает организм.
- *Сосет «под ложечкой»*. Это ваша поджелудочная железа напряженно вырабатывает инсулин, чтобы удовлетворить потребности организма. Особенно ярко это чувство проявляется в предаварийных ситуациях, на экзаменах, в суде, во время просмотра триллеров, в кабинете зубного врача и тому подобных ситуациях. Сама сенсация может быть связана со спазмом или резким сокращением мышц желудка.
- *Агрессивность*, *раздражительность*, *нетерпимость*. У жены (мужа) сломан нос, это в худшем случае, в лучшем – тарелка. Или после «бокса» со стенкой – сломана рука. Это уже абсолютно бесконтрольное напряжение, которое реализуется только через плохие привычки – результат предыдущей безнаказанности. Как и сухость во рту, раздражительность из-за высокого уровня инсулина (гиперинсулинемии) – один из наиболее ярких симптомов сахарного диабета II типа.

Комбинация высокого уровня инсулина и избытка глюкозы в крови (из пищевых углеводов) особенно опасна для еще не сложившейся нервной системы детей и подростков. Детская гипреактивность, отсутствие концентрации (attention deficit disorder) и маниакально-депрессивные состояния – бич Америки. Какая диета – такие дети!

Людям, которые практически не едят углеводы, описанные выше состояния мало знакомы, потому что их организму нужно гораздо меньше инсулина, чтобы добиться идентичного результата – организм, как любая другая саморегулируемая система, всегда подстраивается под *доминирующий* стиль питания. У меня перестало сосать под ложечкой даже в самых острых ситуациях после двух лет практически безуглеводного питания (не более 30–50 *г* в день).

Вот почему грузины в Латвии (где преимущественно белково-жировая диета) – такие же худые и размеренные, как местное население, а латыши в Грузии (где преобладают углеводы) – такие же темпераментные, как грузины. Доминирующий стиль питания оставляет неизгладимый отпечаток на характере не только индивидуума, но и целых наций.

Кстати, в Израиле эпидемия диабета еще «круче», чем в США. Поджелудочные железы евреев – в недалеком прошлом нации раввинов, банкиров, пастухов и ремесленников – с трудом справляются с едой, богатой углеводами: тропические фрукты, овощи, соки, чечевица, горох, белый хлеб – базовая диета израильтян с рождения. С моей точки зрения, сахарный диабет угрожает будущему Израиля гораздо больше, чем все арабские страны вместе взятые. Сомневаетесь? Посмотрите на тон и стиль прений в Кнессете – «разогретые» фруктами и соками депутаты хрестоматийно демонстрируют «инсулинзависимое» поведение. Увы, больная нация – слабая нация.

Константин, – спросите вы, – а как же лечение? – Сначала, господа, диагноз! Если вы нашли у себя или у ваших близких вышеописанные симптомы *гиперинсулинемии* (хронически повышенного инсулина в сочетании с диетой, богатой углеводами), вы кандидат на «лечение» низкоуглеводной диетой. Не теряйте время на анализы крови – при высоком уровне инсулина «сахар» натощак почти всегда низкий.

Если диабет – следствие стиля питания, то здоровье – тем более!

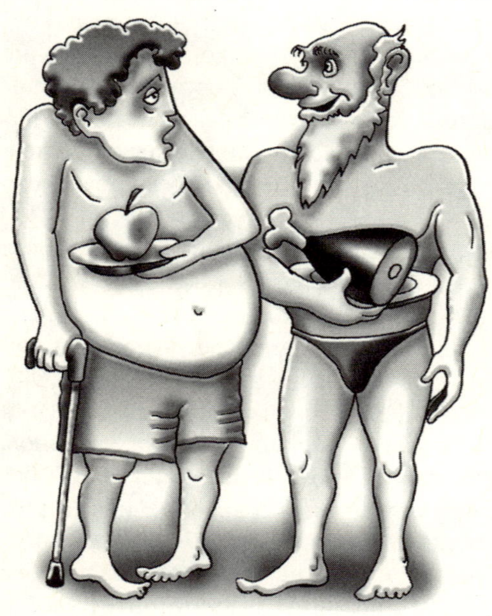

Наконец, мы подошли к наиболее важным разделам этой книги, которые ответят на следующие вопросы:

- Как избавиться от сахарного диабета, если он уже диагностирован, и вы вынуждены пользоваться лекарствами или инсулином, или их комбинацией.
- Как предупредить сахарный диабет, если у вас уже есть один или несколько ранних признаков этого состояния (синдрома) – лишний вес, гипертония, гипогликемия (резкое чувство голода и от этого – раздражительность, мигрени, слабость, особенно после еды), пародонтит, атеросклероз, частые ночные мочеиспускания, жажда или сухость во рту, хроническая усталость и другие.
- Как реабилитировать организм, устранить последствия сахарного диабета и избавиться от вышеперечисленных симптомов, в особенности таких явных, как повышенное давление, полнота и хроническая усталость.

Поверьте, я бы не взялся за эту книгу, если бы не мог предложить действенного решения этих «монументальных» задач, а тем более, если бы эти решения не были подтверждены результатами серьезных медицинских исследований, анализом существующей на эту тему литературы, общением с читателями «Функционального питания» и собственным опытом. Но учтите:

- Болезни, которые накапливались десятилетиями, нельзя «отыграть» за день, неделю, месяц или даже год. Если вы рассчитываете на немедленное «выздоровление», не теряйте время на чтение этих строк – увы, чудес, по крайней мере с сахарным диабетом, не бывает.

- Обязательно продолжайте сотрудничество с вашим лечащим врачом. Если вы столкнетесь с открытой враждебностью – поменяйте врача; с безразличием – подтвердите ваш успех нормальным «сахаром» в анализах и общим улучшением состояния; с заинтересованностью – считайте, что и вам, и всем будущим пациентам вашего врача повезло.
- Эффективность и безопасность низкоуглеводных диет хорошо известна американским врачам, особенно эндокринологам и диетологам, по работам и публикациям д-ров Аткинса, Фишбейн, Идс, Бернштейна и многих других. Возможно, то, о чем я пишу, новость для вас, но не для большинства врачей, а тем более эндокринологов. В отношениях с вашим врачом не забывайте прописную истину: «Ты ко мне хорошо – и я к тебе по-человечески». Врачи, как и все профессионалы, – люди с естественными человеческими реакциями и на хорошее к ним отношение, и на плохое. От грубости больше всего страдают сами грубияны.
- Устранение сахарного диабета маловероятно без пищевых добавок (витамины, минералы, незаменимые жиры, микрофлора и т. п.), дефицит которых в значительной мере предопределяет раннее развитие этого состояния. К сожалению, качественные добавки не оплачиваются и вряд ли скоро будут оплачиваться страховками: «здоровые» больные никому не нужны – ни страховым компаниям, ни медицинскому сектору, ни фармацевтическим фирмам. Учитывая, что стоимость похорон даже по «третьему разряду» (когда гроб несет сам покойник) выше, чем стоимость курса добавок на два-три года, не позволить их себе могут только самые нищие.

САХАРНЫЙ ДИАБЕТ – НЕ ХИМЕРА

Диабет – не заразная, как грипп, болезнь и развивается в течение многих лет. Исключение составляют «бесправные» дети, которые непроизвольно «заражаются» диетой своих родителей. Я не могу сдержать улыбку, когда мне в очередной раз «объясняют», что диабет – это генетическая болезнь. (Корни этой, мягко говоря, идиотской точки зрения – в самых «авторитетных» медицинских пособиях.)

– *Константин, но вы абсолютно не правы! И моя бабушка, и моя мама, и мои тети и сестры тоже больны (умерли от…) диабетом. И дети тоже… И все в нашем роду – толстые… Конечно же, это генетика!*

Вы пытаетесь мне доказать, что семейные кулинарные традиции – это *генетика*? Ваша бабушка выкормила вашу маму и ваших теть. Ваша мама кормила вас и ваших сестер так, как ее учила *ее* мама, ваша покойная бабушка. Вы кормите ваших детей так же, как вас учила ваша мама.

Иными словами, толстые или больные диабетом дети у толстых родителей не от генов, а от общего стола на протяжении двух и более десятков лет. Как дети перенимают акцент, манеры и привычки родителей, точно так же они «наследуют» от своих родителей проблемы со здоровьем, только еще быстрее – формирующийся организм ребенка гораздо уязвимее взрослого.

Несомненно, этническая и антропологическая (но никак не *генетическая*) предрасположенности играют значительную роль в развитии сахарного диабета. Более 60% *современных* американских индейцев и эскимосов страдают от сахарного диабета – это в десять (!) раз больше, чем среднестатистические американцы. И неудивительно! Индейцы-охотники и эскимосы-рыболовы питались преимущественно мясом и рыбой, и их поджелудочные железы не в состоянии выдержать углеводное безумие, которое обвалилось на них с приходом «цивилизации».

Исторический стиль питания евреев был гораздо ближе к эскимосам и индейцам, чем к аграриям Европы и Азии. Результаты нового «здорового» питания отражаются на «удельном» весе обитательниц «русского гетто» и Нью-Йорка, и Бостона, и Чикаго, и Лос-Анджелеса так же очевидно, как на индейцах и эскимосах.

Меня, кстати, сильно «потрясла» физическая форма большинства израильтянок русского происхождения: плотный слой лоснящегося жира, огромная грудь и обязательные прыщи у девушек. Потрясла, но не удивила – «генетика» правнучек пастухов, купцов, ремесленников и раввинов не приспособлена к современной диете Израиля (хлеб, соки, фрукты, овощи) и быстро откликается ранними симптомами прогрессирующего сахарного диабета. Полных же молодых мужчин в Израиле меньше, чем в США – обязательная воинская повинность и особенности физиологии мужчин до поры до времени компенсируют избыток углеводов.

ЧЕМ ДАЛЬШЕ, ТЕМ ХУЖЕ

Специфика развития и протекания сахарного диабета – функция возраста, доминирующего стиля питания, среды обитания (эндемической зоны), уровня стресса и состояния иммунной системы (считается, что осложнения некоторых инфекционных болезней поражают островки Лангерганса, что маловероятно у индивидуумов с крепким иммунитетом).

Гиперинсулинемия предшествует гипогликемии, гипогликемия предшествует диабету II типа, диабет II типа – диабету I типа. Чем раньше начинается «лечение», тем оно эффективнее и тем быстрее вы увидите результаты.

Эффект низкоуглеводного питания на нарушения углеводного обмена

Состояние	Гипер-инсулинемия	Гипо-гликемия	СД-II	СД-I
Уровень глюкозы	В пределах нормы	Ниже нормы	Высокий	Очень высокий
Уровень инсулина	Высокий	Высокий	Высокий	Очень низкий
Сопротивляемость инсулину	Нет	Нет	Средняя	Высокая
Зависимость от лекарств	Нет	Нет	Да	Да
Зависимость от инсулина	Нет	Нет	Иногда	Всегда
Стабилизация уровня глюкозы[1]	Быстрая	Постепенная	Медленная	–
Стабилизация уровня инсулина[2]	Быстрая	Постепенная	Медленная	–
Противопоказания	Нет	Нет	Нет	Нет
Степень риска[3]	Минимальная	Минимальная	Средняя	Высокая
Продолжительность	2-4 недели	1-3 месяца	3-6 месяцев	Индивидуально
Прогноз выздоровления[4]	Полное	Полное	Частичное	Индивидуально
Реабилитация	От 3 до 6 месяцев	До года	2-3 года	Индивидуально

[1] **Стабилизация уровня** глюкозы для СД-I остается функцией инсулина, полученного извне (*инъекции*, *насос*, *аэрозоль*).

[2] Устранение углеводов позволяет быстро и существенно уменьшить количество терапевтического (извне) **инсулина**.

[3] **Степень риска** отражает зависимость от лекарств и (или) инсулина. Изменениям в стиле питания должны соответствовать изменения в дозах, согласованные с врачом, чтобы избежать гипогликемию (очень низкий «сахар»).

[4] **Прогноз выздоровления** – при соблюдении низкоуглеводной диеты уровни глюкозы и инсулина стабильные, нет необходимости в лекарствах или внешнем инсулине, постепенно исчезают симптомы нарушений углеводного обмена. Однако помните, что под «исцелением» не имеется в виду «*ем что хочу, и никаких проблем*».

Несмотря на идентичность этапов и целей – полное или частичное выздоровление, – «технология» оздоровления для каждой из форм нарушений углеводного обмена отличается в важных деталях из-за различий в физиологии и биохимии развития сахарного диабета.

Чем раньше начинается процесс устранения нарушений углеводного обмена, тем эффективнее реабилитация последствий функциональных симптомов – гипертонии, атеросклероза, полноты и других. Увы, чем позже – тем труднее или уже совсем невозможно «отыграть» органические (необратимые) изменения в организме – инфаркт, инсульт, слепоту, ампутацию конечностей и т. п.

ВЛИЯЕМ, НА ЧТО МОЖЕМ

Наверное, я не открою вам большого секрета и не окажу вам особую услугу, если посоветую переехать в благоприятное для здоровья место, снизить уровень стресса... Это не всегда в нашей власти. Однако на два ключевых для сахарного диабета фактора – *стиль питания* и *иммунитет* (т. е. ваше здоровье) – мы можем влиять.

На этом этапе мне часто возражают:

– *Константин, я хочу избавиться от диабета, но не могу (или не хочу) отказаться от фруктов, соков, жареной картошки, пирогов, конфет и т. п.*

– В этом случае я могу дать только один совет: не можете – болейте. Пока еще самоубийство диетой не стало преступлением.

Стилем питания, оптимальным для предупреждения и устранения сахарного диабета, я называю *функциональное (низкоуглеводное) питание*, детально описанное в моей книге с тем же названием. Для тех, кто не читал книгу, привожу выдержку из нее о том, что такое *функциональное питание*:

> *«...это такое питание, которое дает организму все, что ему надо, и не дает ничего, что ему вредит [...] Функциональное питание, в отличие от иррационального, – это стиль питания «для того, чтобы жить» (а не для того, чтобы есть), адаптированный к современным возможностям, условиям и привычкам. Оно, с одной стороны, целенаправленно воспроизводит «счастливое стечение обстоятельств», с которыми повезло нашим предкам, с другой – учитывает пол, возраст и интенсивность профессиональных нагрузок, современную технологию выращивания и приготовления продуктов и, наконец, в сочетании с пищевыми добавками компенсирует недостаток питательных элементов, необходимых для абсолютного здоровья и долголетия»*[1].

Иммунитет – дело наживное. Организм, даже очень пожилой, устроен необычайно мудро – обновление и регенерация продолжаются вплоть до последнего вздоха. Хочу вам напомнить, что *мудрость организма* зависит от *мудрости и приоритетов его хозяина*. Болезни Альцхэймера, Паркинсона, диабет, атеросклероз, рак, артрит – *дегенеративные* болезни, т. е. организм *дегенерирует* из-за дефицита исходных компонентов вместо того, чтобы *регенерироваться*. Увы, дистанция между безответственным отношением к себе и дегенеративными болезнями часто очень короткая.

[1] Константин Монастырский. «Функциональное питание». Ageless Press, 2005.

Не менее важно ответственное отношение к близким: женщин, к примеру, тянет на шоколад не потому, что он стимулирует сексуальное удовольствие (mild aphrodisiac), а оттого, что у них хроническая усталость в связи с гипогликемией. Когда вы дарите жене или подруге плитку шоколада или коробку конфет, вы, на самом деле, подсовываете им не малого размера свинью. Возможно, всплеск энергии улучшит «влечение полов», но, уверяю вас, ненадолго. Северные Швеция и Дания не зря стали родиной «большого секса» задолго до того, как мы услышали слово *sex,* – медлительные, уравновешенные, поджарые шведы и шведки на рыбе, мясе, сливках, масле и сметане куда более эффективные любовники, чем взрывные, темпераментные и лоснящиеся от жира *латинос.*

Не знаю, почему я перешел от диабета к сексу. Наверное, потому, что гипогликемия – «болезнь» относительно молодых людей, и хороший секс и тонкая талия – стимулы посильнее, чем призрачные для молодых призывы к долголетию и абсолютному здоровью.

Шесть этапов на пути к исцелению

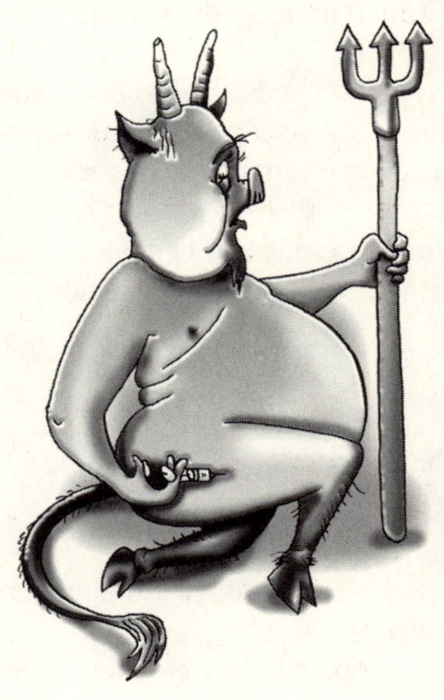

Не так страшен черт, как его малюют, даже черт с диабетом. До устранения симптомов сахарного диабета – всего один шаг! Первый! До полного же выздоровления – шесть следующих этапов интенсивной, последовательной работы с информацией, с семьей, с врачами и над собой:

- Изменение стиля питания.
- Реабилитация желудочно-кишечного тракта.
- Стабилизация уровня глюкозы в крови.
- Устранение гиперинсулинемии.
- Сокращение лекарств под наблюдением врача.
- Реабилитация последствий сахарного диабета.

Итак, начнем с первого этапа.

ИЗМЕНЕНИЕ СТИЛЯ ПИТАНИЯ

«*Если корову кормить мясом – она сдохнет, если человека кормить соломой – сначала он вспухнет, а затем… догадайтесь сами*»[1]. Поэтому, радикальное изменение стиля питания – «полностью наоборот» – основа выздоровления и безлекарственного избавления от последствий сахарного диабета. Раз уж все равно надо есть, почему бы ни делать это с аппетитом и без вреда для здоровья!

Сахарный диабет – не эндокринная болезнь, как это принято считать и, соответственно, лечить. Диагностировать как «эндокринное расстройство» бессилие поджелудочной железы справляться с центнерами углеводов в еде – такое же безумие, как считать ожог кипятком хроническим заболеванием кожи: ожог – всего лишь несчастный случай; преимущественно углеводное питание, особенно при нынешнем изобилии продуктов, – сознательный выбор каждого человека.

«Изнасилованная» едой поджелудочная железа – несомненно, удел эндокринологов, к «профессионализму» которых вы уже, наверное, знаете мое отношение: начинать «лечение» сахарного диабета не с устранения углеводов в рационе больных, а, напротив, настаивая на их увеличении, имеет не больше здравого смысла, чем семинар на тему «Собаководство на Марсе».

Сахарный диабет – болезнь исключительно «от еды», а поджелудочная железа – одна из самых явных жертв *патологического стиля питания.* И все это в результате того, что сегодня стало возможным измерять глюкозу в крови и списывать «высокий сахар» на «низкий инсулин», а не на стиль питания. Это, конечно же, чушь собачья, и я бы так не возмущался, если бы не видел столько искалеченных диабетом жизней, судеб и карьер, начиная с моей собственной.

С ЧЕМ ЕДЯТ *ПАТОЛОГИЧЕСКОЕ* ПИТАНИЕ

Патологическим я называю такой стиль питания, который не соответствует физиологическим функциям организма. Преимущественно углеводная диета, а тем более вегетарианская, играет с организмом человека злую шутку именно из-за несоответствия его нуждам.

Доминирующий в США стиль питания – горе от ума, причем не от большого. Наши менее развитые и менее образованные предки ели исключительно то, что им было доступно. Современный же человек ест то, что ему внушает и навязывает массовая пропаганда «здоровья», отражающая интересы агропромышленного комплекса, фармацевтической промышленности и медицинских ассоциаций, финансируемых последними.

---

[1] «Функциональное питание».

Несоответствие питания физиологическим функциям пищеварения влечет за собой нарушения нормальной физиологической деятельности зубов, желудка и кишечника. Эти нарушения, в свою очередь, диктуют непроизвольный выбор продуктов, не требующих особого жевания, «легко» усваиваемых и богатых нерастворимой клетчаткой (хлеб, рис, каши, макаронные изделия; насыщенные крахмалом и сахаром фрукты и овощи, такие как виноград, бананы, цитрусовые, картофель и т. п.; не говоря уже о сдобных и кондитерских изделиях, сладких напитках, молоке, мороженом, вареньях и прочих переработанных продуктах). В чем же суть этого несоответствия?

БИОХИМИЯ ОРГАНИЗМА И ПИТАНИЕ

Развитие, рост и регенерация живых тканей начинается в момент зачатия и продолжается до последнего вздоха. Для бесперебойного деления всех клеток человек нуждается в воде, белках, жирах, минералах и микроэлементах приблизительно в тех же пропорциях, в которых они входят в состав его организма. Организм состоит из воды (55%–60%), минералов (3,5%) и микроэлементов (0,5%). Оставшиеся 35%–40% приходятся на белки и жиры. В идеале, жиры составляют около 20%. Чем больше жира на теле, тем меньше белков (мышц) и воды.

Углеводы в организме представлены непереваренной клетчаткой в кишечнике, растительной пищей в процессе переваривания и усвоения, глюкозой в крови (3-5 *г*) и гликогеном в печени и мышцах (менее 1 *кг*).

Грудное молоко – эталон физиологически правильного питания. Оно содержит 87,5% воды, 1% белков, 4,3% жиров, 6,8% углеводов и оставшиеся 0,4% приходятся на витамины, минералы и микроэлементы. Высокая пропорция углеводов (молочного сахара, лактозы) в молоке необходима ребенку для того, чтобы он мог как можно сильней ***поправиться*** до перехода на «твердое» питание – подкожный жир и обогревает, и обеспечивает организм энергией на случай голода.

После двух лет жизни ни грудное, ни коровье молоко не приемлемо для длительного питания человека, так как высокая концентрация углеводов в нем способствует дальнейшему ожирению и развитию юношеского диабета, то есть, именно тому, что сегодня происходит в США в эпидемических масштабах.

Давайте познакомимся с принципиальной ролью каждого из необходимых питательных компонентов в контексте *сахарного диабета*:

- *Вода*. Нужды организма в воде остаются практически неизменными с рождения и должны восполняться пропорционально весу как питьевой водой, так и водосодержащими компонентами пищевых продуктов. Рекомендация пить восемь стаканов (два литра!) воды в день – чистое безумие, так как она не учитывает ни чай, ни кофе, ни соки, ни фрукты, ни овощи, ни молоко, ни мясо, ни хлеб, содержание воды в которых колеблется от 80% до практически 99%. Ручьи пота и мочи вымывают из костей ошалевших от питья «жертв» минералы и микроэлементы, необходимые для стабилизации кислотно-щелочного баланса внутренних жидкостей – лимфы, крови, клеточной плазмы и т. п. Эпидемия артрита, остеопороза и пародонтита – неизбежная плата за «умный» совет. Как вы понимаете, дистиллированная вода – еще большее безумие. Уровень смертности и болезней заметно выше в зонах с мягкой, лишенной солей водой, чем в зонах с жесткой. Чем жестче вода (богаче минералами), тем дольше продолжительность жизни, вплоть до 100–120-летнего максимума среди горцев, которые пьют необычайно насыщенную минералами горную воду.

- *Белки.* По мере роста, потребности организма в белках существенно увеличиваются. В основе абсолютно всех тканей организма – от кожи до костей – белки, не говоря уже о том, что инсулин – тоже белок. Вот почему исходные компоненты белков – аминокислоты – называют *незаменимыми*, так как их дефицит ведет к смерти. Только белки животного происхождения содержат полный комплект всех незаменимых аминокислот. Взаимосвязь между дефицитом белков и сахарным диабетом более чем однозначная:

«*В странах Азии, Африки и на Карибских островах у лиц молодого возраста, страдающих истощением, тяжелой белковой недостаточностью и патологией поджелудочной железы, распространен СД (сахарный диабет), связанный с нарушением питания*»[1].

Как вы думайте, откуда цитируется этот фрагмент? Конечно, все из того же авторитетнейшего справочника американских врачей – *The Merck Manual of Diagnosis and Therapy*. Кстати, «истощение» и «патология поджелудочной железы» – последствия белковой недостаточности, а не логически связанные симптомы. Даже несмотря на такие грубые ошибки, если бы ученые внимательно читали свои собственные пособия, возможно, эпидемия диабета не обрела бы столь грандиозные масштабы!

- *Жиры.* Как и белки, жиры, точнее *жирные кислоты*, относятся к категории *незаменимых*, то есть, без них – капут, а когда их мало – медленный капут. Как вы думаете, почему младенцу нужно в четыре раза больше жиров, чем белков? ПОТОМУ ЧТО ОН РАСТЕТ! Как вы думаете, почему ссыхаются кости у пожилых людей и легко ломаются у нынешних подростков и молодых? Потому что им не хватает жиров в диете. Сомневаетесь? Попробуйте сломать косточку из куриной ножки – гнется дугой, а не ломается. Та же косточка, вываренная в бульоне, – хрупкая и ломкая. Чем отличается бульон, сваренный на костях,

---

[1] The Merck Manual. T. I, стр. 753.

от сваренного на постном мясе? Конечно же, жиром, вываренным из костей. Здоровые костные ткани содержат до 20-22% жиров!

Пожилым людям, особенно женщинам, уже давно одурманивают голову информацией о взаимосвязи остеопороза с дефицитом *кальция*. Женщины принимают кальций, но, в основном, без толку. Почему? Во-первых, дефицит жиров и белков играет намного более существенную роль в развитии остеопороза, чем дефицит минералов (кости – это белковая ткань с 20–22% содержанием жира); во-вторых, без витамина D и солнечного света кальций костями не усваивается; в-третьих, витамин D – жирорастворимый, и без жиров в питании он тоже не усваивается; в-четвертых, дефицит кальция приводит к остеомаляции (размягчению костей), а вовсе не к остеопорозу (хрупкости костей) – потере костного матрикса (ткани) при адекватном содержании кальция. И это уже не говоря о том, что половые гормоны, дефицит которых ускоряет старение и остеопороз, – тоже жирорастворимые компоненты и не вырабатываются без жиров. И наконец, обезжиренная диета компрометирует деятельность желчного пузыря (без жиров начинается застой, появляются камни).

Любой биохимик знает, что без *жирных кислот омега-3* и *омега-6* (преимущественно животного происхождения) клетки теряют способность реагировать… на инсулин. Вот почему француженки не полнеют, несмотря на кроусаны и эклеры – они с детства едят пищу, богатую животными жирами и остаются эталоном женской стройности, а жирная гусиная печенка стала воплощением традиционного французского стола (*foie gras – rich*, *fattened liver*, 2000 *мг* холестерина на 100 *г* продукта). Кстати, число диабетиков во Франции в два раза (на 200%) меньше, чем в США – увы, никакое количество гусиной печенки не может защитить состоятельных французов от вин, ликеров, фруктов, сдобы и хлеба, поедаемых в изрядном количестве. Однако больных диабетом (не говоря уже о полных) все равно в *два* раза меньше! Есть над чем задуматься, не правда ли?

- *Углеводы*. Преимущественно углеводная растительная диета не соответствует ни физиологическим функциям организма, ни его нуждам в исходных компонентах, особенно белках, жирах, минералах и микроэлементах. Углеводная диета неизбежно ведет к ожирению. Несмотря на то, что между *пищевым* жиром и *подкожным* жиром нет прямой взаимосвязи (в основном, подкожный жир образуется печенью из излишков углеводов), «ученые» связали эти два термина и уже оболванили несколько поколений американцев, которые в ответ на ожирение сокращают в питании жиры, а не углеводы.
- *Минералы* и *микроэлементы*. Нашим очень далеким предкам европейского происхождения сахарный диабет вообще не был известен, благодаря практически безуглеводной диете; нашим более близким предкам – был мало знаком (даже несмотря на углеводы в питании),

благодаря «натуральной» воде из реки, ручья, родника или колодца, богатой минералами. Чем больше минералов в воде (жесткость), тем здоровее. Качество питьевой воды имеет непосредственное отношение к предупреждению сахарного диабета: хром, молибден, ванадий и магний – минералы, без которых нарушается утилизация глюкозы в организме. Хром так и называют – *Glucose Tolerance Factor* (*GTF*), фактор толерантности к глюкозе. Надеюсь, теперь вы понимаете, почему артрит, остеопороз и пародонтит (болезни белкового и минерального дефицита) и сахарный диабет – сопутствующие состояния.

- *Витамины*, входящие в группу В, играют ключевую роль в метаболизме глюкозы, а витамины С и Е защищают сосуды и капилляры от пагубного воздействия инсулина, особенно синтетического. В здоровом организме кишечная микрофлора синтезирует почти все необходимые витамины группы В, остальные можно получить сначала с молоком матери, затем – с питанием. Собственно, из-за этого и началось увлечение подсахаренными соками и тропическими фруктами круглый год, а не в сезон, как это было всегда. Хотели как лучше – получилось как всегда: избыток углеводов во фруктах еще больше усугубил эпидемию диабета.

БЕДНЫЕ, БЕДНЫЕ ОРГАНЫ

Современный человек и домашние животные – единственные млекопитающие, которые страдают от сахарного диабета исключительно в результате элективного (сознательно выбранного) стиля питания, когда продукты питания *не соответствуют физиологическим функциям организма*.

- ***Зубы*** человека аналогичны зубам животных-хищников и предназначены для отделения (резцы), разрывания (клыки) и пережевывания (корневые) преимущественно мяса. И из-за дефицита белков, и из-за того, что мягкая углеводная пища практически не требует жевания, челюстные кости и связующая ткань (periodontal ligament) между зубами и зубными альвеолами не регенерируются с должной скоростью, углеводы «подкармливают» патогенные бактерии в десенных карманах, а избыток инсулина нарушает циркуляцию крови. Вот почему кариес, пародонтит и диабет – неразлучные спутники. Современный человек – единственное млекопитающее, которое теряет зубы задолго до смерти из-за *несоответствия применения зубов их физиологическому предназначению*.
- ***Желудок*** как *кислотный* орган предназначен для переваривания белков. Без адекватного количества белков организм не в состоянии регенерировать костные, соединительные, мышечные и другие ткани, необходимые для формирования полноценных костей, мышц, сосудов, кожи и других органов. Инсулин – это тоже белок. Без белков в диете и мышц на костях поджелудочной железе не из чего вырабатывать инсулин! Вот

почему диабет, атеросклероз и мышечная дистрофия – неразлучная пара. Человек – одно из немногих «животных» класса мясоедов (*carnivorous*, от лат. *carne* – мясо), которое стало всеядным (*omnivorous*, от греч. *omni* – все), и «платит» за это и изжогами, и язвами, и сахарным диабетом из-за колоссального *несоответствия пищи физиологическому предназначению желудка*.

- ***Тонкий кишечник***, в отличие от желудка, – *щелочной* орган, который предназначен для нейтрализации и усвоения переваренных белков и эмульгации и усвоения жиров при помощи желчи. Углеводы в кишечнике ферментируются в глюкозу, фруктозу и галактозу и проникают в кровяное русло через слизистую. Клетчатка в тонком кишечнике не усваивается. По «пути» в толстый кишечник водорастворимая клетчатка нарушает всасывание воды и газов, которые образуются в процессе пищеварения. Избыток газов и воспаление слизистой кишечника, в свою очередь, приводят к вспучиванию. Сахарный диабет и вспученный после еды кишечник – неразлучная пара из-за *несоответствия пищи, попадающей в тонкий кишечник, его физиологическому предназначению*.
- ***Печень***. Человек может обходиться без пищевых углеводов. Северные народы (эскимосы, эвенки) – хороший пример. Печень синтезирует глюкозу, необходимую организму, с такой же легкостью, с какой слюнные железы – слюну, а глаза – слезы. До тех пор, пока печень работает только «на себя» и «по запросу» (*on demand*), «сахар в крови» не поднимается выше нормы, а поджелудочная железа «отдыхает». Так оно и было на протяжении многих тысячелетий эволюции. В пищевой цепочке человеку было отведено место охотника-хищника – мясо травоядных животных составляло базу его ежедневного «стола» и программировало физиологическое соответствие (и несоответствие) наших ключевых органов современной пище.
- ***Поджелудочная железа***. В процессе эволюции человека секреция инсулина в основном вызывалась стрессом, а не богатой углеводами едой. Вспрыски инсулина происходили в ответ на угрозу и позволяли мобилизовать всю возможную энергию человека на бой или побег – т. е. отдавали команду печени резко увеличить количество глюкозы в крови, а соответствующим органам – «заправиться». Сегодня поджелудочная железа из «энергетического» органа превратилась в «пищеварительный» – даже у самого авантюрного неандертальца было меньше боев или побегов в течение года, чем у нас приемов углеводной пищи в течение месяца. Теперь вы понимаете, что делает многих американцев (в том числе русских) такими взрывными и раздражительными? Конечно же, хронически высокая концентрация инсулина и глюкозы в крови. Это два наиболее активных биологических катализатора агрессивности и… еще две причины сахарного диабета из-за *несоответствия деятельности поджелудочной железы ее физиологическому предназначению*.

- ***Толстый кишечник*** предназначен для эвакуации продуктов распада, мертвых клеток тканей и крови, погибших бактерий, воды, не усвоенных жиров и не переваренной до конца пищи. У здорового человека на физиологическом стиле питания остаток пищи в стуле составляет не более 10%, на патологическом – 60%, 70%, 80% и более, так как продукты, богатые углеводами, содержат много нерастворимой клетчатки. Неудивительно, что при таком, извините за грубость, количестве дерьма в кишечнике, большинство американцев «заперто» с пеленок, а рак прямой кишки в США – вторая лидирующая причина общей смертности и первая – среди женщин младше 50 лет. К слову сказать, предстательная железа (простата) находится по соседству и подвержена такой же нагрузке: у многих мужчин хронический простатит (выражается в затрудненном мочеиспускании) магически проходит, как только на их предстательную железу перестают давить килограммы «сформированного» стула.

Диета, богатая клетчаткой, рано или поздно компрометирует нормальную деятельность толстого кишечника, что выражается в запорах, полипах, геморрое и т. п. Здесь не место объяснять стулообразование, но напомню вам, что у ребенка на грудном молоке от здоровой матери (0% клетчатки!) никогда не бывает запоров, скорее – наоборот. Кстати, индусы, в диете которых доминируют углеводы и нерастворимая клетчатка, используют острые специи не столько для вкуса, сколько в качестве слабительного. Сомневаетесь? Отобедайте в настоящем индийском (для индийцев) ресторане и понаблюдайте! Индусы редко страдают от запоров именно благодаря острым специям, однако диабет, ожирение и ранняя смертность косит *йогов* быстрее, чем *лохов*. Пожалуйста, не обижайтесь! Шутка получилась грубая, но по существу: несмотря на *йогу*, *вегетарианство* и *кама сутру*, средняя продолжительность жизни в Индии – всего 61,2 года[1].

Несоответствие отходов пищеварения физиологическому предназначению толстого кишечника – причина всех без исключения болезней кишечника и соседних мочеполовых органов.

А КАКАЯ АЛЬТЕРНАТИВА? А КАК ЖЕ ХОЛЕСТЕРИН И КАЛОРИИ?

Функциональное (низкоуглеводное) питание – единственная разумная альтернатива *патологическому питанию*, так как оно полностью соответствует естественным физиологическим функциям организма. В отличие от растительной пищи, мясо и жиры так же натуральны для человека, как свежая трава для коровы. Если бы было наоборот, мы бы ходили на четвереньках и бесконечно, как коровы, жевали траву. Что, впро-

---

[1] Life Expectancy; *http://filestore.who.int/~who/whr/2000/en/pdf/AnnexTable02.pdf*

чем, уже почти реальность – если наши предки ели один, максимум два раз в день, наши современники жуют (и жиреют) практически без остановки, точно как… коровы, которых выращивают на забой.

В отличие от углеводов, которые по мере ферментации попадают в кровяное русло, *пищевой холестерин* – жироподобное вещество, которое не растворяется в воде и не попадает в кровяное русло через стенки кишечника. Холестерин в анализе крови не имеет никакого отношения ни к пищевым жирам в целом, ни к пищевому холестерину в частности. Тот холестерин, который измеряют в крови, производится печенью по мере необходимости (в том числе у вегетарианцев) и называется по-другому – LDL (low density lipoprotein).

Вам, возможно, будет небезынтересно узнать, что одна из функций этого холестерина – защита стенок сосудов от вредного влияния инсулина. Чем выше уровень инсулина (родного или лекарственного), тем выше уровень LDL – т. е. именно то, что происходит при диабете. И опять начинается маразм: вместо того, чтобы уменьшать уровень инсулина, исключив пищевые углеводы, пациентам дают лекарства, чтобы понизить уровень холестерина, вырабатываемого их печенью для защиты их сосудов от избытка их же инсулина. Польза для пациентов сомнительная, зато ой как выгодно всему медицинскому сектору – более $60 миллиардов в год. (Подробнее об этом – в моей книге «Функциональное питание», раздел «*Холестерин: Без вины виноватый*».)

Пищевые калории – еще более *крутая* глупость! Еще раз напомню вам, что *калория* – это единица энергии из области *термодинамики* (раздел физики). *Одна калория* – это количество энергии, необходимое, чтобы нагреть один грамм воды с 15°С до 16°С. Один грамм жира при сгорании нагревает девять граммов воды на один градус – поэтому равен девяти калориям. Один грамм клетчатки (углеводов) при сгорании нагревает четыре грамма воды – поэтому равен четырем калориям. Концепция *термодинамики сгорания* в применении к организму человека – такой же вздор, как и вся теория подсчета *диетических калорий.* В организме, как на плите, ничего не горит!

В основе низкоуглеводного функционального питания – белково-жировые продукты, которые не содержат нерастворимую клетчатку и усваиваются практически без остатка (остаток – менее 10%). Функциональное питание «без остатка» возможно только при нормально работающем желудке и кишечнике. В основе их нормального функционирования – устранение несварения и дисбактериоза, восстановление полноценной ферментативной деятельности и кислотно-щелочного баланса желудка и кишечника. Восстановление естественной физиологической деятельности желудочно-кишечного тракта – задача второго этапа устранения сахарного диабета.

Почему больного ребенка кормят, а больного взрослого – морят?

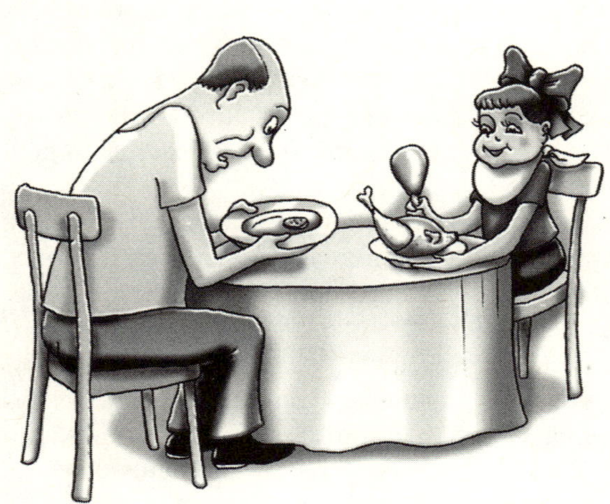

Проблема не в еде, а в едоке... Продукты, богатые углеводами, не соответствуют физиологическим функциям желудка и кишечника точно так же, как они не соответствуют физиологическим функциям поджелудочной железы и печени. Вот почему болезни пищеварения и сахарный диабет – неразлучная, как правило, пара. По той же причине устранение сахарного диабета неэффективно без реабилитации хронических болезней желудка и кишечника.

Оздоровление желудочно-кишечного тракта не имеет противопоказаний и становится «случайным» бенефитом при устранении или предупреждении сахарного диабета. Согласитесь, нет ничего плохого в жизни без лекарств, изжог, язв, грыж, газов, болей, полипов и запоров. Переход с *патологического* питания на *функциональное* сам по себе не опасен, но требует некоторой подготовки. И вот почему:

- В *функциональных* продуктах практически нет нерастворимой клетчатки. Только благодаря нормальному перевариванию пищи, оптимальной композиции продуктов, восстановленной микрофлоре и близкому к идеальному состоянию кишечника, можно избежать запоров. (Запоры – «бич» известной диеты д-ра Аткинса. «*Quick fix*» подход Аткинса к полноте и диабету, несмотря на грамотность идеи, в значительной мере скомпрометировал белково-жировую «диету».)
- Современные продукты, в том числе *функциональные*, содержат мало витаминов и минералов. Кроме того, сегодня мы полагаемся на фильтрованную и обработанную бутылочную или водопроводную, а не на «натуральную» воду из родника или колодца. Без адекватного количества витаминов и минералов в еде и воде, а тем более на фоне многолетнего авитаминоза и деминерализации, полноценная реабилитация организма невозможна ни практически, ни теоретически.
- Микрофлора кишечника с рождения уничтожается антибиотиками, принимаемыми матерями до, во время и после беременности, затем –

выписываемыми врачами и, наконец, содержащимися в продуктах питания. Из-за неадекватного количества бактерий в кишечнике (дисбактериоза) нарушается пищеварение. Неполноценное пищеварение мешает синтезу иммунных факторов, витаминов, незаменимых жирных и аминокислот. Непереваренная пища создает благоприятную среду для развития патогенных бактерий, нарушает кислотно-щелочной баланс кишечника и прямой кишки, раздражает и травмирует слизистую и препятствует нормальному формированию стула. Колонизация кишечника патогенными микроорганизмами (дрожжевыми грибками и анаэробными бактериями) подавляет и без того ослабленную иммунную систему и способствует развитию болезней внутренних органов, прежде всего, поджелудочной железы, желчного пузыря, слизистой кишечника и мочеполовых органов (yeast infection, простатит, цистит, пиелонефрит, уретрит и т. п.).

Полноценная реабилитация желудочно-кишечного тракта занимает от трех до шести месяцев, дольше – у пожилых или запущенных пациентов. (Детали и подробные рекомендации комплексной реабилитации желудочно-кишечного подробно описаны в главе VI настоящего издания.)

ПОКАЗАНИЯ ДЛЯ РЕАБИЛИТАЦИИ

Надо полагать, вы, как и я, родились со здоровым желудком и кишечником. Желудочно-кишечные болезни – не генетическая случайность, а суммарный результат современного стиля питания, образа жизни и методологий лечения. В течение только одного года около тонны (1000 *кг*!) пищи проходит через желудочно-кишечный тракт, клетки слизистой кишечника обновляются каждые три-четыре дня, и более 500 разновидностей бактерий принимают участие в переваривании и усвоении пищи. Согласитесь, есть от чего сноситься и есть чему ломаться.

Принципиальные показания для реабилитации желудочно-кишечного тракта касаются заболеваний и хронических состояний, прямо или косвенно связанных с органами пищеварения. Наиболее очевидные среди них следующие:

- Вам за 50 – возрастная группа от 55 до 65 лет более предрасположена к язвенной болезни желудка и кишечника.
- Вы страдаете от изжоги, гастрита, несварения, вспучивания кишечника, неспецифического или язвенного колита и других расстройств желудка и кишечника.
- Вам необходимы слабительные или у вас хронические запоры на протяжении многих лет. Более 70% пожилых людей старше 65 лет страдают от хронических запоров, постоянно принимают слабительные препараты и не считают такое состояние отклонением от нормы.

- Вас систематически беспокоят газы, которые сопровождаются блуждающими болями в нижнем регионе живота. У вас бывают частые приступы геморроя или алая кровь в стуле (из-за жесткого стула).
- Вы принимали антибиотики в течение последних десяти лет из-за респираторных заболеваний, гнойных ран или других бактериальных инфекций. Вы когда-либо принимали лекарства от грибковой (yeast) инфекции.
- Вас лечили от язвенной болезни желудка или двенадцатиперстной кишки. У вас в желудке обнаружили бактерию *H.Pylori.*
- Вам удаляли полипы из желудка или кишечника по результатам гастро- или колоноскопии или у вас были ректальные кровотечения.

К счастью, организм человека необычайно «компетентен», когда дело доходит до саморемонта и самовосстановления, но при одном условии – хозяин этого организма должен создать для него благоприятную среду и снабдить исходными компонентами, необходимыми для регенерации, – все теми же белками, жирами, витаминами, минералами, бактериями, которых, увы, нет ни в воздухе, ни в углеводах, ни в лекарствах, ни на скальпеле хирурга.

ТЕПЛИЧНЫЕ УСЛОВИЯ

Когда болеют дети – их кормят. Когда болеют взрослые – их морят. Рекомендация: «*Больной(-ая), вам нужно пойти на диету!*» – дается или от бессилия, или от незнания. Несомненно, если вы *чем-то* больны, вам нужны *какие-то* изменения в стиле питания. Если эта болезнь – *сахарный диабет*, то первое, самое ключевое изменение – это устранение продуктов, которые к нему привели. Это, конечно же, избыток углеводов. Второе – увеличение в рационе тех продуктов, которые необходимы организму для регенерации и восстановления. Это белки, жиры и пищевые добавки. Зачем?

- *Чтобы восполнить резервы истощенного организма* жизненно необходимыми, качественными, легкими для усвоения и не вызывающими пищевые аллергии компонентами. Желудочно-кишечный тракт и иммунная, эндокринная и нервная системы функционируют без сбоев только при полном наличии базовых питательных элементов. Без них у организма просто недостаточно ресурсов на самовосстановление и регенерацию жизненно важных органов и систем.
- *Чтобы обеспечить полное переваривание и максимально возможную абсорбцию питательных веществ из повседневной пищи* – и за счет восстановления пищеварительных функций, и за счет наличия в организме базовых химических компонентов (минералов) для синтеза желудочного сока и пищеварительных ферментов, и за счет элементарных знаний процесса пищеварения. В результате, вы навсегда избави-

тесь от изжог, гастрита, газов и других расстройств желудка и кишечника.

- *Чтобы восстановить пищеварительные и ферментативные функции желудка и двенадцатиперстной кишки.* Непереваренная пища не усваивается в кишечнике – она может только гнить (результат – газы, воспаление слизистой), создавать благоприятную среду для размножения патогенных бактерий (результат – пониженный иммунитет, хроническая усталость, аллергии), повышать кислотность толстого кишечника из-за брожения (результат – полипы, язвы, кровотечения, рак), раздражать и травмировать слизистую (результат – боли, дискомфорт) и препятствовать нормальному формированию стула (результат – запоры, токсикозы, геморрой, дивертикулез, колит).
- *Чтобы восстановить натуральную микрофлору кишечника*, необходимую для защиты кишечника и прямой кишки от колонизации враждебными микроорганизмами, для синтеза и ассимиляции ряда витаминов и ферментов и для формирования стула (30% от общей массы которого – бактерии). Без достаточного количества симбиотических («дружественных») бактерий прекращается окончательное разложение переваренной пищи и абсорбция питательных веществ, в том числе, витаминов группы B, многих минералов и аминокислот.
- *Чтобы создать условия для ежедневного выведения из организма продуктов распада*, то есть избавить вас от хронических запоров. Продукты распада должны регулярно уходить в канализацию, а не гнить неделями в вашем толстом кишечнике. Хотите представить себе, что происходит в вашем толстом кишечнике в течение этого времени, положите экскременты на неделю в теплый, 36,6° C, шкаф и наблюдайте.
- *Чтобы прекратить прием препаратов, которые расслабляют стул*, то есть провоцируют понос как естественную реакцию организма на раздражение стенок кишечника ядами путем обильного выделения жидкости в кишечник. К сожалению, помимо обезвоживания и деминерализации, каждый понос уносит с собой дружественную микрофлору и еще больше обрекает вас на хронические запоры.
- *Чтобы прекратить прием слабительных препаратов из клетчатки, которые вызывают стул чисто механическим путем*, за счет, в полном смысле этого слова, набивания в кишки, как в колбасу фарш, водоабсорбирующей клетчатки. Понятно, давление сверху выдавит содержимое через тот конец, который ниже. «Выдавливание» экскрементов и постоянное наличие клетчатки в кишечнике наносит ему (и вам) немало вреда (геморрой, дивертикулез, IBS).
- *Чтобы подготовить ваш организм к ежедневному профилактическому приему витаминов и минералов*, необходимых для компенсации возрастного дефицита, закрепления результатов реабилитационного

курса и поддержания оптимального для вашего возраста здоровья, веса, продуктивности и настроения.

Тепличные условия не сводятся к устранению запоров или изжог: важно, *усваивает* ли ваш организм компоненты, необходимые для регенерации и восстановления. Если усваивает – он (организм), как в теплице! Если не усваивает, то он – как в больнице… (Рифма получилась непроизвольно.)

С функциональными продуктами на столе и желудочно-кишечным трактом на «ремонте» мы готовы к третьему, пожалуй, самому заветному этапу – *стабилизации уровня глюкозы в крови.* Стабилизация происходит в тот же момент, когда пищевые углеводы исчезают из вашей тарелки, но как и в любом другом сложном вопросе – успех в деталях, с которыми мы познакомимся ниже.

Очень сладко – плохо! Совсем не сладко – еще хуже

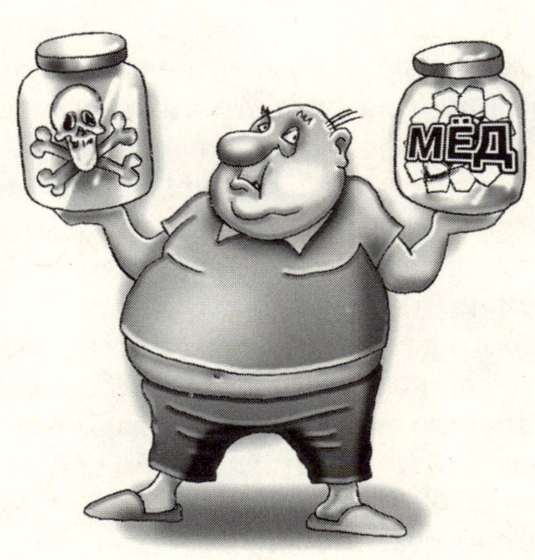

Нарушения углеводного обмена – будь то высокий «сахар», будь то низкий – вопрос баланса. Резкое нарушение баланса в ту или другую сторону чревато своими уникальными проблемами до тех пор, пока эти «обмен» и «баланс» не восстановятся. В контексте *сахарного диабета*, особенно контролируемого лекарствами, высока вероятность *лекарственной гипогликемии* (очень «низкий сахар» в крови как побочный эффект инсулина и препаратов сульфанилмочевины). Риск *лекарственной* гипогликемии (в отличие от гипогликемии *эмоциональной*, *натощак* или *алкогольной*) пропорционален количеству принимаемых лекарств. Чем больше доза – тем выше риск.

ГИПОГЛИКЕМИЯ: КАЧАЕМ ЛОДКУ АККУРАТНО

Симптомы *гипогликемии* можно разделить на две группы:

- *Слабо выраженные* – головокружение, потливость, беспокойство, дрожь в руках, слабость в коленях, чувство голода, ускоренный пульс.
- *Ярко выраженные* – обморок, кома, ступор, судороги, нарушение зрения и другие, требующие внимания медицинского персонала.

Гипогкликемичский обморок (англ. *lightheadedness*, *fainting*; *passing out*, *syncopal episode*, *syncope*) – незабываемое зрелище: на лбу у жертвы выступают крупные капли холодного пота, резко падает температура тела, бледнеет кожа и конвульсии треплют медленно оседающее, как бы лишенное хребта, тело. Если вы невольно окажетесь свидетелем такой сцены, уложите «больного» на пол, поднимите ему ноги выше уровня головы, чтобы увеличить приток крови к голове, и немедленно вызывайте скорую помощь. Ни в коем случае не давайте пострадавшему нитроглицерин, валидол, валокордин и их аналоги из чужой аптечки, чтобы не «доконать» больного, так как эти препараты еще больше понижают давление, вплоть до остановки сердца.

Обмороки на почве *эмоциональной гипогликемии* – будь то на рок-концерте или на похоронах, выиграв миллион в лотерею или от страха в кресле дантиста – из той же оперы: резко выброшенные гормоны стресса – инсулин, адреналин, кортизол и другие – «сжигают» глюкозу в крови вплоть до обморока. Кстати, мало кто из современных врачей (кроме медработников скорой помощи) видел обморок «в живую», и врач, попав в такую ситуацию впервые, может поначалу растеряться не меньше, чем люди далекие от медицины.

Если вы принимаете лекарства от диабета и планируете переход на низкоуглеводное питание, всегда имейте при себе таблетки глюкозы (продаются в любой аптеке), которые при первых же признаках слабо или сильно выраженной гипогликемии нужно положить под язык. В большинстве случаев даже одной таблетки (трех граммов глюкозы) достаточно, чтобы немедленно поднять уровень сахара в крови до безопасной цифры. Такая быстрая стабилизация происходит благодаря тому, что глюкоза легко абсорбируется в кровь через слизистую ротовой полости. А так как в крови взрослого человека циркулирует всего 3-5 *г* глюкозы, необходимо абсорбировать всего 1-2 *г* чтобы восстановить нормальный баланс «сахара».

ВЫБИРАЕМ ИЗ ДВУХ ЗОЛ

Углеводы из вашего питания (как и лекарства, понижающие «сахар») должны исключаться медленно, постепенно и осторожно, начиная с самых нежелательных продуктов для желудка и кишечника. Сначала устраняется «большее» зло:

- Процессированные продукты, содержащие углеводы – сдоба, ненатуральные каши (cereals), конфеты – из-за высокого содержания «вкусового» сахара и т. п.
- Хлебобулочные и макаронные изделия – из-за высокого содержания клейковины (глютена). Глютен – мощнейший аллерген, который препятствует нормальной проницаемости слизистой кишечника.
- Овсяная каша – из-за высокой концентрации клейковины (глютена) и нерастворимой клетчатки.
- Снятое и цельное молоко, мороженое, сладкие молочные и кисломолочные напитки (например, сладкий йогурт) – из-за высокого содержания лактозы (молочного сахара) и «вкусового» сахара. Лактоза – не только быстро усваиваемый углевод, но еще и компонент, раздражающий кишечники многих детей и взрослых, которые не в состоянии ее усвоить.
- Консервированные фрукты – варенья, компоты, джемы – из-за высокого содержания «вкусового» сахара.
- Фруктовые и овощные соки (как очищенные, так и неочищенные) – томатный, апельсиновый и другие – из-за высокого содержания нерастворимой клетчатки, легкоусваиваемых сахаров и потенциальных аллергенов (цитрусовые). Качество и количество витаминов в соках,

фруктах и овощах сильно преувеличено. Во-первых, витамины в недозревших фруктах и овощах, собранных за несколько недель до поступления в продажу, окисляются; во-вторых, они содержат лишь водорастворимые витамины; в-третьих – фрукты и овощи, выращенные современными агроиндустриальными методами, не только лишены витаминов и минералов, но и перенасыщены удобрениями и, как правило, безвкусны.

Какое же «наименьшее зло» остается на переходной период? Продукты без клейковины (глютена) и с низким содержанием нерастворимой клетчатки – рис, картофель, гречка и овощи с минимальным содержанием углеводов, такие как огурцы, помидоры, кабачковые и т. п.[1] И не забывайте, что потребности организма в сахаре «извне» минимальны: 80–100 *г* в день – у молодых, здоровых и энергичных и значительно меньше – у больных и пожилых, а тем более у больных сахарным диабетом. До тех пор, пока у вас в крови глюкоза выше нормы (>130–150), организму есть с чем работать. Только вы сами можете определить, сколько вам – на фоне вашего веса, образа жизни, лекарств и других факторов – необходимо углеводов в питании.

ПИЩА... ДЛЯ РАЗМЫШЛЕНИЙ

Интересно отметить, что «сахаропонижающие» лекарства форсируют утилизацию (преимущественно печенью) избытка глюкозы в... подкожный жир. Поэтому популярная рекомендация диабетику на лекарствах постараться «похудеть» – чистая издевка, так как это невозможно ни практически, ни теоретически, и совсем невероятно на диете, богатой углеводами, необходимыми для компенсации пагубного действия принимаемых лекарств или инсулина.

Не менее интересно и то, что одно из самых ярких проявлений гипогликемии – неудержимый аппетит, причем, не на сало или мясо, а на пищу, богатую углеводами! Аппетит настолько сильный, что больным диабетом рекомендуют есть каждые три-четыре часа, т. е. четыре-шесть раз в день. Чем обильнее и чаще еда – тем выше «сахар» в крови. Чем выше «сахар» – тем надо больше лекарств. Чем больше доза – тем ниже «сахар» в крови. Чем ниже «сахар» – тем сильнее аппетит. Чем сильнее аппетит – тем больше углеводов в диете. Дьявольский замкнутый круг – по рецепту от *эндокринолога* и по рекомендации *диетолога*! Неудивительно, почему у самых маститых эндокринологов, по моим наблюдениям, самые *больные* больные.

---

[1] Подробные таблицы по содержанию углеводов в продуктах см. в книге «Функциональное питание».

Использование комбинации лекарств, инсулина и УГЛЕВОДОВ для «понижения сахара» при диабете II типа (т. е. при нормально работающей поджелудочной железе) войдет в историю медицины конца XX века как одно из самых абсурдных лечений… от извращенного стиля питания, а не от реальной болезни. И не было бы так грустно, если бы это «лечение» для несчастных больных не завершалось инфарктом, инсультом, диализом, слепотой или ампутированными ногами, а для всего медицинского сектора – сногсшибательными доходами.

ДОЛГО ЛИ УМЕЮЧИ

Углеводы – наркотик похлеще сигарет. Отказаться от «сладенького» нелегко именно потому, что нелегко разрубить зловещий цикл: *низкий сахар – пищевые углеводы – высокий инсулин – низкий сахар.* «Низкий сахар» вызывает усталость и дискомфорт, рука немедленно тянется за кофе, чаем, конфетой, фруктом, соком или колой. Короткий всплеск энергии – и опять низкий сахар. Комбинация накопленного за день инсулина, особенно в паре с кофеином, нарушает сон. Жертва, едва продрав глаза, опять тянется за чашкой кофе, яблоком, бубликом, соком, и так этот цикл повторяется день за днем.

Независимо от степени запущенности, у страдающих и от гипогликемии, и от диабета I типа или от еще не диагностированного диабета (II типа) уровень глюкозы в крови стабилизируется очень быстро благодаря... физиологии вашего собственного организма! Нет углеводов в диете – значит, нет и запредельного «сахара» в крови, нет и высокого уровня инсулина и, следовательно, нет необходимости в лекарствах. Почему же все-таки речь идет лишь о стабилизации? Как всегда, успех в деталях, отличных для каждой из трех групп «больных»:

Гипогликемия. Низкий сахар в крови – обратная сторона высокого уровня инсулина – это *плохая* новость. *Хорошая* же новость – у вас отлично функционирует поджелудочная железа, и ваш организм не «сопротивляется» инсулину. Поэтому ваше «выздоровление» произойдет достаточно быстро и без хлопот. Вам будет трудно неделю-другую. Возможно, не будет трудно совсем – низкоуглеводное питание прекрасно утоляет аппетит и относительно быстро снимает тягу к углеводам (sugar craving).

Диабет I типа. По мере исключения углеводов из питания, необходимо уменьшать дозу инсулина. Только вы и ваш врач можете индивидуально определить эти критерии, так как различны и способы применения (укол, насос, аэрозоль), и препараты инсулина (быстрого действия или замедленного, натуральный или синтетический), и другие факторы (вес, возраст, нагрузки и проч.). Думаю, вашего врача больше всего устроит следующая постановка вопроса: «Доктор, какая доза инсулина мне необходима, если мой уровень сахара составляет XXX *mg/dl* перед первым приемом пищи, YYY *mg/dl* – перед вторым, ZZZ *mg/dl* – перед третьим и т. д.?». При этом обязательно расскажите вашему врачу, что вы переходите на низкоуглеводное питание, рекомендуемое в моей книге, будете принимать добавки, которые улучшают метаболизм глюкозы и т. п. Это важно по той простой причине, что ранее, по мере увеличения дозы инсулина, вы увеличивали количество углеводов в диете, чтобы сбалансировать пики высокого и низкого уровня глюкозы в крови. Соответственно, большая доза инсулина (или инсулин пролонгированного действия) без углеводов в питании может привести к гипогликемии.

Вооружившись домашним определителем уровня глюкозы и рекомендациями вашего врача, вы можете легко регулировать дозу инсулина без риска гипогликемического обморока. Ваша цель – найти минимальное количество инсулина (*sweet spot*) по принципу: *и волки сыты*, *и овцы целы.* Не за горами времена, когда, как обещают ученые, можно будет восстанавливать островки Лангерганса (клетки-инсулиномы) с помощью стволовых клеток или каким-либо другим путем. Чем меньше ваши ежедневные дозы инсулина сегодня, тем выше шанс не только дожить до этого дня, но и благополучно перенести операцию, так как еще один бич диабетиков – не заживающие из-за инсулина раны. Зачем возиться?

- Раз – потому что все отрицательные последствия сахарного диабета I типа больше связаны с высокими дозами инсулина, чем с уже «подконтрольным» сахаром.
- Два – потому что чем больше дозы инсулина, тем быстрее прогрессирует инсулинрезистенция, вплоть до отказа организма на него реагировать вообще (кетоацидозиз, резкая потеря веса и мышц).
- Три – потому что вы сможете существенно уменьшить (отыграть) сопротивляемость организма инсулину, снять нагрузку с почек, стабилизировать давление, и у вас появится реальный шанс предупредить бессчетные осложнения сахарного диабета – от язв на коже до гангрены, от потери зрения и зубов до ампутации конечностей.

Диабет II типа. Если вы уже принимаете лекарства и/или инсулин, ваша стратегия должна быть такая же, как при диабете I типа. Если еще нет – *постепенно*(!) переходите на низкоуглеводное питание, держите при себе таблетки с глюкозой и полагайтесь на остальные рекомендации в этой книге[1].

---

[1] О стратегии перехода – в главе VI *«Лечение» функциональным питанием.*

Анекдот или реальность: Будем лечить или пусть живет?

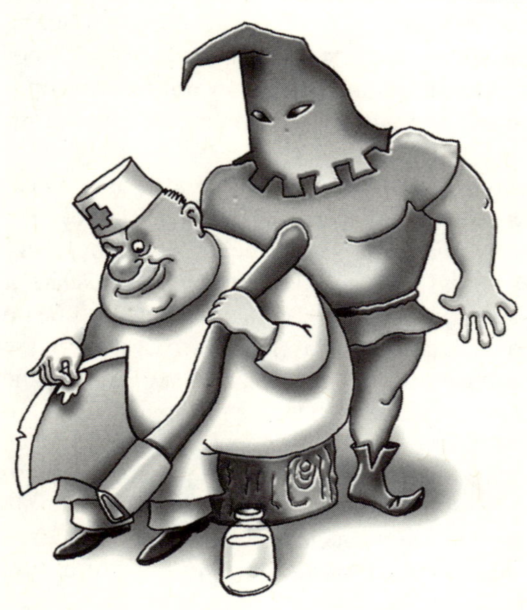

Современная доктрина «лечения» диабета в США полагается исключительно на лекарства и инсулин, дозы которых увеличиваются по мере развития болезни. Поэтому обращаться к американским специалистам по диабету с просьбой «сократить лекарства» – все равно, что просить палача продезинфицировать топор.

А как же быть с врачами общего профиля, а тем более с вашими лечащими врачами, которые, как исправные рядовые солдаты Американской медицинской ассоциации (АМА), формально следуют инструкциям и нормативам «лечения» сахарного диабета, усвоенным ими когда-то в медицинской школе и рекомендуемым в пособиях по клинической практике.

Вне всякого сомнения, если бы рядовые врачи действительно знали, что сахарный диабет – обратимый синдром, они и себя, и своих близких «лечили» бы иначе. К сожалению, они и сами болеют, и лечатся теми же средствами. Более того: шаг влево – их могут лишить куска хлеба, отобрав лицензию врача; шаг вправо – их могут «засудить» неудовлетворенные пациенты, полагаясь на «экспертные» показания «светил» в лечении диабета. Только очень известные и состоятельные врачи, которым по большому счету «наплевать» и на юристов, и на коллег, и на Ассоциацию – как, к примеру, небезызвестный д-р Аткинс или д-р Бернштейн[1], – могут себе позволить выступать и против углеводов, и против линии АМА (American Medical Association), ADA (American Diabetes Association) и AHA (American Heart Association).

Еще печальнее то, что нынешние «светила» в лечении диабета искренне верят в свои собственные идеи – такова тенденция пропаганды: убеждать не только аудиторию, но и самого пропагандиста. В резуль-

---

1 *www.diabetes-normalsugars.com*

тате, большинство проповедников углеводной диеты «страдают» от неизбежного влияния избытка углеводов на поведение и характер: агрессивность к оппонентам и нетерпимость к чужому мнению из-за одновременно высоких уровней и инсулина, и глюкозы в их крови, возбуждающий эффект которых на центральную нервную систему обсуждался ранее.

И наконец, не забывайте: сахарный диабет – большой бизнес. Здоровые *больные* – плохой бизнес. Американская система здравоохранения оплачивает исключительно болезни, и самые *успешные* врачи в США – это самые богатые врачи, иначе говоря, чем больше у врача очень *больных* больных, тем он успешнее (читай: богаче). Если эта элементарная истина до сих пор не засела в вашем сознании, и вы все еще ищите *хорошего* специалиста (такого, который вылечивает на 100%), хочу вас разочаровать: он уже давно или безработный, или банкрот, так как у него… мало больных. Увы, медицина в США – одна из немногих специальностей, которая по-настоящему *хороших* врачей наказывает: чем здоровее пациенты, тем меньше платят за их лечение.

Несмотря на вышесказанное, имейте в виду, что, помимо диабета, есть много ситуаций, где помощь врача критически необходима. Обижаться на врачей за то, что они лечат так, как их учат, все равно, что ругать сторожевую собаку за то, что она лает. Если вы не поняли иронии (или обиделись за врачей), напомню: сторожевых собак *обучают* лаять на посторонних. Не хотите лая – заведите охотничью; не хотите иметь дело с неправильно обученными врачами – не давитесь углеводами и не болейте сахарным диабетом!

СТРАШИЛКИ, ПУГАЛКИ

На бумаге все проще, чем в жизни. Представляю, как, вооружившись моим статьями и книгами, вы отправляетесь на прием к вашему врачу. В лучшем случае, он внимательно выслушивает вашу историю, в худшем – покрутит пальцем у виска при упоминании моего имени.

Если вам повезло с врачом, он положительно отнесется к вашему стремлению выздороветь (как это ни смешно звучит), если нет – вместо внятного объяснения причинно-следственных связей, вы услышите расхожие, как в детстве, страшилки типа: «…тебя украдут цыгане…», «…съест Бармалей…», «…отдадим в интернат…», «…мама разлюбит…». Пока ребенок не осознает, что его дурят, эти глупости действуют на его слабую психику так же сильно, как перечисленные ниже аргументы на сознание «обреченного» пациента. Чем же «страшат» больных «специалисты» по диабету:

- *Диабет – неизлечимая болезнь…* Абсолютная правда, если «лечить» сахарный диабет лекарствами, инсулином *и* углеводной диетой. На низкоуглеводном же питании диабет II типа быстро устраняется, а клиническая картина I – заметно улучшается.

- *Мясо вредно для здоровья…* Неправда. В зонах максимальной продолжительности жизни в диете людей доминируют рыба и другие морепродукты, мясо травоядных животных и кисломолочные продукты (сыр, йогурт, масло, сметана). Сомневаетесь? Читайте любое пособие по физиологии: дневная потребность организма человека в белках составляет от 1 до 1,5 *г* на килограмм веса, гораздо больше – у растущих детей, беременных женщин, больных и пожилых. Полкилограмма говядины, к примеру, содержит *минимальную* дневную норму белка (~21%, или около 105 *г*) для 50-летней женщины весом в 70 *кг*.
- *Это плохо для вашей печени…* Неправда. С точки зрения печени, белки и жиры не только критически необходимые (незаменимые) компоненты, но и абсолютно нейтральные. Болезни печени (цирроз, «жирная» печень) начинаются именно из-за избытка углеводов в диете и дефицита незаменимых жирных кислот и аминокислот. Белково-жировая диета – самая щадящая для печени. Сомневаетесь? Читайте любое пособие по физиологии.
- *У вас поднимется холестерин...* Неправда. Белково-жировая диета способствует увеличению «хорошего» холестерина. Как вам объяснит любой эксперт по холестерину, при соотношении «плохого» холестерина к «хорошему» меньше или равному трем с половиной (LDL / HDL ≤3,5) действие «плохого» нейтрализуется «хорошим». Сомневаетесь? Делайте анализы крови и читайте любое пособие по физиологии: пищевой жир – основной регулятор холестеринового обмена.
- *Вы поправитесь…* Неправда. За последние 75 лет количество полных американцев увеличилось с 5% до почти 70%. Всего 75 лет назад стиль питания американцев был преимущественно белково-жировой, а больных диабетом было меньше на 1280%(!). Сомневаетесь? Регулярно взвешивайтесь.
- *У вас откажут почки…* Неправда. Судите сами: «*Наиболее частыми причинами хронической почечной недостаточности являются гломерулонефрит, пиелонефрит, наследственный нефрит, поликистоз почек, <u>сахарный диабет</u>, аденома предстательной железы, почечнокаменная болезнь.* […] *В большинстве случаев острой почечной недостаточности ведущее патогенетическое значение имеют нарушение почечного кровотока и снижение клубочковой фильтрации*»[1]. Избыток собственного плюс синтетический инсулин – основная причина поражения кровеносных сосудов, питающих почки. Низкоуглеводное питание позволяет существенно сократить циркуляцию инсулина в

---

[1] Малая медицинская энциклопедия (ММЭ). В 6 тт., РАМН, Интернет-издание, статья «*Почечная недостаточность*»; *www.rubricon.ru/mme_1.asp*

крови и, тем самым, улучшить функциональность почек. Несомненно, если вы будете продолжать поглощать углеводы и ничего не делать – почки действительно откажут.

- *У вас будет кетоз*... Правда, что будет; неправда – что он вам чем-то угрожает. *Кетоз* (*ketosis*) – это такое же естественное физиологическое явление, как *дыхание*! Кетоз позволяет использовать накопленный в вашем организме жир как источник энергии. В процессе распада жирных кислот – этот процесс называется *липолиз* – образуется ацетон (CH_3_CO_CH_3, органическое соединение из класса *кетонов*), который разлагается на воду и углекислый газ и выводится через почки и легкие. Когда образуются кетоны, от человека (через дыхание) и от мочи слегка пахнет ацетоном («фруктовый» запах). Организм очень часто переходит на липолиз (он же *катаболический метаболизм*) для получения энергии: между приемами пищи, на безуглеводной диете, во время интенсивных физических и интеллектуальных нагрузок, сильного стресса и инфекционных болезней. (Отсюда поговорка: *пока толстый сохнет, сухой – сдохнет*.) *Систематический кетоз* – основа целенаправленного эффективного похудения. Кстати, без *кетоза* не были бы возможны ни обожаемое апологетами углеводной диеты *лечебное* голодание, ни жизнь эскимосов, ни диета Аткинса или South Beach.
- *У вас будет кетоацидоз*... Полуправда. *Гипергликемия* (высокий «сахар») из-за дефицита инсулина переключает организм на *липолиз* (и синтез кетонов) потому, что организм не может использовать глюкозу. Только благодаря этому естественному процессу диабетики I типа не погибают немедленно! Поэтому же, они часто такие худые (у них «сгорает» их подкожный жир) и от них пахнет ацетоном. Так как высокий уровень глюкозы в крови сопровождается диурезом (чрезмерным мочеиспусканием), больной быстро обезвоживается, и концентрация ацетона в крови резко увеличивается. В упрощенном виде, *летальный кетоацидоз* – это такое состояние, когда концентрация ацетона превышает порог, после которого наступает кома и смерть. На ранних стадиях «лечения» диабета I типа (инсулином *и* углеводами) регулярные инъекции инсулина необходимы для предупреждения *кетоацидоза*. Высокие дозы инсулина рано или поздно приводят и к почечной недостаточности, и к полной инсулинрезистенции, которые еще больше предрасполагают... к кетоацидозу. Так что, лечись не лечись традиционными способами – исход тот же. Низкоуглеводная диета позволяет существенно уменьшить и дозы инсулина, и концентрацию глюкозы в крови, а вместе с ними – риск кетоацидоза. «Специалист» же, который пугает диабетика II типа *кетоацидозом*, мягко говоря – не прав.
- *Я не отвечаю за последствия*... Это правда! Независимо от исхода, ваш врач не отвечает за последствия ни когда вы *лечитесь* согласно

официальной доктрине (лекарства, инсулин, углеводы), ни, тем более, когда вы *выздоравливаете* вопреки ей.

В отчаянии даже образованные люди готовы следовать советам «эрудированной» соседки. Представляете, как трудно критически проанализировать совет настоящего *лечащего* врача. Но, к счастью, не невозможно. Если я смог разобраться и «спасти» себя от недиагностированного сахарного диабета – можете и вы вооружившись информацией из этой книги.

Есть ли какая-то надежда, что ситуация изменится, и рядовые врачи смогут оказывать пациентам адекватную помощь? Несомненно, есть... Маловероятно, что эти изменения произойдут по инициативе нынешних специалистов, ассоциаций и фармацевтических фирм. Быстрее всего, инициатива будет исходить, как это произошло с табачной промышленностью, от фондов частного и социального (Medicaid, Medicare) страхования и юристов: от первых – чтобы сократить ошеломляющие расходы на лечение диабета и его последствий, от последних – чтобы заработать. А пока этого не произошло – не ждите у моря погоды! Да, сахарный диабет – обратимый синдром, а вот многие его последствия – к сожалению, нет...

Если вы читаете по-английски, наряду с моими публикациями, познакомьтесь (и познакомьте вашего англоязычного врача) с близкими по смыслу публикациями на эту тему американских врачей. Наиболее доступные из них:

- *Protein Power: The High-Protein/Low Carbohydrate Way to Lose Weight, Feel Fit, and Boost Your Health-in Just Weeks*! by Michael, Md. Eades, et al, Bantam Doubleday Dell Pub.
- *Dr. Bernstein's diabetes solution. A Complete Guide to Achieving Normal Blood Sugars* by Richard K. Bernstein, M.D. Little Brown & Co.

И последнее: для многих языковой барьер – серьезное препятствие в общении с англоязычными врачами. Более вероятно, что вы придете к взаимопониманию с врачами, которые говорят на вашем родном (русском) языке. Желаю успеха.

У попа была собака, он ее лупил

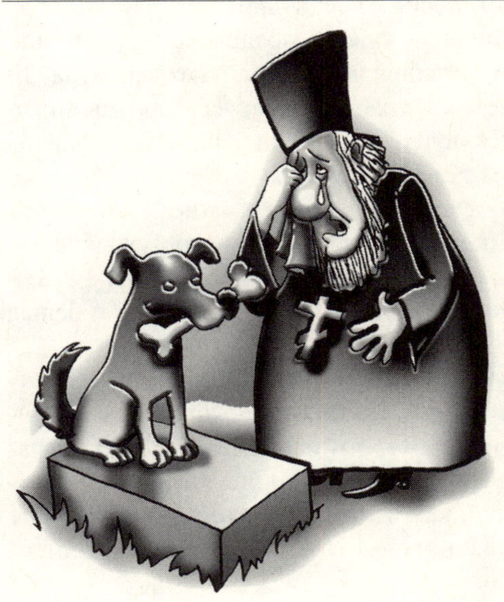

Гиперинсулинемия (от греч. *hyper-* – над, сверху) характеризуется хронически высоким уровнем *эндогенного* (производимого поджелудочной железой) и *экзогенного* (по рецепту врача) инсулина в крови. На ранних стадиях сахарного диабета II типа высокий уровень эндогенного инсулина обуславливается углеводами в питании, а на более поздних еще и инсулинрезистенцией (от лат. *resisto* – сопротивляться) – патологическим нарушением метаболизма глюкозы на клеточном и эндокринном уровнях. Для диабета I типа характерна прогрессирующая инсулинрезистенция к экзогенному инсулину.

И гиперинсулинемия, и инсулинрезистенция усугубляются доминирующими в США методологиями лечения сахарного диабета, которые полагаются на систематическое увеличение доз сахаропонижающих лекарств и параллельно углеводов, балансирующих действие этих лекарств на организм больного. Гиперинсулинемия коварна по нескольким соображениям, знакомым вам еще по притче без конца «*У попа была собака, он ее любил…*»:

- *Она съела кусок мяса…* Чем выше уровень инсулина, тем больше вероятность гипогликемии (очень низкого сахара). Пациент вынужден есть продукты, богатые углеводами, чтобы избежать гипогликемическую кому. Чем больше углеводов в еде, тем выше инсулин в крови, и…
- *Он ее убил…* Инсулин не только контролирует уровень глюкозы в крови, но является еще и гормоном стресса. Чем выше уровень инсулина, тем раздражительнее человек. Раздражение усиливает стресс. Стресс повышает уровень в крови и инсулина, и адреналина, и других гормонов стресса, и…
- *На могилке написал…* Гормоны стресса сужают здоровые и вовсе блокируют больные сосуды, а тем более – капилляры. Гипертония, атеросклероз, мигрени, ишемическая болезнь сердца – ранние спутницы сахарного диабета, а почечная недостаточность и гангрена ко-

нечностей из-за нарушения циркуляции в сосудах и капиллярах – завершающие…

Уж если речь зашла о попах, интересно отметить, что ортодоксальное православие, практикующее длительные посты, предрасполагает к диабету и ожирению в значительно большей мере чем, скажем, иудаизм или католицизм. Если вы страдаете от диабета, пост вам противопоказан. Слава Богу, церковь делает исключение для больных, но вы должны обратиться к главе вашего прихода за разрешением.

Кстати, «наружные» симптомы сахарного диабета отчетливо видны на многих рано стареющих представителях православного духовенства: полнота, ранняя седина и румяные щеки (признак гипертонии) – неизбежная расплата за регулярные посты, говенья, кагор, чаепития и белые калачи.

В отличие от «специалистов» по диабету, организм – не дурак. Нет углеводов в диете – нет гиперинсулинемии. На низкоуглеводном стиле питания (срок зависит от степени запущенности пациента) быстро устраняются причины и эндогенной, и экзогенной гиперинсулинемии. Устранить стресс сложнее, но, к счастью, как в том анекдоте о Маврикиевне (про секс и Новый год), еда бывает чаще. Поэтому-то мы и концентрируемся на устранении углеводов.

Инсулинрезистенция тоже обратима практически полностью благодаря низкому уровню инсулина в крови, с одной стороны, с другой – устранению внутренних причин нарушения углеводного обмена, таких как дефицит хрома, магния, ванадия, жирных кислот, белков, ферментов и витаминов, которые принимают участие в метаболизме глюкозы.

НОРМА НОРМЕ РОЗНЬ

Так как высокий уровень «сахара», а не высокий или низкий уровень инсулина является в настоящее время диагностическим критерием сахарного диабета, вы, наверняка, столкнетесь с трагическими последствиями этой ошибки в вопросах интерпретации *нормы* «сахара». События могут развиваться по двум сценариям:

Стандартная терапия (СД-II)

По предписанию вашего врача, вы принимаете лекарства или инсулин, или и то и другое, и компенсируете их «сахаропонижающий» эффект преимущественно углеводной диетой. (При СД-I – прием инсулина обязателен всю жизнь).

По мере неизбежного на таком «лечении» повышения «сахара», ваш врач периодически увеличивает дозы вашего лекарства и добавляет новые, чтобы поддерживать уровень «сахара» ниже установленных 125 *mg/dl* (140 *mg/dl* по более раннему нормативу).

Если во время «лечения» вы прекратите прием лекарств (а тем более инсулина), уровень «сахара» резко поднимется до 200, 300, 400 и более, со всеми вытекающими отсюда последствиями, даже, возможно, летальными.

Этот процесс продолжается вплоть до самой смерти пациента (причем, значительно ускоренной), независимо от причин. Но с точки зрения и врачей, и «специалистов» – задача выполнена: уровень сахара поддерживался в приемлемых пределах, а то, что больной умер раньше времени – при диабете это ведь неизбежно.

Функциональное питание (СД-II)

Вы переходите на низкоуглеводное питание и, по мере уменьшения уровня «сахара» в крови, уменьшаете (предварительно согласовав с вашим врачом) дозы лекарств, инсулина или того и другого. Далее происходит следующее.

На ранних стадиях диабета II типа необходимость в лекарствах отпадает практически сразу. При запущенном СД-II и диабете I типа возможно быстрое и существенное уменьшение доз лекарств и/или инсулина.

Чтобы не подвергать себя риску повышенного или пониженного «сахара», вы продолжаете измерять его уровень в крови домашним тестером, и он в пределах нормы. Маленькое чудо!

Через несколько дней эйфория проходит: несмотря на то, что в вашей диете нет ни грамма углеводов, «сахар» поднялся выше нормы, допустим, 160–180 *mg/dl*.

В панике вы звоните вашему врачу, заранее зная его/ее рекомендацию: «*Я же вам говорил, что диабет – неизлечимая болезнь. Немедленно возобновите лекарства, иначе я за вас не отвечаю!*».

Реакция абсолютно предсказуема, потому что, к сожалению, задача врачей – любой ценой держать «сахар» в пределах нормы, а не ваше полное выздоровление. Что же происходит на самом деле? Происходят нормальные для *вашей* ситуации явления – в основном, вследствие предшествующего «лечения»:

- *Инерция лекарств*. В организме всегда депонируется какое-то количество лекарств, остаточный эффект которых еще несколько дней понижает «сахар». По мере истощения депо, уровень «сахара» естественно повышается.
- *Адаптация организма.* Организм, как любая саморегулируемая система, в ответ на резкое исчезновение углеводов из диеты самокомпенсируется, т. е. производит глюкозу из гликогена и аминокислот (белков) в привычном для него количестве. Соответственно, «сахар» поднимается для поддержания гомеостаза (физиологического равновесия организма).

- *Инсулиновая недостаточность.* Независимо от причин, у вас действительно может быть низкий уровень эндогенного инсулина. Если вы использовали экзогенный инсулин, эндокринные железы, в том числе поджелудочная, имеют тенденцию прекращать секретировать гормоны при наличии искусственных аналогов. «Сахар» поднимается.
- *Инсулинрезистенция.* Так как инсулинрезистенция препятствует утилизации глюкозы даже при относительно высоком уровне инсулина (СД-II), возможно, ваш организм, по сравнению с абсолютно здоровым человеком, нуждается в гораздо более высокой концентрации глюкозы для обеспечения идентичных функций.
- *Физиология организма.* Физические нагрузки, болезни, операции, отравления, инфекции, продолжительный стресс, обезвоживание, некоторые лекарства и травы, а у женщин – овуляция, ощутимо повышают уровень глюкозы в крови даже у здоровых, а тем более у диабетиков. Эти пики обязательно должны контролироваться (см. ниже).

Бросившие курить отлично помнят долгую, омерзительно болезненную реакцию организма на отсутствие сигарет: мигрень, ломота в суставах, одышка, кашель, раздражительность. Виданное ли дело, чтобы врач в ответ на жалобы бросившего курить пациента сказал: «*Немедленно возобновите курение, иначе я за вас не отвечаю!*». Увы, с сахарным диабетом, как правило, происходит именно так.

Есть ли основания для паники? Нет – если есть прогресс (нормализация). Да – если прогресса нет! Паника базируется не на том, что вы на медленном пути к выздоровлению (нормальный «сахар», отсутствие лекарств), а на том, что после многих лет «неизлечимой» болезни ваши анализы не такие, как у абсолютно здоровых. Наверное, вы сами догадываетесь, что стричь всех под одну гребенку – без скидки на возраст, вес, тип нервной системы и продолжительность болезни – нонсенс. Поэтому, если «сахар» в 140–160 для здорового – действительно отклонение от нормы, то для выздоравливающего диабетика (а тем более без лекарств) – возможно, приемлемый показатель, если уже наметилась тенденция к его уменьшению, подтверждаемая ежедневными измерениями уровня глюкозы домашним тестером.

Не забывайте: сахарный диабет II типа характеризуется инсулинрезистенцией (замедленной утилизацией глюкозы) и при нормальном, и при повышенном уровне инсулина. Соответственно, у страдающих диабетом II типа нормальный для данного индивидуума уровень глюкозы в крови, как правило, выше общепринятой нормы. Если ваш «сахар» в течение многих лет зашкаливало за 200, 300 и выше, то для вас показатель в 120–140 благодаря функциональному питанию – первый шаг к полному выздоровлению! Даже такой относительно высокий уровень глюкозы начнет уменьшаться по мере снижения инсулинрезистенции, но это требует времени – месяцы, иногда, годы.

Не забывайте, что в жизни все относительно: слепой был бы рад десяти процентам зрения, глухой – пяти процентам слуха. Пытаться понижать диабетикам «сахар» до уровня здоровых людей мегадозами лекарств или инсулина в сочетании с углеводами (до 60%) так же безумно, как отказывать в лечении пожилым только потому, что они уже никогда не будут молодыми.

Устранение избытка углеводов из вашего рациона – первый и ключевой шаг к обузданию гиперинсулинемии. Второй, не менее важный шаг – как можно быстрее восстановить адекватную реакцию организма на инсулин, независимо от его природы (эндогенный или экзогенный).

СУЖАЕМ КРУГ ПРОБЛЕМ

Гиперинсулинемия – функция четырех факторов: (а) *количества углеводов в питании*, (б) *секреции инсулина* или *доз инсулина*, (в) *потребности организма в глюкозе* и (г) *метаболизма глюкозы в организме*. До тех пор, пока организм в состоянии поддерживать деликатный баланс между этими четырьмя факторами, уровень инсулина (и глюкозы) в крови колеблется в пределах приемлемой нормы.

Ваш врач может поставить предварительный диагноз гиперинсулинемию по лабораторному анализу крови на *serum C-Peptide* (*fasting*). *C-Peptide* – это белок, который производится поджелудочной железой параллельно с инсулином. Несомненно, прямой анализ на инсулин под нагрузкой (наряду с оральным глюкозотолерантным тестом) еще объективнее отражает динамику образования инсулина.

Длительная клиническая гиперинсулинемия обусловлена следующим сочетанием этих факторов: *углеводы в питании* – в избытке, *секреция инсулина* – высокая, *потребность в глюкозе* – низкая, *метаболизм глюкозы* – низкий. Устранение гиперинсулинемии возможно только при таком сочетании этих факторов: *углеводы в питании* – минимальные, *секреция инсулина* – минимальная, *потребность в глюкозе* – высокая, *метаболизм глюкозы* – нормальный.

Будучи людьми практичными, мы сужаем круг проблем, на которые мы действительно можем влиять:

- *Углеводы в питании?* Да, можем довести до приемлемого минимума при помощи низкоуглеводного питания.
- *Секреция инсулина?* Да, можем ощутимо ее понизить, исключив углеводы, опять же при помощи низкоуглеводного питания.
- *Потребность в глюкозе?* Да, можем повысить, существенно увеличив физическую и/или интеллектуальную нагрузки. Если вы не шахматист, лесоруб или каменщик (у них дневные нужды в углеводах в 4-5 раз больше, чем у *белых воротничков*), заняться *физкультурой*, которая поможет «сжечь» избыток углеводов, имеет смысл. Откуда, вы думаете, взялись все эти современные увлечения – от бега трусцой

до марафонов и бесчисленных «джимов»? Конечно же, от необходимости «сжигать» невостребованные углеводы.

- *Метаболизм глюкозы?* Да, можем улучшить с помощью пищевых добавок, которые в значительной мере «управляют» метаболизмом глюкозы и хронический дефицит которых – одна из ключевых составляющих сахарного диабета II типа в целом, гиперинсулинемии и инсулинрезистенции – в частности.

И материалы этой книги, и бо́льшая часть моей книги «Функциональное питание» посвящены исключению или сокращению углеводов в питании. Это, надеюсь, понятно. И не мне вам советовать «заняться физкультурой» – попробуйте, если любите или еще можете. На мой взгляд, устранить избыток углеводов на вашем столе гораздо проще, чем потеть в спортивном зале. Это тоже очевидно. Осталось разобраться в *метаболизме глюкозы*, механизмы которого хорошо изучены и известны и специалистам, и «специалистам».

Витамины и минералы: не подмажем – не усвоим

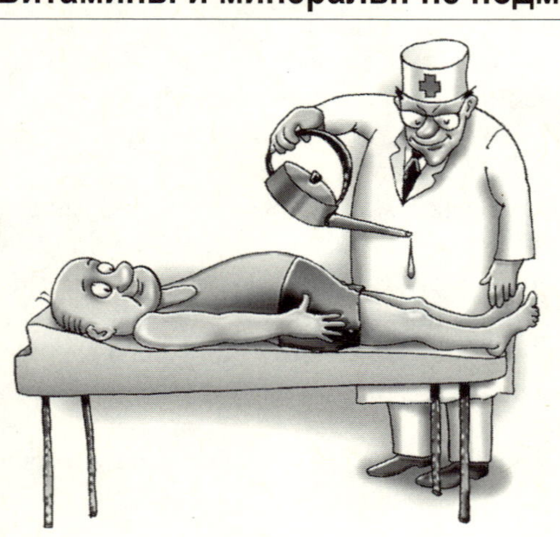

Хорошо смазанному и отлаженному автомобилю необходимо меньше качественного бензина на одну и ту же дистанцию, чем развалюхе той же марки. Хорошо «смазанному» и «отлаженному» организму также нужно меньше глюкозы для выполнения какой-либо работы.

Какие же факторы влияют на метаболизм глюкозы? В идеале, абсолютно здоровый и хорошо «смазанный» организм получает все необходимые витамины из продуктов питания (C, A, D, B_{12}) или синтезирует их сам (группа B_n, K). Увы, для современных горожан достижение этого идеала – такая же утопия, как коммунизм: уже не те продукты, не те методы приготовления, не та вода, не та экология, не те нагрузки, и т. д. Для страдающих же от диабета – авитаминоз одновременно и причина, и следствие болезни. Поэтому профилактика, устранение и реабилитация последствий сахарного диабета невозможны без терапевтических доз витаминов ни практически, ни теоретически. И вот почему:

Витамин C (ascorbic acid)

Низкий уровень витамина C типичен для больных диабетом. Адекватное количество C понижает уровень сорбитола (полисахар), который накапливается в нервных тканях, глазах и почках и ведет к их разрушению. Витамин C косвенно улучшает метаболизм глюкозы. Он незаменим для предупреждения и реабилитации поврежденных инсулином сосудов, капилляров, соединительных тканей и нервных волокон; повышает эффективность витамина E. Рекомендуемая доза витамина C – от одного до трех-четырех граммов в день в форме аскорбатов кальция или магния в сочетании с натуральными биофлавоноидами.

Витамин B_1 (thiamin)

Низкий уровень витамина B_1 типичен для СД-I. Дефицит B_1 ускоряет развитие диабетической невропатии. Регулярный прием витамина B_1 в комплексе с витаминами B_6 и B_{12} помогает справиться с симптомами невропатии.

Витамин B_3 (niacin и niacinamide)

Терапевтические дозы витамина B_3 в форме ниацина в некоторых случаях улучшают метаболизм глюкозы, а очень высокие дозы (несколько граммов в день) – ухудшают. Ниацинамид считается более эффективным средством, особенно для ранних стадий СД-I и для детей в группе риска.

Витамин B_6 (pyridoxine)

Дефицит витамина B_6 характерен для больных диабетом, особенно с повреждениями нервных окончаний. Адекватный уровень B_6 улучшает метаболизм глюкозы; важен женщинам, принимающим противозачаточные таблетки и беременным.

Витамин B_{12} (cyancobalamine)

Витамин B_{12} необходим для нормального функционирования нервных клеток. Инъекции, внутривенные вливания и таблетки под язык витамина B_{12} уменьшают повреждения нервных окончаний, связанные с диабетом.

Биотин (biotin)

Биотин – витамин группы B, участвующий в метаболизме глюкозы. Исследования подтверждают, что терапевтические дозы биотина снижают уровень глюкозы в анализе натощак до 50%. Биотин ослабляет болевые ощущения в поврежденных из-за диабета нервных тканях.

Инозитол (inositol)

Инозитол необходим для нормальной работы нервных клеток и тканей. Некоторые симптомы диабетической невропатии могут быть устранены при регулярном приеме инозитола в терапевтических дозах.

Витамин E (d-alpha tocopherol)

Дефицит жирорастворимого витамина E способствует развитию СД-II. Высокий уровень E улучшает усвоение глюкозы, предотвращает повреждение нервных окончаний и частично восстанавливает их, улучшает состояние сосудов и капилляров, препятствует образованию тромбов. Рекомендуемая доза – от 800 до 1,200 I.U. в день в натуральной форме. Витамин E понижает риск развития СД-I, а антиокислительные свойства и широкий спектр положительных воздействий на сердечно-сосудистую систему делают его незаменимым для устранения последствий диабета.

Витамин D (calciferol)

Витами D необходим для поддержания нормального уровня инсулина в крови. Витамин D был обнаружен в рецепторах поджелудочной железы. Длительный и регулярный прием витамина D в терапевтических дозах повышает секрецию инсулина и понижает уровень глюкозы. Длительный прием витамина D без соответствующего количества кальция (2-3 *г* в день из продуктов и добавок) может привести к выхолащиванию кальция из костных тканей (остеомаляции). Витамин D не усваивается без солнечного цвета и без жиров животного происхождения в диете. Неудивительно, что диабет и болезни костей (артрит, остеопарит и пародонтит) – сопутствующие состояния, связанные с дефицитом или неадекватным усвоением витамина D.

РОЛЬ МИНЕРАЛОВ В ВОЗНИКНОВЕНИИ И УСТРАНЕНИИ ДИАБЕТА

Дефицит минералов «уличен» в еще большем количестве «преступлений» против жертв сахарного диабета. Речь идет не столько о самой болезни, сколько о ее последствиях, связанных со скелетно-костным аппаратом: артрит, остеопороз и пародонтит – неизбежные и ранние спутники диабета. Это и не удивительно: больные диабетом принимают лекарства, больше пьют, сильнее потеют, чаще мочатся.

Из-за этого внутренние резервы минералов (в костной ткани) исчерпываются у них гораздо быстрее, чем у относительно здоровых. Добавьте к этому: диету без жиров, которые являются обязательным условием усвоения минералов; хронический дефицит ультрафиолетового света (солнечного), без которого не активизируется витамин D; дисбактериоз кишечника, при котором не синтезируются витамины группы B и витамин K, критически важный для усвоения минералов и, конечно же, фильтрованную питьевую воду, лишенную минералов, – и вот вам все предпосылки для появления и диабета, и остеопороза, и аритмии, и тахикардии, и депрессии, и массы других хронических состояний и дегенеративных болезней.

Начнем с того, что 3,9% от веса тела составляют *неорганические макроминералы* в форме неорганических солей, кислот или органических соединений. Следующая таблица иллюстрирует содержание минералов в организме человека весом в 75 *кг*:

Минерал	**% веса**	**К-во**
Кальций (Calcium)	1,5%	1125 *г*
Фосфор (Phosphorus)	1,0%	750 *г*
Калий (Potassium)	0,4%	300 *г*
Сера (Sulfur)	0,3%	225 *г*
Хлор (Chlorine)	0,2%	150 *г*
Натрий (Sodium)	0,2%	150 *г*
Железо (Iron)	0,1%	75 *г*
Магний (Magnesium)	0,1%	75 *г*
Йод (Iodine)	0,1%	75 *г*

Чем больше потери каждого из этих минералов с потом, мочой и калом, тем выше ежедневная потребность в их замене, особенно минералов-электролитов: кальция, натрия, калия и магния. Эти минералы регулируют кислотно-щелочной и осмотический (молекулярный) баланс плазмы крови, лимфы и внутриклеточной жидкости, а из организма они выводятся через почки (моча) и кожу (пот) при больших физических нагрузках, высокой температуре, несбалансированной диете и т. п.

Микроэлементы составляют 0,5% от веса тела и выполняют функцию катализаторов многих метаболических, ферментативных, нейроэлектронных и других процессов. Основные среди них – хром (chromium), кобальт (cobalt), медь (copper), фтор (fluorine), марганец (manganese), молибден (molybdenum), селен (selenium), свинец (tin), ванадий (vanadium) и цинк (zinc).

Принципиально важные минералы и микроэлементы для предупреждения сахарного диабета или выздоровления – хром, магний, цинк и ванадий, которые непосредственно влияют на метаболизм глюкозы. Специалисты даже называют хром *GTF Chromium* – фактором толерантности к глюкозе (*Glucose Tolerance Factor*). С более подробным обзором функций, выполняемых минералами, вы можете познакомиться в моей книге «Функциональное питание».

Следующий краткий обзор касается в основном тех компонентов, которые критичны при любого рода нарушениях углеводного обмена:

Кальций (calcium)

Кальций напрямую не участвует в метаболизме глюкозы, однако вынужден интенсивно «подчищать» нарушения кровяного баланса из-за диуреза, характерного для сахарного диабета. Добавьте сюда возраст, болезни желудка и кишечника и общее неудовлетворительное состояние больных диабетом, и вы поймете, сколь значительны потребности организма в кальции и для поддержания здоровья, и для избавления от последствий диабета.

Хром (chromium)

Хром необходим для нормального метаболизма глюкозы. Он является компонентом соединения, называемого *фактором толерантности к глюкозе* (*Glucose Tolerance Factor*, *GTF*), которое во взаимодействии с инсулином доставляет глюкозу в клетки, где она используется для производства энергии. В результате, оптимальное потребление хрома ведет к уменьшению количества инсулина, необходимого для поддержания нормального уровня глюкозы в крови. Взаимодействие хрома с инсулином стимулирует синтез белков.

Хром также участвует в метаболизме жиров, регулируя уровень холестерина в крови. Он снижает как общий уровень холестерина, так и уровень LDL («нездорового») холестерина, повышая при этом HDL («здоровый») холестерин. Хром важен и для поддержания оптимального кровяного давления. У пожилых людей уровень хрома, как правило, несколько понижен. Исследования среди населения разных географических районов (эндемических зон) показали, что в областях с высоким уровнем потребления хрома гораздо ниже вероятность сахарного диабета и сердечно-сосудистых заболеваний.

Магний (magnesium)

При сахарном диабете понижается уровень *магния*. В организме взрослого человека находится приблизительно 20–28 *г* магния, причем около 60% от этого количества сконцентрировано в костях, остальное – в мышцах, мягких тканях и жидкой среде организма. Магний в высоких концентрациях содержится в клетках мозга и сердца.

Результаты клинических исследований роли магния указывают на взаимосвязь между дефицитом магния и нарушениями углеводного обмена, так как магний участвует более чем в трехстах ферментативных реакциях и процессах, связанных с утилизацией углеводов. Магний необходим для расщепления глюкозы и удаления из организма токсинов, а также для усвоения витаминов B_1, C и B_6. Магний активно задействован в секреции инсулина и способствует его проникновению в клетки, повышая тем самым их возможность метаболизировать глюкозу.

Цинк (zinc)

В среднем в организме взрослого человека содержится от 1,5 до 3 *г цинка*: 60% – в мышцах и костях, 20% – в коже. Самые высокие концентрации цинка обнаружены в простате и сперме у мужчин, а также в лейкоцитах и эритроцитах. Много цинка в сетчатке глаза, печени и почках, меньше – в волосах. Цинк участвует примерно в двухстах ферментативных реакциях в организме. Он вовлечен в синтез и расщепление углеводов, жиров и белков.

Цинк необходим для синтеза, секреции и утилизации инсулина. Он защищает производящие инсулин бета-клетки поджелудочной железы от разрушения. Цинк участвует в обменных процессах, происходящих в гипофизе, щитовидной железе, надпочечниках, яичниках и семенниках – ключевых органах, контролирующих метаболизм, ожирение и старение.

Цинк поддерживает чувствительность рецепторов вкуса и обоняния, участвует в преобразовании жирных кислот в простагландины (prostaglandins), которые регулируют такие процессы, как частота пульса, кровяное давление и работу кожных жировых желез. Его участие важно при формировании соляной кислоты в желудке, а адекватное пищеварение – база функционального питания, без которого невозможно устранение сахарного диабета и его последствий.

Ванадий (vanadium)

В организме взрослого человека содержится около 100 *мкг ванадия*, в основном в крови, тканях внутренних органов и костях. Главная функция ванадия – взаимодействие с ферментами, участвующими в метаболизме глюкозы и жиров и в синтезе гормонов щитовидной железы, которые «руководят» степенью и эффективностью метаболизма.

ФЕРМЕНТЫ И АМИНОКИСЛОТЫ

Наряду с витаминами и минералами, следующие биологически активные компоненты клеточного обмена эффективны для профилактики и устранения нарушений углеводного обмена:

Кофермент Q10 (coenzyme Q10, ubiquinone)

Кофермент Q10 (Co-Q10) входит в состав органелл животных и растительных клеток, которые называются митохондриями (от греч. *mitos* – нить и *chondrion* – зернышко, крупинка). С участием Co-Q10 в митохондриях протекают метаболические реакции, обеспечивающие клетки энергией. В клетке может быть от одной до нескольких тысяч митохондрий. Не удивительно, что больше всего митохондрий (и за компанию, Co-Q10) содержат клетки сердца и печени.

Кстати, академическое название кофермента Q10 – *ubiquinone* (*убихинон*), происходит от англ. *ubiquitous* (*widespread*), т. е. вездесущий. Уровень этого «вездесущего» катализатора в клетках существенно уменьшается с возрастом, на что организм реагирует и низким уровнем энергии, и нарушением метаболизма глюкозы на клеточном уровне, и дистрофией, и бесплодием, и кардиомиопатией, и аритмией, и т. п.

Кофермент Q10 синтезируется в печени. Кстати, препараты, угнетающие синтез холестерина в печени, подавляют также синтез Co-Q10, что способствует развитию диабета. И не только – Co-Q10 обладает мощными антиокислительными свойствами (free radicals scavenger), необходимыми для предупреждения атеросклероза и раковых заболеваний.

Многочисленные клинические исследования, в том числе на контрольных группах, показали эффективность пищевых добавок, содержащих Co-Q10 в жирорастворимой форме, для профилактики сахарного диабета, устранения его последствий и для целого ряда вышеперечисленных болезней. Качественный Co-Q10 импортируется из Японии и относительно дорог – примерно $0,40 за 50 *мг* (средняя дневная доза). Co-Q10 содержится только в продуктах животного происхождения.

Альфа-липоевая кислота (alpha lipoic acid, ALA)

Альфа-липоевая кислота (АЛК), как и кофермент Q10, синтезируется в организме и, как и Co-Q10, «обитает» в митохондриях, принимает участие в синтезе глюкозы и считается универсальным антиоксидантом из-за удивительной способности растворяться и в воде, и в жирах.

АЛК улучшает метаболизм глюкозы при СД-II и, что, пожалуй, еще важнее, мешает присоединению молекул глюкозы к белковым молекулам (glycosylation), то есть, препятствует образованию соединений, способствующих повреждению нервных окончаний, развитию атеросклероза, раковых заболеваний, мышечной дистрофии, ретинопатии (болезни сетчатки глаза), глаукомы и других заболеваний.

Исследования подтвердили, что добавки АЛК в терапевтических количествах эффективны для улучшения метаболизма глюкозы, профилактики диабетических невропатий (и связанных с ними хронических болей) и глаукомы. Даже такой оплот консерватизма в лечении (и архаизма в профилактике) сахарного диабета, как Американская ассоциация диабета (ADA), подтвердила эффективность добавок АЛК для предупреждения диабетических невропатий и заболеваний сердечно-сосудистой системы[1]:

«In both studies, no significant adverse events were observed. In conclusion, intravenous treatment with alpha-lipoic acid (600 mg/day) over 3

---

[1] Diabetes 46 (Suppl. 2):S62–S66, 1997;
http://www.diabetes.org/diabetes/sept97supplement/pgs62.htm

weeks is safe and effective in reducing symptoms of diabetic peripheral neuropathy, and oral treatment with 800 mg/day for 4 months may improve cardiac autonomic dysfunction in NIDDM».

Как и кофермент Q10, альфа-липоевая кислота содержится только в продуктах животного происхождения (мясо, птица), а ее уровень в организме – функция возраста и стиля питания. 100 *мг* АЛК в качественных добавках обходится приблизительно в $0,30. Оптимальная доза зависит от стиля питания, состояния, возраста, веса и других нужд пациента и варьируется от 100 до 1000 *мг* в день.

Таурин (taurine)

Аминокислоты – строительные блоки для белков, из которых состоят клетки, из которых, в свою очередь, состоят все остальные ткани организма – кровь, кости, кожа, мышцы, сосуды, нервы. Аминокислота *таурин* доступна человеку исключительно из продуктов животного происхождения – яиц, рыбы и мяса. В организме (за исключением грудных детей) таурин синтезируется из аминокислот цистеина и метионина (при наличии витамина B_6). Таурин – исходный компонент для синтеза остальных незаменимых аминокислот.

Таурин в высокой концентрации находится в лейкоцитах, в мышечных тканях, в том числе сердца, и является компонентом желчных кислот, необходимых для переваривания жиров, усвоения жирорастворимых витаминов и регуляции уровня холестерина (желчь образуется преимущественно из HDL – «хорошего» холестерина).

Таурин регулирует уровень электролитов натрия, калия, кальция и магния в сердечной мышце, необходимых для регуляции сердечного ритма (предотвращения аритмии). Следствие низкого уровеня таурина – «густая» кровь, потенциально опасная при атеросклерозе, гипертонии, отеках, почечной недостаточности, кардиомиопатии и т. п.

Таурин регулирует активность клеток головного мозга. Дефицит таурина «уличен» в целом ряде болезней нервной системы – панические атаки, депрессия, гиперактивность, эпилепсия и др. В мозговой ткани здорового ребенка таурина в четыре раза больше, чем у взрослого человека.

Чрезмерное потение и мочеиспускание, характерные для сахарного диабета, влекут за собой потерю и хронический дефицит таурина, со всеми «вытекающими» неприятностями для всего организма. Белково-жировая диета и таурин в пищевых добавках улучшают утилизацию глюкозы и общее состояние больных. Рекомендуемая доза – от 3 до 6 *г*. Стоимость дозы в 3 *г* – менее $0,60.

Карнитин (carnitine)

Карнитин, как и таурин, – аминокислота, которая синтезируется в организме при адекватном количестве аминокислот лизин и метионин, витаминов С, B_6 (пиридоксин), B_3 (ниацин) и железа. Карнитин необходим для метаболизма жиров и играет особенно важную роль в работе мышц сердца, которые, в отличие от центральной нервной системы, используют в качестве энергии жиры, а не глюкозу.

Клинические исследования подтвердили, что добавки карнитина эффективно понижают уровень холестерина и триглицеридов в крови, ослабляют боли, связанные с диабетическими невропатиями, повышают выносливость пациентов и особенно эффективны при аритмии, кислородной недостаточности, ишемической болезни и других хронических болезнях сердца.

Как и следовало ожидать, дефицит карнитина отмечается у больных диабетом и при циррозе печени – болезни, связанной с избытком углеводов в диете и дефицитом холина и аминокислоты метионин. Наиболее качественный карнитин (фармацевтического качества, *L-Carnitine*) импортируется из Италии, где он особенно широко используется для лечения болезней сердца. Стоимость дозы в 500 *мг* – менее $1,00.

Тирозин (tyrosine)

Аминокислота *тирозин* синтезируется в организме из *фенилаланина* (*phenylalanine*) – незаменимой аминокислоты, которая, как вы, наверное, уже догадались, находится преимущественно в белках животного происхождения (мясе, птице, рыбе, яйцах). Тирозин – еще одна «магическая» аминокислота, которая может быть эффективна при сахарном диабете и ожирении, причем действует она по двум интересным направлениям:

Контроль аппетита. Стресс, депрессия и целый ряд эмоциональных расстройств – неизменные спутники и сахарного диабета, и ожирения. Ничто так не улучшает настроение как еда, еда, еда… особенно тортик, мороженое, булочка, конфетка, печенинка – именно то, что категорически нельзя. Настроение – результат деятельности нескольких белков-нейромедиаторов «хорошего настроения» с поэтическими названиями *l-дофа*, *дофамин*, *норэпинефрин* и *эпинефрин (L-dopa*, *dopamine*, *norepinephrine*, *epinephrine*), которые синтезируются в организме именно благодаря тирозину. Отсюда и взаимосвязь между настроением и мясом: чем больше бифштекс – тем лучше настроение, особенно у детей и мужчин.

Уровень метаболизма. Тиреоидные гормоны (гормоны щитовидной железы) регулируют степень и интенсивность обмена (метаболизма) белков, жиров и углеводов: чем активнее метаболизм – тем реже ожирение, чем слабее – тем вероятнее. Вместе с элементарным йодом, тирозин – база для синтеза тиреоидных гормонов. Мало тирозина – мало тиреоидных гормонов, мало гормонов – понижен метаболизм углеводов, понижен метаболизм – не используется глюкоза в крови, не используется глюкоза – откладывается жир. Достаточно тирозина – все в норме.

Дефицит тирозина (и других аминокислот) у диабетиков и полных достаточно закономерен и из-за депрессии, и из-за недостатка белков в диете, и из-за потери тирозина при интенсивном мочеиспускании, которое, в свою очередь, является следствием высокого «сахара».

Кстати, тирозин (вместе с медью) необходим для образования меланина – того самого пигмента, благодаря которому у молодых натуральных шатенок и брюнеток такой красивый, до поры до времени, загар. Надеюсь, теперь вам понятно, почему вегетарианцы и диабетики так быстро седеют? Нет тирозина – нет меланина. Чем больше загорают – тем быстрее седеют, полнеют и пополняют ряды диабетиков. Тирозин с добавками меди эффективен для устранения *витилиго* (белые пятна, депигментация кожи), особенно у молодых людей.

Для конверсии тирозина в нейромедиаторы необходимы витамины B_6, B_{12}, фолиевая кислота и медь, которые в адекватных количествах входят в состав качественных поливитаминов. Во время исследований, проведенных в США, пациенты без осложнений переносили до 7 *г* тирозина в день. Российские источники отмечают, что тирозин не рекомендуется принимать, предварительно не согласовав со специалистом, в следующих случаях: при адекватном количестве белков в питании, при болезнях печени, гиперфункции щитовидной железы и при приеме заменителей тиреоидных гормонов. Резонно.

Во время перехода с вегетарианства на функциональное питание, я принимал 1000 *мг* тирозина более двух лет, что заметно улучшило мое настроение и работоспособность, внешний вид (за счет мускулатуры) и обмен веществ. Моя базальная, то есть, проснувшись, температура тела (критерий метаболизма) со «студеных» 35,4°–35,8°С вернулась к нормальным, «теплым» 36,4°–36,6°С.

Тирозин фармацевтического качества (в форме *L-Tyrosine*) – относительно недорог. Доза в 1000 *мг* стоит примерно $0,35-$0,40 и продается в США без рецепта.

С БОЛЬНОЙ ГОЛОВЫ – НА ЗДОРОВУЮ!

Воспользуюсь случаем, чтобы еще раз обратить ваше внимание на то, что последние пять добавок, наиболее эффективные при сахарном диабете (в дополнение к витаминам и минералам), – *белковой* природы, то есть, из мяса! Не забывайте также, что структурная целостность оболочки всех живых клеток, в том числе клеток крови, поддерживается… холестерином и другими липидами (жирами). Специалистам давно известно, что дефицит предельно стойких насыщенных жиров животного происхождения при избытке крайне нестойких растительных и гидрогенизированных жиров (маргарины, трансжировые кислоты) – одна из ключевых причин быстрого роста числа раковых заболеваний и существенный фактор этиологии сахарного диабета. Причины достаточно «прозрачны»: организм человека не в состоянии синтезировать незаменимые жиры группы *омега-3*, которые, наряду с холестерином, принимают участие в важнейших биохимических процессах организма – синтезе всех без исключения гормонов, кроветворении, деятельности головного мозга и центральной нервной системы, работе сердечной мышцы и многих других.

Что и говорить, с недавнего времени даже наиболее агрессивные лидеры «антижирового» движения – Американская ассоциация сердца (AHA) и Американская ассоциация диабета (ADA) – настоятельно рекомендуют включить в диету жирную рыбу как источник… незаменимых жирных кислот *омега-3*. Кстати, интересно отметить, что стограммовая порция лососины[1], выращенной на ферме (лосось, Atlantic salmon, farm-raised), содержит почти в два раза (!) больше холестерина (59 мг), чем… говяжий стейк[2] (38 мг).

– *Простите, в красной рыбе больше холестерина, чем в говядине? А чем же тогда опасна говядина?* – спросите вы.
– *Холестерином и насыщенными жирами*, – ответят вам.

По-русски это называется «с больной головы – на здоровую». Совершенно неудивительно, почему дефицит белков и жиров животного происхождения и избыток углеводов и растительных жиров в диете американцев спровоцировали эпидемию ожирения, сахарного диабета, рака, и не только. Остается только добавить, что насыщенные жиры – самые стабильные жиры, они не приобретают канцерогенные свойства при термической обработке (приготовлении) и, как и жиры в материнском молоке, являются единственными приемлемыми для организма человека.

Этот краткий обзор добавок, эффективных при сахарном диабете, подготовлен по широкодоступным материалам о взаимосвязи нарушений углеводного обмена и дефицита базовых компонентов в организме человека, которые в нужных количествах можно получить лишь в виде пищевых добавок. Только, пожалуйста, не отправляйтесь в магазин здоровья покупать каждый из вышеперечисленных витаминов и минералов отдельно, так как большинство из них входят в состав качественных комплексов поливитаминов. Не забывайте, что усвоение каждого из

---

1 USDA Nutrient Data Laboratory: Finfish, salmon, Atlantic, farmed, raw, NDB No: 15236.

2 USDA Nutrient Data Laboratory, Beef, short loin, t-bone steak, separable lean only, trimmed to 1/4" fat, select, raw, NDB No: 13482; *www.nal.usda.gov/fnic/cgi-bin/nut_search.pl*

этих компонентов во многом зависит от сбалансированности всего комплекса.

Имейте также в виду, что добавки из аминокислот, в меру их необычайной гидрофильности (притягивают воду), сложности синтеза и трудностей с очисткой, лучше всего приобретать у специалистов: разница в стоимости не велика, а вот потентность, качество и чистота – на несколько порядков выше: меньше посредников, современнее технологии, и они не хранятся годами на складах и полках магазинов.

К сожалению, ни витамины, ни минералы, ни микроэлементы, ни другие добавки не входят в «стандартную» терапию сахарного диабета по очевидным соображениям: не выгодно врачам – не требуют рецепта, анализов и повторных визитов; не выгодно фармацевтическим фирмам – нельзя запатентовать и взвинтить цену; не выгодно всему остальному медицинскому сектору – лишает доходов, потому что необычайно эффективны для больных.

И ни *Medicaid*, ни *Medicare*, ни *Social Security Administration* (пенсии и SSI) не заинтересованы оказывать помощь в их приобретении, поскольку и так трещат по швам от расходов и последнее, что их интересует – это продлевать вам жизнь и выплачивать пенсию. Вот почему ожидать каких-либо существенных изменений в современной терапии диабета так же эффективно, как ждать у моря золотую рыбку.

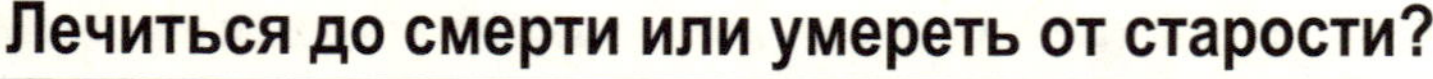

Лечиться до смерти или умереть от старости?

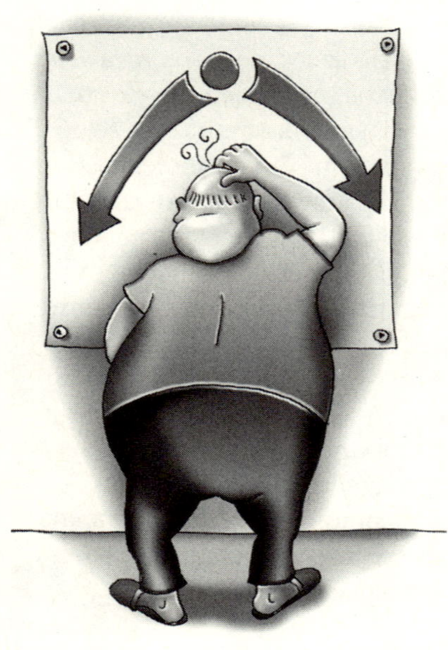

Полагаю, что, читая предыдущие разделы, вы без труда разобрались в том, кто проповедует прагматизм (измените стиль питания и вы будете здоровы!), а кто – фатализм (с помощью лекарств вы протянете немного дольше...).

Согласитесь, «лечиться» у фаталистов – все равно, что пилить сук, на котором сидишь. Вот почему реабилитация и предупреждение нарушений углеводного обмена – будь то гипогликемия, будь то ожирение, будь то сахарный диабет любого типа – сводятся к единственному общему знаменателю – *функциональному (низкоуглеводному) стилю питания*.

Изменения в организме, как возрастные, так и клинические (в результате болезни), могут быть *функциональные*, т. е. обратимые, и *органические*, т. е. необратимые (ампутированные конечности, удаленные почка или желчный пузырь, глухота, слепота, выпавшие зубы и т. п.). Достаточно очевидно, что наша с вами задача – предотвращение органических и устранение функциональных изменений, связанных с сахарным диабетом.

Еще раз напомню вам, что сахарный диабет не болезнь, а синдром, т. е. коллекция симптомов нарушения углеводного обмена. В лечении сахарного диабета контроль «сахара» – только цветочки, за которыми следуют симптомы-ягодки – атеросклероз, гипертония, депрессия, стенокардия, остеопороз, нефрит, желудочно-кишечные расстройства и другие. По мере увеличения «коллекции» симптомов наслаиваются лекарства – от «сахара», от кислотности, от давления, от сердца, от депрессии, от артрита, от болей, от бессонницы, от запоров, от импотенции, от глаукомы. За несколько лет такого лечения в аптечке диабетика набирается 10-12 лекарств, каждое из которых влечет за собой все новые и новые симптомы.

Преимущество контроля «сахара» с помощью функционального (т. е. низкоуглеводного) стиля питания (даже, если необходимо, микродозами лекарств и/или инсулина) – в относительно быстром и перманентном устранении *функциональных* симптомов сахарного диабета. И вот каких:

- *Расстройства желудочно-кишечного тракта.* Функциональное питание идеально соответствует физиологии и нуждам органов пищеварения. Даже некоторые органические состояния – гастропарез (gastroparesis, замедленное опорожнение желудка), грыжи, дивертикулез, геморрой – становятся менее острыми.
- *Ожирение*. Функциональное питание устраняет избыток глюкозы в крови, который откладывается в подкожный жир, а также постепенно ликвидирует инсулинрезистенцию, которая приводит к концентрации в кровяном русле глюкозы, образующейся из белков. Последующая потеря веса базируется на физиологической возможности организма при дефиците углеводов в питании использовать подкожный жир как источник глюкозы для деятельности нервной системы.
- *Гипергликемия* (высокий уровень глюкозы). Функциональное питание раз и навсегда убирает основную причину нарушений углеводного обмена – постоянный избыток углеводов в диете по сравнению с нуждами организма.
- *Гипогликемия* (нестабильный нижний уровень глюкозы). Функциональное питание немедленно устраняет высокий уровень инсулина (и как следствие, низкий – глюкозы), причиной которого могут быть и нарушение деятельности поджелудочной железы, и инъекции инсулина, и лекарства. Вместе с гипогликемией исчезает и постоянное чувство голода.
- *Уровень холестерина* и *триглицеридов*. Функциональное питание существенно снижает типичный для диабетиков высокий уровень триглицеридов в плазме крови и стабилизирует соотношение LDL («плохого») и HDL («хорошего») холестерина на уровне, который не входит в зону риска развития атеросклероза.
- *Атеросклероз*. Функциональное питание помогает быстро справиться с хронической гиперинсулинемией, которая считается основной причиной возникновения атеросклероза – потери эластичности, кальцификации сосудов, образования липидных бляшек и т. п. Нарушение циркуляции в конечностях с последующей их ампутацией (по данным из разных источников, от 70 до 150 тысяч операций в год) – следствие атеросклероза и высокого уровня триглицеридов. По моим наблюдениям, функциональное питание в сочетании с качественными добавкам предупреждает развитие атеросклероза и у детей, и у подростков, и у взрослых, и у пожилых.
- *Повышенное давление.* Функциональное питание немедленно понижает уровень инсулина, который способствует сужению сосудов. Незаменимые жиры и белки в питании устраняют ригидность (жесткость) сосудов, что тоже помогает нормализовать давление. Адекватное количество минералов восстанавливает электролитический баланс (устраняет избыток воды в организме), что также понижает кровяное давление.

- *Болезни сердца* (ишемия, стенокардия, кардиомиопатии, тахикардия, аритмия и т. п.). Функциональное питание идеально соответствует нуждам сердца. Согласно U.S. Centers for Disease Control and Prevention, около полумиллиона американцев ежегодно умирают от болезней сердца. В течение года около трех тысяч детей и подростков погибают от внезапной остановки сердца (sudden heart failure). Сердце, как никакой другой орган, зависит от здоровья сосудов (кровоснабжение), адекватного количества в диете белков (мышечная ткань), жиров (источник энергии) и минералов (передача сигналов), которые обеспечивают его бесперебойную деятельность.
- *Депрессия, раздражительность, панические атаки.* Функциональное питание необычайно эффективно устраняет системные причины депрессии (в основном, вследствие дефицита незаменимых белков, жиров, минералов и микроэлементов), раздражительности (при обезвоживании и низком уровне глюкозы) и панических атак (в результате стимулирующего действия глюкозы и инсулина на центральную нервную систему на фоне депрессии и раздражительности).
- *Рассеянные внимание, память* и *концентрация* (attention deficit disorder, особенно у детей). На ранних стадиях этих состояний функциональное питание снимает перевозбуждение центральной нервной системы из-за избытка глюкозы и немедленно преображает неуправляемых детей и рассеянных взрослых. На более поздних – улучшение кровоснабжения головного мозга и адекватное количество белков, жиров и минералов, необходимых для его деятельности, восстанавливают и часто улучшают ключевые когнитивные функции.
- *Функциональная импотенция.* Функциональное питание реабилитирует поврежденные атеросклерозом сосуды, обеспечивающие приток крови и эрекцию у мужчин. Белки и жиры играют немаловажную роль в образовании половых гормонов, семенной жидкости и в общем физическом и эмоциональном состоянии мужчины. Это питание устраняет невропатии (повреждение нервов), из-за которых половые органы теряют чувствительность и возможность иметь оргазм или, наоборот, делаются гиперчувствительными, что влечет за собой преждевременное семяизвержение.
- *Кандидоз* (кандидамикоз, yeast infection). Функциональное питание помогает избавиться от дисбактериоза и высокого уровня глюкозы в организме, которые способствуют развитию хронического кандидоза (инфекционного заболевания кожи, слизистых оболочек ротовой полости, влагалища, внутренних органов), вызываемого дрожжеподобными грибками рода Candida.
- *Артрит, остеопороз, пародонтит (болезнь десен, предшествующая пародонтозу).* Функциональное питание постепенно и эффективно устраняет основные причины потери минералов и микроэлементов – хронический диурез (частое мочеиспускание) и чрезмерное потоот-

деление из-за высокого уровня глюкозы в крови (>200 *mg/dl*). Функциональное питание, богатое белками и жирами, необходимыми для образования костных тканей, способствует быстрой реабилитации скелетно-костного аппарата.

- *Болезни печени.* Функциональное питание снимает с печени больных диабетом существенную нагрузку, и избавляет их от губительных для печени лекарств и избытка глюкозы.
- *Рак*. Высокий уровень инсулина активизирует действие свободных радикалов, которые способствуют мутации клеток, и нарушает циркуляцию крови и выведение продуктов распада из организма. Раковые клетки используют глюкозу как топливо для размножения. Устранение гиперинсулинемии и гипергликемии благодаря функциональному питанию снижает риск раковых заболеваний.
- *Респираторные инфекции.* Хронические болезни дыхательных путей, такие как ринит, синусит, фронтит, гайморит, отит, бронхит, астма, пневмония и другие – это инфекции бактериальной и грибковой природы. Функциональное питание перекрывает источник глюкозы, т. е. питательную среду для размножения бактерий и грибков, сокращает объем выделяемой слизи и способствует регенерации слизистой дыхательных путей, что необходимо для полного выздоровления.
- *Болезни кожи.* Фурункулез (прыщи, угри), экземы, псориаз и дерматиты неспецифической природы прямо или косвенно связаны с нарушениями углеводного обмена и дисбактериозом. Кожа – самое большое депо питательных элементов и активный орган выделения. Функциональное питание эффективно устраняет внутренние причины болезней кожи.
- *Диабетическая нефропатия* (нарушение клубочковой фильтрации). Функциональное питание уменьшает нагрузку на почки (диурез) и улучшает циркуляцию крови. Эти процессы помогают регенерации и восстановлению почек.
- *Диабетическая невропатия.* Потеря чувствительности из-за повреждения нервов в конечностях (стопах, голенях, ладонях) характеризуется покалыванием, онемением, реже – болями. По мере развития болезни поражаются нервы органов пищеварения, сердца, половых органов, что, соответственно, приводит к изжогам, несварению, запорам, поносам, тошноте, воспалению мочевого пузыря, недержанию мочи, импотенции, нарушению координации, головокружениям и другим невралгическим расстройствам. Функциональный стиль питания, особенно на ранних стадиях сахарного диабета, обращает вспять и эффективно предупреждает функциональные невропатии: с одной стороны, поддерживая низкий уровень глюкозы и инсулина в организме, с другой – обеспечивая его незаменимыми жирными и аминокислотами, витаминами и минералами для регенерации нервных тканей и передачи нервных импульсов.

- *Диабетическая ретинопатия.* Ретинопатия – изменения в сетчатке глаза, приводящие к слепоте – развивается у 85% всех больных диабетом. Большинство из них, к их «счастью», не доживают до полной слепоты. Ретинопатия обнаруживается задолго до полной слепоты при офтальмологическом осмотре. Функциональное питание устраняет основные причины ретинопатии (гиперинсулинемию, гипергликемию и негативное воздействие богатых сорбитолом продуктов) и помогает сохранить оставшееся зрение. К сожалению, уже поврежденную сетчатку восстановить не удается.

Как видите, в этот далеко не полный список входят самые расхожие болезни и детей, и взрослых, и пожилых. Если у вас диагностировали одно или более из вышеперечисленных состояний – очень вероятно, что у вас уже давно нарушен углеводный обмен, и диагноз «сахарный диабет» не за горами. Ждать или не ждать очевидного – ваш выбор. Не сомневаюсь, что вы сделаете его правильно еще и потому, что неизменные спутницы диабета – полнота и ожирение. Нет «нарушений» – нет полноты.

ОТСЛЕЖИВАЕМ ПРОГРЕСС

Как незаметен постепенный переход от молодости к зрелости, от зрелости к старости, от старости к дряхлости, так же незаметен постепенный прогресс от болезни к здоровью. А раз не видим – значит не ценим. Если вы реально хотите помочь себе не только «увидеть свет в конце туннеля», но и оценить ваш прогресс, ведите детальный дневник вашего состояния. Ничто так не отражает объективные улучшения, как документальное свидетельство. Кроме того, дневник поможет вам легко проследить причинно-следственные связи питания и состояния вашего организма и проанализировать и откорректировать ваши шаги к выздоровлению. Записываем:

- *Давление*, *пульс* и *температура* тела утром, сразу после сна. Так называемые *базальные* показатели наиболее объективно отражают основные параметры сердечно-сосудистой системы и термодинамики организма.
- *Отклонения.* Это касается тех состояний, которые у вас уже были: аритмия (да, нет, когда), тахикардия (да, нет, когда), вставал ночью в туалет (да, нет, сколько раз), вздутие кишечника (да, нет, когда), онемение конечностей (да, нет, как часто), мигрень (да, нет, когда, как долго) и проч. Ничто так не обнадеживает, как документированная регрессия патологических симптомов.
- *Антропометрические измерения (размеры тела).* Раз в месяц взвешивайтесь и измеряйте объемы талии, бедер и груди портняжным

метром. Более частые замеры нецелесообразны, так как ощутимые изменение веса и размеров происходят медленно.

- *Еда.* Запишите как можно подробнее, что вы ели на завтрак, обед, ужин и т. п. По детальным записям очень легко проследить взаимосвязь между съеденными продуктами и состоянием организма, в том числе настроением, качеством сна, уровнем энергии и т. п.
- *Симптомы сахарного диабета.* Сухость во рту, чувство жажды, резкое чувство голода, тяга на сладкое, признаки гипогликемии (да, нет, когда).
- *Глюкоза в крови.* Если вы не принимаете лекарства и чувствуете себя нормально, избегайте делать частые замеры уровня глюкозы портативным глюкометром, поскольку уровень глюкозы в крови сильно колеблется даже в течение очень коротких интервалов времени. Такого рода противоречивая информация не даст вам ничего, кроме страха, смущения и неразберихи. Помните, что HbA1c – единственный объективный анализ, который отражает среднестатистический уровень глюкозы в крови в течение последних 3-4 месяцев.

На основании информации в вашем дневнике и результатам анализов крови (HbA1c, триглицериды, Peptide-C, и др.), ваш врач будет только рад отменить или уменьшить дозы ваших лекарств, тем более, если вы подтвердите ваш прогресс хорошими анализами.

Если к анализам добавится еще и общее улучшение вашего здоровья – крепче сон, сильнее мышцы, больше энергии, ниже давление, – впереди и вы, и ваш врач, и даже остальные его пациенты. Вы – потому что вы выздоравливаете; ваш врач – потому что ваш пример заставит его задуматься; его пациенты – потому что у них тоже появится реальный шанс выздороветь. Мало кто из врачей сможет практиковать «лечение» диабета по старинке, узнав о том, что есть безопасная альтернатива.

КОГДА НЕНОРМАЛЬНЫЙ – НОРМАЛЬНЫЙ

Из всех вопросов, которые мне задают пациенты и читатели моей книги, этот – чаще других:

– *Константин, я следую всем вашим рекомендациям. Но когда я просыпаюсь утром, у меня высокий сахар. А к вечеру – нормальный. Почему?*

В разделе «*Хотели – как лучше, получили – анализы*» (глава «Гипогликемия») был подробно проанализирован вопрос о «нормальном» сахаре. Напомню:

- Понятие «нормальный» можно трактовать буквально только применительно к здоровым.

- Если у вас уже был диагностирован сахарный диабет или вы просто старше 50-60 лет и всю жизнь поглощали углеводы в избытке, ожидать, особенно на ранних стадиях перехода на функциональное питание, что ваш организм сможет поддерживать «нормальный», как у здоровых людей, уровень глюкозы – нереалистично, поскольку *ваш* организм нуждается в большем количестве глюкозы для выполнения тех же функций или из-за инсулинрезистенции, или из-за низкого уровня инсулина, или из-за лекарств (которые вы принимаете), или просто из-за общего состояния здоровья.
- Лекарственные препараты, инфекционные заболевания и стресс зачастую поднимают уровень глюкозы в плазме крови выше «нормы» даже при полном отсутствии углеводов в пище за счет глюконеогенеза.
- Уровень «сахара» в крови без углеводов в питании – всего лишь *маркер* (индикатор) вашего общего состояния. До тех пор пока этот уровень ниже 200 *mg/dl* (не влияет на почки) и у вас нет никаких очевидных симптомов сахарного диабета, вы, с физиологической точки зрения, в относительно безопасной зоне. Подчеркиваю – *без углеводов в питании*, так как в этом случае речь идет только об эндогенной глюкозе (производимой организмом в результате глюконеогенеза), уровень которой регулируется эндокринными органами без участия экзогенных (внешних) факторов.

«В относительно безопасной зоне» вовсе не означает «хорошо», но и не является причиной для волнения. Еще раз напоминаю вам, что большинство проблем, связанных с сахарным диабетом, – это последствия многолетней гиперинсулинемии, избытка углеводов в диете, и лекарств, действие которых стабилизируется множеством углеводов в питании. Поэтому прежде чем решить, что делать, взвесьте следующие варианты поведения:

Вариант А: Понижать лекарствами уровень глюкозы до нормального для здорового человека уровня, или…

Вариант Б: Отдавать себе отчет в том, что ваш организм отличается от здорового и что лекарства принесут ему больше вреда, чем более высокий, чем у здоровых, уровень глюкозы, и целенаправленно продолжать реабилитацию организма.

К чему такая длинная прелюдия к ответу на простой вопрос? К тому, что за ответом на вопрос «почему» сразу же последует вопрос: «Что же мне делать?».

Теперь, почему же у вас по утрам высокий уровень «сахара»?

- Во-первых, потому, что за какое-то время до сна вы поели, а пища попала в кишечник и начала усваиваться, когда вы уже спали – через 8-12 часов после еды.
- Во-вторых, потому, что ваш организм вследствие и возраста, и болезни, и лекарств не так быстро и эффективно регулирует уровень глюкозы, как вам и мне этого хотелось бы.
- В-третьих, что наиболее вероятно на низкоуглеводной или безуглеводной диете, ваш организм к утру исчерпывает запасы экзогенной (из пищи) глюкозы и переходит на глюкозу, синтезируемую печенью из гликогена под контролем гормона глюкагон. В такой ситуации уровень глюкозы на некоторое время может быть выше «нормы» и из-за возрастных изменений и из-за менее эффективной секреции инсулина, который является антагонистом глюкагона.

Что же делать? Да все то же. Сделать бодрую разминку. Не начинать утро с плотного завтрака. Прогуляться. Не есть углеводы. И так – изо дня в день, до того прекрасного утра, когда однажды проснувшись, вы обнаружите у себя «нормальный» или близкий к нормальному уровень глюкозы.

И еще раз повторюсь: вас научили пользоваться глюкометром не для того, чтобы замерять «высокий сахар», а для того, чтобы не допустить «низкий», т. е. чтобы вы могли регулировать дозу лекарств и/или инсулина и предотвратить гипогликемию, при которой вероятна потеря сознания. Когда же, благодаря функциональному питанию, вы больше не будете принимать лекарства и испытывать симптомы сахарного диабета, ежедневные замеры уровня глюкозы и вовсе бессмысленны, тем более – утром, только проснувшись, натощак.

ଓ ❖ ରୂ

Глава IV

НАРУШЕНИЯ УГЛЕВОДНОГО ОБМЕНА У ДЕТЕЙ

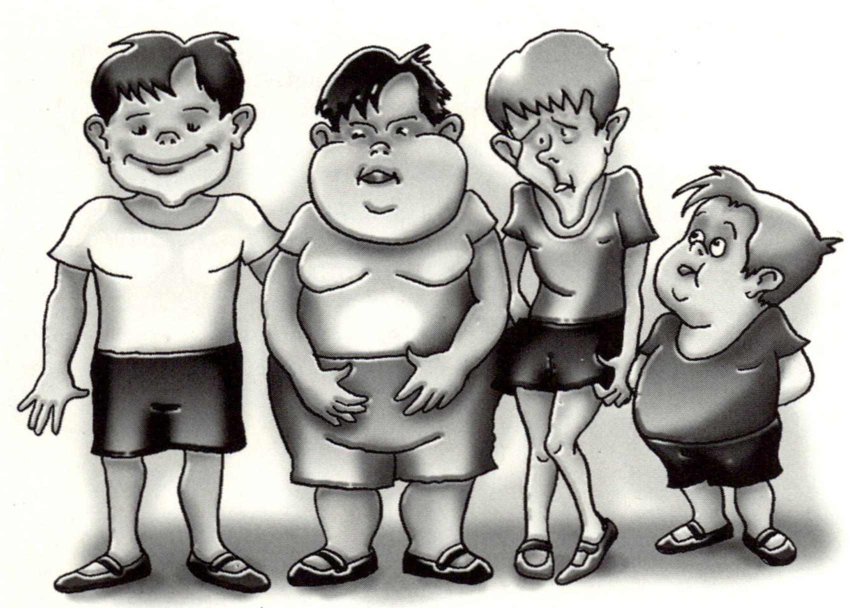

Здоровые дети – светлое будущее, а больные дети?

Здоровый ребенок – ваше светлое будущее, больной – ваш беспросветный кошмар. Судя по здоровью детей наших друзей, знакомых и читателей, в русской общине в США всегда все «круче», в том числе – проблемы со здоровьем детей и подростков.

По разным причинам, никак не связанным со здоровьем, у меня нет детей: в те годы, когда был большой выбор невест – эмигрировал; когда появилось время «шалить» (и «попасться») – слишком увлекся работой, а когда женился, нам уже было по 40 и не до детей. К тому же, я всегда был окружен маминой опекой, собаками и, позднее, котами, и не чувствовал себя в чем-то ущемленным.

Все это позволяет мне интересоваться и заниматься вопросами детского здоровья без излишних эмоций и сантиментов, свойственных родителям и окрашенных их собственным опытом, комплексами, чувством вины и тому подобными факторами. Исходя из того, что я знаю сегодня о питании, здоровье и лечении детей в США, мне кажется, моим несостоявшимся детям повезло, что они не родились.

Не мне вас учить, как воспитывать детей, зато я хорошо знаком с фактами, которые, на закуску, представляют прекрасную пищу для размышлений.

НА «ИГЛЕ» – С ПЕЛЕНОК!

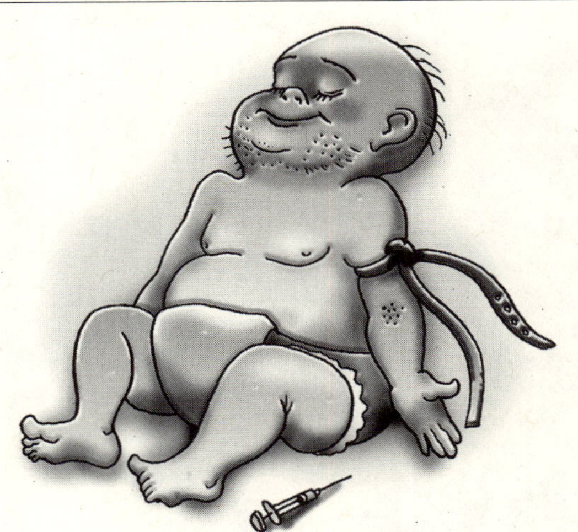

Начнем издалека. В одной баночке колы (coke, pepsi) 39 *г* сахара, т. е. около трех столовых ложек сахара на большой стакан. Колы и подобные напитки продаются сильно охлажденными, чтобы «заморозить», как во время анестезии, вкусовые рецепторы языка, иначе их пить просто невозможно – слишком сладкие!

В Советском Союзе в середине 70-х годов *Pepsi* не стала популярным напитком именно потому, что ее продавали не охлажденной, как в США, а теплой. Русские квас, крюшон, лимонад, морс и подобные напитки содержали гораздо меньше сахара, чем американские soft drinks, и даже в теплом виде пользовались большей популярностью, несмотря на повальное увлечение Западом. Повезло!

Soft в выражении *soft drinks* – не от того, что они мягкие, а от того, что они не *hard*, как в *hard liquor* (крепкий алкоголь). Этимология же *hard* в связке с алкоголем базируется на том факте, что крепкие напитки (виски, джин, ром, водка) сбивали с ног круче крепкого кулака. Таким образом, для «настоящих» мужчин – *hard drinks*, для детей и женщин – *soft drinks*. И с тем же долгосрочным эффектом: комбинация сахара и кофеина в прохладительных напитках действует на организм человека точно так же, как алкоголь, никотин или марихуана, – вызывает быстрое привыкание и зависимость. Чем больше привыкших – тем больше бизнес. Когда ваш ребенок тянется к банке колы – это не потому, что вкусно, а потому, что его уже «посадили на иглу», и организм требует очередной *fix* (амер. сленг – *ремонт*) наркотиком.

Кстати, слово *coca* в *Coca-Cola* – это название растения, из листьев которого получают кокаин. Кокаин входил в состав *Coca-Cola* с 1886 до 1905 года. Если бы не «общественное мнение», кокаин, вероятно, входил бы в состав напитка по сей день. Наркотиком больше – наркотиком меньше. Какая разница?

Cola – высушенные на солнце орехи (kola nut, плоды тропических вечнозеленых деревьев cola acuminata и cola nitida), из которых получали кофеин и вкусовые добавки для напитков и медицинских сиропов. Ладно, если бы и сейчас использовали все натуральное. Сегодня на всех не напасешься – производители прохладительных напитков и в США, и в Европе уже давно пользуются синтетическим кофеином и искусственными химическими добавками, вкус которых напоминает kola nut.

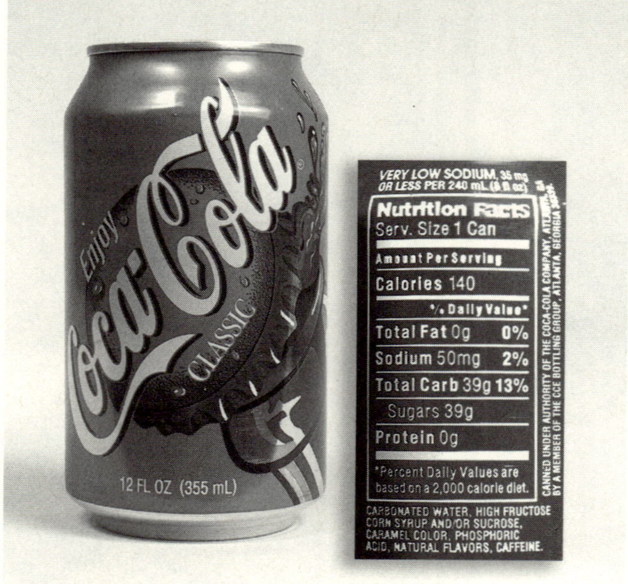

Баночка в день – 14 кг сахара в год. А сколько баночек в день выпивает ваш ребенок в добавок к кашам, сокам, фруктам, булкам, French fries, мороженому, ну и так далее?

Кстати, в США около 100 человек ежегодно погибает, уронив на себя холодильник-автомат с прохладительными напитками – колами, фантами, спрайтами и т. п. Обычно это происходит, когда автомат заглатывает мелочь, но не выдает напиток. Разъяренный покупатель пинает его ногами, а затем начинает трясти. Загруженный доверху банками воды, не очень устойчивый холодильник падает на жертву.

Как видите, перед комбинацией гиперинсулинемии (высокого уровня инсулина в крови из-за сладких напитков) и наркотического эффекта кофеина (caffeine withdrawal) не может, в полном смысле этого слова, устоять даже гигантский холодильник. А что говорить о здоровье вашего ребенка?

- *Сахар* в сладких напитках ферментируется в глюкозу и практически мгновенно проникает в кровяное русло ребенка. Всего одна банка напитка дает ребенку больше глюкозы, чем вся дневная потребность в энергоресурсах. Активный ребенок на таком количестве глюкозы немедленно становится гиперактивным и перевозбужденным. Обратная сторона перевозбуждения – депрессия, которая, в сочетании с гипогликемией, провоцирует девочек (25%) и мальчиков (14%) школьного возраста серьезно задумываться о самоубийстве[1]. Среди них – ваши дети и внуки!
- *Кофеин* – активный стимулятор нервной системы, наркотическое средство (вызывает привыкание и зависимость) и мощнейшее мочегонное (диуретик). По данным из разных источников, в стакане *Coca-Cola* от 30 до 40 *мг* кофеина (производитель не указывает количество). Для сравнения: в одной чашке натурального черного кофе – 138 *мг* кофеина на 240 *мл* (в чае – 48 *мг* на 240 *мл*). Если учесть, что пятилетний ребенок весит в 4-5 раз меньше взрослого, то получается, что эффект кофеина от стакана *колы* на организм ребенка примерно тот же, что от большой чашки крепкого кофе на организм взрослого. Не говоря уже о том, что дети редко ограничиваются одним стаканом. Думаю, в здравом уме вы не дадите пятилетнему ребенку чашку крепкого кофе. А *колу* – пожалуйста! Наконец, возможно, вам будет интересно узнать, сколько же кофеина в одной порции прохладительного напитка, подаваемого в *McDonald's* или *BurgerKing* (12 унций, 340 граммов):

Напиток / кофеина (на стакан)	
Jolt	71,2 *мг*
Pepsi One	55,5 *мг*
Mountain Dew	55,0 *мг*
Tab	46,8 *мг*
Diet Coke	45,6 *мг*
Shasta Cola	44,4 *мг*
Shasta Diet Cola	44,4 *мг*
RC Cola	43,0 *мг*
Dr. Pepper	41,0 *мг*
Sunkist Orange	40,0 *мг*

[1] U.S. Center for Disease Control, Health, U.S. 2000; *www.cdc.gov*

Pepsi-Cola	38,0 *мг*
Diet Pepsi	36,0 *мг*
Coca-Cola Classic	34,0 *мг*
Snapple Peach Tea	31,5 *мг*

Как раз то, что доктор прописал для перевозбужденных детей и утомленных от них, и оттого сонных, родителей. Особенно *Jolt*. Переводится как *рывок* в ситуациях *после удара током* или *аварии*.

- *Фосфорная кислота.* Для терпкости в сладкие напитки добавляют фосфорную кислоту, избыток которой выводится из организма с мочой в виде фосфатов (солей незаменимых минералов – кальция, магния и других). Многие источники утверждают, что фосфорная кислота в напитках – одна из основных причин раннего пародонтита и кариеса зубов. Неудивительно! Откуда, как не из костей, брать эти минералы.
- *Охлаждение зубов.* Напитки, охлажденные до 5°C–7°C, при контакте с зубами (температура во рту около 37°C) вызывают резкое сжатие эмали, пломбировочных материалов, металлических коронок и пломб. Многолетние циклы сжатия и расширения неоднородных материалов приводят к образованию микротрещин и зазоров, кариеса и проникновению бактерий под пломбы, со всеми вытекающими отсюда последствиями. Если за глотком холодного напитка следует горячая картошка или котлета – ваши зубы просто «рыдают»! Не говоря уже о сахаре и кислоте, которые обеспечивают прекрасную питательную среду для бесчисленных бактерий между зубами и под деснами (в периодонтальных карманах).
- *Заводская вода.* На большинстве заводов она обрабатывается методами интенсивного хлорирования (superchlorination) и коагуляции химическими агентами (flocculants), а затем фильтруется через песок и активированный уголь. Безусловно, вода становится чистой, но абсолютно «мертвой», лишенной каких бы то ни было минералов и микроэлементов, необходимых для организма.
- *Водопроводная вода.* Напитки в ресторанах и забегаловках смешиваются из сиропа и газированной воды. Вода берется без всякой очистки, отстоя или кипячения из обычного водопровода, вместе с хлоркой, фтором и всей прочей грязью. Люди, которые не выпьют дома и глотка сырой воды, не только платят за «привилегию» выпить водопроводной воды с сиропом, но и дают эти напитки детям. Кстати, даже если вы заказываете в ресторане напитки в бутылке и лед, не забывайте, что лед был тоже «заморожен» из водопроводного крана.

Ну а как в отношении sugar-free напитков? Как по мне да по науке, так без сахара – еще хуже. Диетические *колы*, в которых сахар заменяют *сахарином* или *аспаратаном* – «дьяволы» похлеще сахара:

- *Сахарин* вызывает раковые заболевания у лабораторных животных. Несмотря на это, он разрешен к употреблению у людей, потому что людям не решаются давать крысиные дозы, чтобы ускорить процесс.
- *Asparatane*, он же aspartylphenylalanine-methyl-ester, он же *NutraSweet*, при температуре выше 30°C разлагается на аспаратовую кислоту (aspartic acid 40%), фенилаланин (phenylalanine 50%) и метанол (methanol 10%), он же древесный спирт. Метанол сам по себе – смертельный яд, а один из продуктов его распада – *формальдегид* – тот самый, который используют в морге для консервации трупов и от которого слезятся глаза. Температура внутри желудка примерно 37°C – идеальная для быстрого распада аспаратана на токсичные компоненты.
- *Безусловные рефлексы.* Как собака Павлова реагировала выделением желудочного сока на звонок, так и поджелудочная железа реагирует выделением инсулина не только на вкус, но и на вид аппетитного торта или пирожного. Если только увиденное глазами может запустить поджелудочную железу в работу, что говорить о реальном ощущении сладкого на языке от заменителей сахара. Получается, что инсулин в крови есть, а сахара – *нету*. Итак, в дополнение к древесному спирту и формальдегиду – и бессонница, и повышенное давление, и ранний атеросклероз, и ишемическая болезнь сердца, и ослабленная иммунная система – типичные последствия хронической гиперинсулинемии.

Так что, дорогие друзья, нашим детям в США не только ой как *сладко*, но еще и ой как *крепко*! Родители, которые гордятся тем, что они не пьют больше одной чашечки кофе в день, приобретают для своих чад двухлитровые бутылки напитков, подкрашенных жженым сахаром, подслащенных сахаром, фруктозой или кукурузным сиропом, подкисленных фосфорной кислотой, «приукрашенных» химическими вкусовыми добавками, приправленных синтетическим кофеином и замешанных на суперхлорированной воде. God bless America! С такими напитками Америка и ее дети действительно нуждаются в Божьем благословении.

Кстати, вы знаете почему педиатры в США рекомендуют детям с острым кашлем flat ginger ale (сладкий напиток, из которого «выдохся» газ)? Оказывается, колонии бактерий на слизистой ребенка действуют как отхаркивающее благодаря их интенсивному росту за счет кислоты и сахара в напитке. Умнó? Да, так же, как тушить пожар бензином – сильнее горит, быстрее сгорает.

Взаимосвязь между сладкими прохладительными напитками (soft drinks) и нарушениями углеводного обмена, конечно же, ни для кого не секрет. Давным-давно – не секрет. *The Lancet* (авторитетный английский медицинский журнал) еще в феврале 2001 года опубликовал результаты девятнадцатимесячных наблюдений, проведенных врачами в Бостоне

(Массачусетс, США), за 548 школьниками от 7 до 11 лет. Ученые пришли к выводу, что вероятность ожирения у детей возрастает в пропорции 1:60 (odds ratio 1-60) за каждый выпитый стакан сладких напитков. Исследование отмечает, что потребление сладких напитков за последние 50 лет выросло на 500%, что практически соответствует росту диабета и ожирения как среди взрослых, так и среди детей[1].

Обратите внимание – эти скандальные результаты исследований, проведенных в США между 1995 и 1997 годами, публикуются в Англии только спустя четыре года. Надо полагать, авторы долго не могли опубликовать статью на родине, потому что она посягает на святая святых – спонсоров ассоциаций, издающих медицинские журналы, и рекламодателей. Даже репутация Гарвардского университета не помогла! А за это время успело подрасти еще одно поколение детей-диабетиков... Почему?

Надеюсь, эта прелюдия даст вам достаточный *jolt*, чтобы подготовиться к предстоящему обсуждению не менее серьезных тем – детского питания, ожирения и диабета. А пока – начните учить ваших детей и внуков пить чистую воду, как это делали до них сотни тысяч поколений детей, сильнейшие из которых передали нам свои гены.

ДОКТОР СЧИТАЕТ, ЧТО *НАШ БЭБИЧКА* «ВЫРАСТЕТ» ИЗ БОЛЕЗНЕЙ

Неудивительно! Какой доктор «без боя» отдаст источник дохода! Вы, наверное, заметили, что я не питаю большой любви к детским врачам. Правильно заметили. И вот почему: согласно опросу 38% детских врачей в США выписывают антибиотики детям не по медицинским показаниям, а по требованию родителей. Один курс лечения антибиотиками, часто без нужды, напрочь уничтожает полезную микрофлору кишечника ребенка, а вместе с ней – фагоцитоз, защитную реакцию организма, которая обеспечивает первичный иммунитет к бесчисленным патогенам. Именно поэтому хронические бронхит, отит (воспаление ушей), ларингит и астма – спутники большинства американских детей практически с рождения.

Больше того, для нелюбви к детским врачам у меня есть свои собственные основания: мне «не повезло» – я родился и вырос в обеспеченной семье, в которой на полную катушку воплощались в жизнь «прогрессивные» рекомендации д-ра Спока и ему подобных: круглый год молоко, летом – соки и фрукты, зимой – компоты и варенье, мед, овощи, хлеб, рис, немного постного рубленого мяса, лучше на пару и т. п. И они сделали свое коварное дело – ростом я вышел ниже отца, так

---

[1] Relation between consumption of sugar-sweetened drinks and childhood obesity: a prospective, observational analysis, Dr. David S. Ludwig, et all, Children's Hospital, Harvard School of Public Health, Boston, MA, *The Lancet*, 2001; 357; 505-508.

как переболел всеми мыслимыми и немыслимыми детскими болезнями, все зубы – в пломбах и коронках, школьный опыт – не самый приятный, карьера – перечеркнута в самом разгаре недиагностированным запущенным диабетом, заработанным в результате «прогрессивного лечения» элементарных дисбактериоза и авитаминоза.

Ладно, мое далекое прошлое – не пример. Не могу лишить и себя, и вас «удовольствия» кратко поделиться моими «открытиями» о последствиях нарушений углеводного обмена, которые, с одной стороны, травмируют жизнь и детей, и родителей, и учителей, с другой – от колыбели до могилы обогащают весь медицинский сектор. Что же еще происходит в наших прогрессивных США с углеводным обменом у нашего «светлого будущего»? А вот что:

- *Сахарный диабет.* По разным источникам, от 15% до 25% американских детей и подростков страдают от ожирения, 80% из них – от сахарного диабета II типа, который по сегодняшний день не считается детской болезнью и часто не диагностируется вообще или диагностируется неправильно.
- *Перевозбуждение.* В США перевозбужденным углеводами детям выписывается более 20 млн. рецептов в год на транквилизатор *Риталин* (Ritalin), в большинстве случаев не по медицинским показаниям, а по требованию измотанных учителей. Ребенок на *Риталине* успокаивается, полнеет (не на что спустить энергию), отстает от сверстников в развитии (тупеет), у него непроизвольно подергиваются конечности, он бесконтрольно ругается матом и т. д. и т. п. Этот, извините за выражение, бардак дошел до такой степени, что штат Коннектикут был вынужден принять закон, запрещающий учителям «назначать» психотропные лекарства детям. (Обратите внимание: штат, а не медицинская ассоциация детских врачей!) А между тем в остальных штатах в школах и детских садах царит полное беззаконие: плохое поведение – получай *Ritalin*, *Prozac*, *Paxil*! Подобные психотропные препараты, разработанные для взрослых, сегодня поддерживают дисциплину даже в начальных классах.
- *Клиническая депрессия.* 20% американских школьников (возможно, в их числе и ваши дети или внуки) регулярно подумывают о самоубийстве (один из симптомов клинической депрессии), некоторые отправляются на тот свет «с триумфом», перестреляв «за компанию» кучу сверстников и учителей. Хуже того, лекарства от депрессии, как оказалось, еще больше провоцируют самоубийства среди детей и подростков.
- *Преждевременное половое созревание.* Половое созревание и менструации, вместо положенных 14-16 лет, начинаются уже у девятилетних девочек. Менструации в третьем классе?! Ладно, бог с ним, с неудобством для ребенка и для родителей. А вот то, что с первой менструацией практически останавливается рост вверх (продолжается

вширь), обрекает вашу дочку на сомнительное будущее – поди найди хорошую работу или успешного жениха при росте в 130-150 *см*.

- *Алкоголизм, наркомания и курение* – национальный бич. Даже армия охранников и врачей президента Буша не могла удержать его перевозбужденных дочерей от алкоголя в публичном баре. Это поколение быстро и методично пополняет население американских тюрем, где на сегодняшний день уже «сидят» более 2 млн. американцев (2 000 000!!!). Кстати, тюремный надзиратель, санитар и социальный работник для недоразвитых детей – сегодня самые перспективные профессии.
- *Рахит*, *сколиоз*, *артрит*, *пародонтоз* бичуют американских детей и подростков не хуже диабета, прыщей и ожирения. Чему удивляться! У американского врача-остеопата (специалиста по костям), с которым мне довелось обсуждать эти проблемы, ребенок-подросток несколько лет лечился от идиопатического (неизвестного происхождения) сколиоза – искривления позвоночника во фронтальной плоскости. Конечно, ничего «неизвестного» здесь нет – речь идет о самом заурядном рахите, связанном с дефицитом белков, жиров, витаминов и минералов, необходимых растущему ребенку. Почему же «неизвестного» происхождения? Да потому что у этого подростка, выросшего в США и никогда не знавшего голода и лишений, всегда было так называемое «здоровое» питание и заботливые родители-врачи, так что, больше-то валить не на что и не на кого. Пойдите найдите врача, который скажет себе о себе: *я профан*, или: *я навредил собственному ребенку.* Вот и продолжается: *business as usual.*
- *Респираторные инфекции* и *астма*. Бактериальные культуры выращивают в чашках Петри в духовом шкафу при температуре ~37° по Цельсию в кисло-сладкой среде. Слизистая органов дыхания ребенка – идеальный духовой шкаф. Осталось только добавить кисло-сладкие соки, колы и фрукты, а бактерии всегда найдутся – в США и дети, и взрослые чихают, кашляют и сморкаются круглый год. Спорадические и хронические вирусные, бактериальные и аутоиммунные заболевания органов дыхания – грипп, ангина, бронхит, отит, ларингит, тонзиллит, астма и т. п. – неизбежно одолевают «навитаминенных» соками американских детей круглый год.
- *Аллергии.* Систематическое использование антибиотиков для лечения многочисленных инфекций компрометирует иммунную систему ребенка и влечет за собой бессчетные аутоиммунные реакции (аллергии) на самые невинные раздражители. Отчаявшиеся родители, по совету врача, полагаются на витамины в соках и фруктах, чтобы «укрепить» иммунитет ребенка.
- *Психические расстройства.* Дефицит внимания (ADD), депрессии, самоубийства, наркомания, курение и алкоголизм, рискованное поведение и травматизм – последствия хронического перевозбуждения

центральной нервной системы легкими для усвоения сахарами, особенно из соков. Перевозбуждение нуждается в отдушине: кому – драка, кому – кокаин, а кому – пиво. За хроническим перевозбуждением следует хроническая депрессия. США – единственная страна в мире, где детям младше пяти лет рутинно выписывают «взрослые» транквилизаторы.

- *Болезни желудка и кишечника.* Американские дети с пеленок страдают всем букетом «взрослых» болезней органов пищеварения. Какое пищеварение – такое развитие, какое развитие – такое будущее.
- *Болезни кожи.* После низкого роста и ожирения, ничто так не травмирует подростка, как прыщи, которых днем с огнем не сыщешь на лицах детей где-нибудь в бедной российской глубинке, до которой еще не дошла «соковая» чума.

И это только цветочки. Так что, дорогие мамы, папы, дедушки и бабушки, отправляясь на поиски «хорошего» врача, который «принимает все страховки», имейте в виду – по-настоящему хороший педиатр уже давно разорился, потому что его пациенты очень редко болели. Пеняйте на систему – страховки оплачивают только болезни: чем хуже болезнь, тем лучше оплата. Бесспорно, в кризисных ситуациях профессионализм большинства врачей не подлежит сомнению, если, конечно, не считать, что большинство кризисов, в том числе травмы – последствия все тех же «лечения» и «здорового» питания. Good luck!

Рыба гниет с головы...
А как здоровье главы вашей семьи?

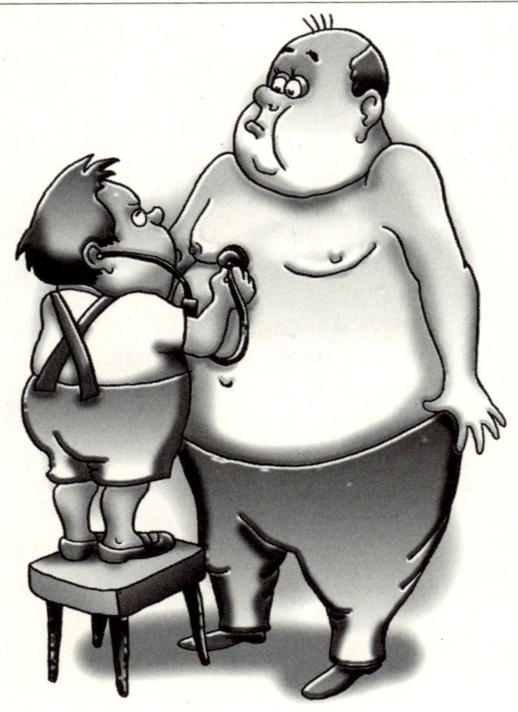

Если нарушения углеводного обмена (полноту и сахарный диабет) диагностируют уже у четырехлетних детей – неслыханное доселе в анналах медицины явление! – абсолютно очевидно, что что-то неладно не с детьми, а с системой.

Если вас действительно волнует будущее вашего ребенка или внука, не пытайтесь «бодаться с дубом», ожидая изменений в системе. «Детское» время, увы, не ждет: в лучшем случае – пронесет, в худшем – пока вы будете ждать «милостей от природы», ребенок вырастет в больного взрослого.

Начнем с того, что в здоровых семьях растут здоровые дети, в больных – больные. Кроме «генов», которые *post factum* уже не выберешь, не заменишь и не починишь, всех без исключения членов семьи объединяют стиль и культура питания, качество пищевых продуктов и минеральный состав питьевой воды. Соответственно, если «больная» семья начинает питаться как «здоровая» – медленно, но верно улучшается состояние здоровья всех ее членов от мала до велика; и наоборот – как только «здоровая» семья начинает питаться как «больная» – здоровье медленно, но верно идет насмарку, быстрее у пожилых, медленнее у молодых, но так же неизбежно, как смена времен года.

Как я уже писал, прочувствовал я это не только на собственной шкуре, но знаю со слов многих читателей, особенно наших соотечественников, – у всех примерно одна и та же история: *были здоровы*, *приехали в США*, *стали поправляться*, *начали часто болеть*, *с каждым годом все хуже и хуже*, *пожилые родители в кошмарной форме*, *дети не вылезают от врачей*... Знакомо?

Американцы в таком случае не без сарказма восклицают: «What gives!»[1]. Действительно, what gives? Давайте разберемся. Начнем с соков. Да, да, с тех самых «полезных» для здоровья фруктовых и овощных соков, которые медленно, но верно подтачивают здоровье взрослых, уничтожают – детей.

ЧУМА В ХОЛОДИЛЬНИКЕ

Дерзни я ранее критиковать соки в контексте детского питания, на меня бы обрушился шквал гнева бесчисленных диетологов, педиатров и «доброжелателей», которые десятилетиями отпаивали и себя, и детей, и пациентов соками: *Как вы, мол, смеете, это ведь витамины, минералы, тра-та-та, тра-та-та, тра-та-та… И так уже уши прожужжали с вашим мясом, а теперь еще против соков выступаете!..*

Полагаю, все равно обрушатся, но зато у меня теперь есть индульгенция, которую я гордо предъявлю всем недовольным, добавив при этом ехидно: Я же вам говорил! Цитирую из моей книги «Функциональное питание» рекомендации теперь уже многолетней давности[2]:

> «*Фруктовые и овощные соки.* И промышленные, и свежевыжатые соки отличаются необычайно высокой концентрацией сахара, низким содержанием витаминов (из-за окисления) или, как в случае с томатным, настолько высокой концентрацией клетчатки, что у взрослых он может вызвать боли в поджелудочной железе (так много необходимо произвести ферментов, чтобы его переварить). Особого внимания заслуживает морковный сок – из-за отравления морковным соком каждый год умирают несколько фанатов, не говоря уже о том, что морковь – это корень, который за свою короткую жизнь прокачивает через себя сотни литров загрязненной удобрениями, пестицидами и гербицидами почвенной воды, чтобы прокормить роскошный куст на поверхности. Эти же «добавки» попадают в концентрированной форме в стакан морковного сока».

А индульгенцию я получил в виде скандальной статьи в журнале «Педиатрия» Американской академии педиатрии под необычным, для академического органа, названием: «Употребление и злоупотребление фруктовым соком в педиатрии»[3]. Несмотря на поверхностный анализ, ряд грубых ошибок, замалчивание многих серьезных проблем, связанных с употреблением фруктовых соков, противоречивые выводы и кон-

---

[1] Что дает эти проблемы? (с англ.)

[2] «Функциональное питание». Раздел «*Категорически не есть!*».

[3] The Use and Misuse of Fruit Juice in Pediatrics, American Academy of Pediatrics, Committee on Nutrition, *Pediatrics*, Vol. 107, No 5, May 2001, 1210-1213.

фликтные, с опаской, рекомендации, эта статья бесценна уже потому, что она посягнула на, теперь бывшую, «священную корову» педиатрии, и развяжет языки и руки рядовым педиатрам, связанным, как омертой, «смертельной» клятвой верности современной доктрине «здорового» питания, в которой соки и фрукты занимают самое почетное место. Аминь!

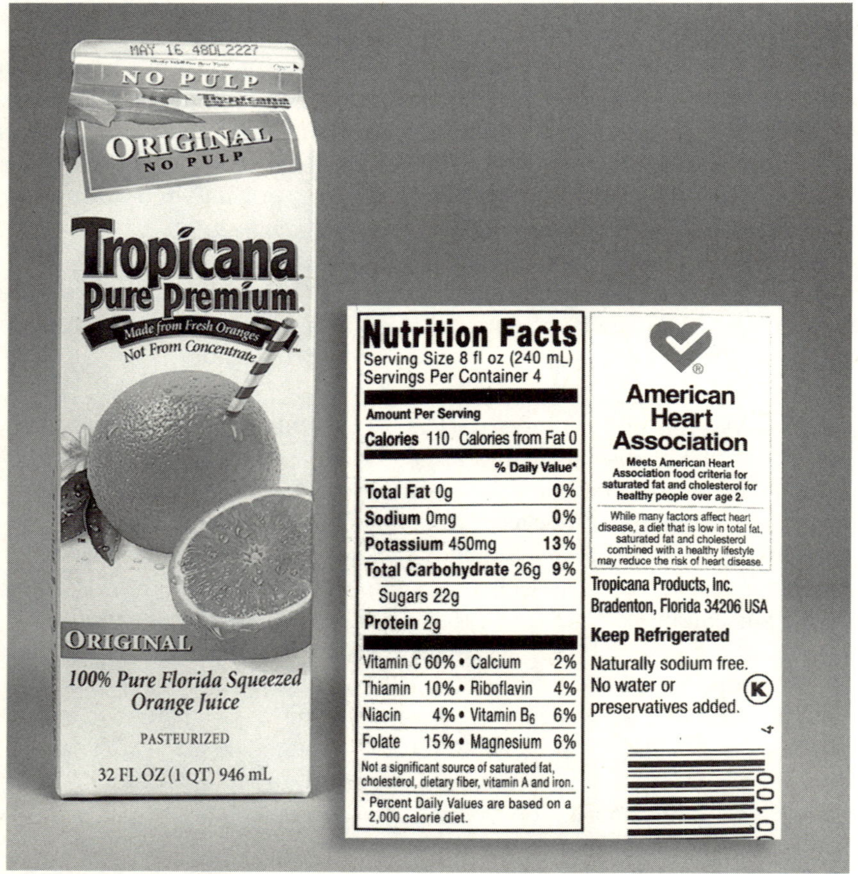

В одном стакане апельсинового сока «всего» 22 г сахара, эквивалент полутора столовых ложек. Тут же цинично замечено, что апельсиновый сок соответствует критериям «здорового продукта» Американской ассоциации сердца, так как в нем нет (не упадите со стула!)… холестерина и жиров. Интересно, увидим ли мы когда-нибудь на упаковке свинины сертификацию Американской ассоциации диабета о том, что свинина не содержит… сахара.

Итак, какие проблемы с соками обнаружили американские детские врачи (выделено *курсивом*):

- *Неусваиваемые углеводы в соках, особенно употребляемых в больших количествах, могут привести к хроническим поносам, газам, вспучиванию и болям в области живота.* Здесь *уважаемые академики* сообщают одну пикантную подробность: оказывается, многие педиатры в США рекомендуют родителям давать их *бэбичке* много фруктового сока при… запорах. Согласитесь, «лечить» запоры поносами, которые, в свою очередь, еще больше усугубляют запоры, как я люблю повторять, так же практично, как тушить пожары бензином – все сгорело, конец пожару.

- *Непастеризованные (свежевыжатые) соки могут содержать такие патогены, как Escherichia coli, Salmonella и Cryptosporidium. Эти микроорганизмы могут вызвать серьезные заболевания, поэтому непастеризованные соки категорически не рекомендуется давать младенцам и детям.* Особенно умиляет, когда меня гордо уверяют, что морковка – органическая. Вы когда-нибудь задумывались, чем удобряют органические фрукты и овощи? Конечно же, самым что ни на есть органическим удобрением – н-а-в-о-з-о-м, который никакой водой не смоешь с шершавой морковки. А многие родители, полагаясь на информационный канал под названием о.б.с. (одна баба сказала), хвастаются тем, что они морковку вообще не чистят, потому что все витамины – в шкурке...
- *Замедленные развитие и рост у детей ассоциируются с избыточным употреблением фруктовых соков.* От себя добавлю: успех и карьера в США – функция роста. За каждый лишний дюйм выше среднего статный американец получает на пару тысяч долларов больше, а в модели, если вы ниже 180 см (6 футов), вообще не берут. Длинные ноги не гарантируют счастья вашей дочке, но, по крайней мере, она не будет страдать от дефицита женихов и предложений.
- *Кариес зубов у детей – следствие употребления соков. Длительный контакт зубов ребенка с сахаром в соке – одна из основных причин кариеса.* Хочу напомнить вам, что кариес и преждевременное удаление молочных зубов – основная причина нарушения прикуса, который потом за много тысяч долларов и пару лет чахотки восстановят ортодонты.
- *Чрезмерное употребление соков может привести к ожирению.* Академики робко отмечают, что только *может*, а не *приводит*… потому что, согласно «исследованиям», из 100% детей, которые пьют соки, не все 100% – жиреют. А это значит, что ожирение от соков – *inconclusive*, т. е. не доказано на 100%. Вот уж где горе от ума! Задумайтесь: в одном стакане (240 *г*) апельсинового сока 24 *г* углеводов – эквивалент почти двух столовых ложек сахара, больше, чем суточная потребность центральной нервной системы *Сашеньки* и *Машеньки* в углеводах. И это только в одном стакане сока, не считая всю остальную еду и напитки за день. Что происходит дальше – это уже функция характера вашего ребенка: или он/она спускают пар в бесконечном движении, крике, плаче; или, сидя у телевизора, набирают вес; или с ними происходит и то и другое.

К моему превеликому сожалению, этот список можно продолжать и продолжать: куда ни глянь – больные дети и их ошалевшие родители! Книги не хватит. Если бы я был на вашем месте, уважаемые мамы, папы, дедушки и бабушки, то я бы – только из любви к себе, только из чисто шкурного эгоизма, из-за физического страха перед кабинетом детского врача – оберегал бы ребенка от соков с большим рвением, чем от чумы.

ЧУМА В ТАРЕЛКЕ

Начинаем наше утро с хлопьев (cereals) со стаканом молока? Здоровое питание для ребенка?

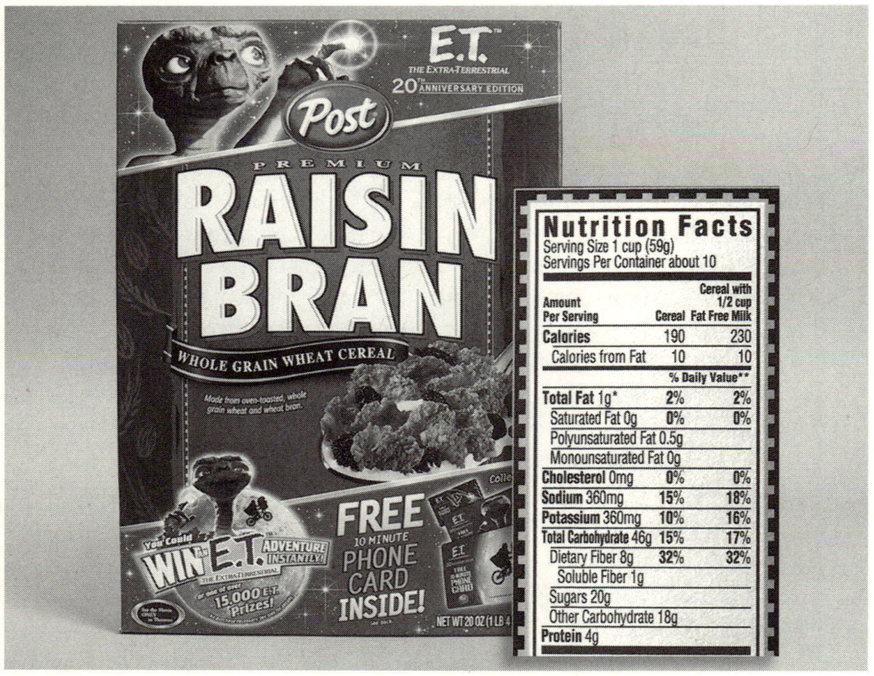

Nutrition Facts
Serving Size 1 cup (59g)
Servings Per Container about 10

Amount Per Serving	Cereal	Cereal with 1/2 cup Fat Free Milk
Calories	190	230
Calories from Fat	10	10
	% Daily Value**	
Total Fat 1g*	2%	2%
Saturated Fat 0g	0%	0%
Polyunsaturated Fat 0.5g		
Monounsaturated Fat 0g		
Cholesterol 0mg	0%	0%
Sodium 360mg	15%	18%
Potassium 360mg	10%	16%
Total Carbohydrate 46g	15%	17%
Dietary Fiber 8g	32%	32%
Soluble Fiber 1g		
Sugars 20g		
Other Carbohydrate 18g		
Protein 4g		

Читаем этикетку: в одной порции 46 *г* углеводов, из них 8 *г* клетчатки и 36 *г* усваиваемых углеводов. Эквивалент более чем трех с половиной столовых ложек сахара. Стакан молока добавляет еще одну столовую ложку сахара (12–15 *г*). Добавьте привычный стакан апельсинового сока (22 *г* – еще полторы ложки) и яблоко по дороге в школу (20–25 *г* – еще полторы ложки). Для наглядности возьмите столовую ложку и сахар и насыпьте в прозрачный стакан все перечисленные дозы. Впечатляет?

Вот так, с 80–90 граммами углеводов в «системе», в два-три раза больше дневной потребности, ваш «разогретый» бэбичка начинает первый урок в компании ему подобных.

Поэтому не удивляйтесь, когда учителя отправляют детей табунами к врачам за рецептом на транквилизатор и почему обезумевший от ошалевших детей доктор мгновенно ставит диагноз *attention deficit hyperactivity disorder* (*синдром дефицита внимания с гиперактивностью*) и выписывает детям рецепт на *Ritalin*[1] или что-то в этом роде.

ЕСЛИ ТАКИЕ АКАДЕМИКИ ЛЕЧАТ ВАШИХ ДЕТЕЙ – СПАСАЙСЯ, КТО МОЖЕТ!

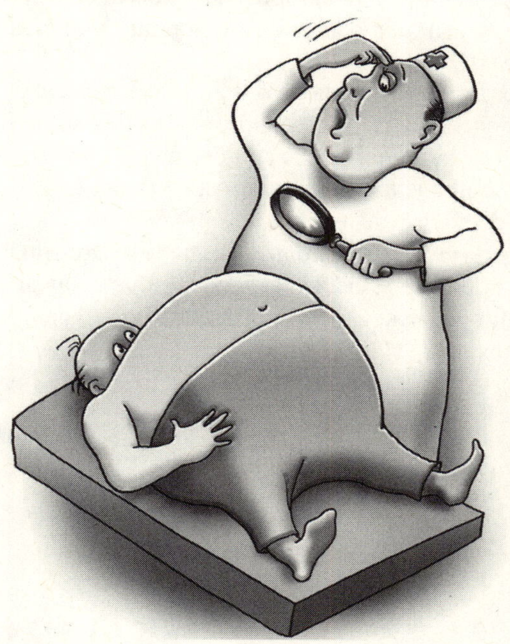

Слава богу, что и до Американской Академии педиатрии, наконец, дошло, что соки вредны для здоровья ребенка. А как же фрукты и овощи, из которых выжимают эти соки? Вы не поверите своим глазам (ушам): та же Академия в качестве здоровой и полезной альтернативы рекомендует заменить соки – овощами и фруктами, из которых их выжимают.

Да, не те ныне академики, не те ныне педиатры… Говорят, что длительное общение здоровых с сумасшедшими оставляет на лечебном и обслуживающем персонале психбольниц «неизгладимый отпечаток». Неужели многолетнее общение с маленькими детьми имеет точно такой же эффект на академиков-педиатров и напрочь лишает их элементарного здравого смысла?

Задумайтесь: яблочный сок – вредно, яблоки – полезно; апельсиновый сок – вредно, апельсины – полезно; морковный сок – вредно, морковка – полезна. Может быть, я без соков и фруктов в моей диете тоже поме-

1 «About 4 million children in the United States have attention deficit hyperactivity disorder (ADHD), yet almost 20 million prescriptions were written last year for the stimulant drugs used to treat the disorder», Generation Rx, 9/5/2001; *www.healthscout.com*

шался и чего-то не понимаю? А может быть, академики-педиатры знают что-то такое, чего я не знаю? Попробуем разобраться.

Для начала давайте зададимся вопросом: а почему, собственно, и детям, и взрослым рекомендуют фрукты и соки? Откуда весь сыр-бор со всем этим добром? По идее, все знают, откуда: ради витаминов для растущих деточек, чтобы у них не было рахита и цинги, чтобы они росли крепенькими и здоровенькими, чтобы они хорошо учились, чтобы они стали президентами или олимпийскими чемпионами, чтобы, чтобы, чтобы…

Мечтать не грех. Я уже никогда не стану президентом (оттуда – погнали, здесь – не берут) или олимпийским чемпионом (нет такого спорта – сочинительство, а в другие виды – уже поздно), но и я, и мои ровесники (1954 года рождения) росли в первое послевоенное десятилетие без цинги и рахита, крепенькими, здоровенькими, хорошо учились и большинство – далеко не дураки.

И не только наше поколение. Десятки тысяч поколений детей до нас, особенно в серверной и средней полосе, прекрасно росли без овощей (не выращивали), без фруктов (не культивировали) и без соков (не умели выжимать). А у эскимосов до последнего времени даже таких слов – *фрукт*, *ягода*, *сок* – в языке не было. Все выросли.

Ладно, хватит риторики. Аргументами в пользу нашего поколения или эскимосов академиков не проймешь, скажут – *inconclusive*[1]. Давайте вооружимся фактами. Можно ли, действительно, из овощей и фруктов получить необходимые витамины? И если можно, то какой ценой?

---

[1] Inconclusive – неубедительно (с англ.)

JUST THE FACTS, SIR!

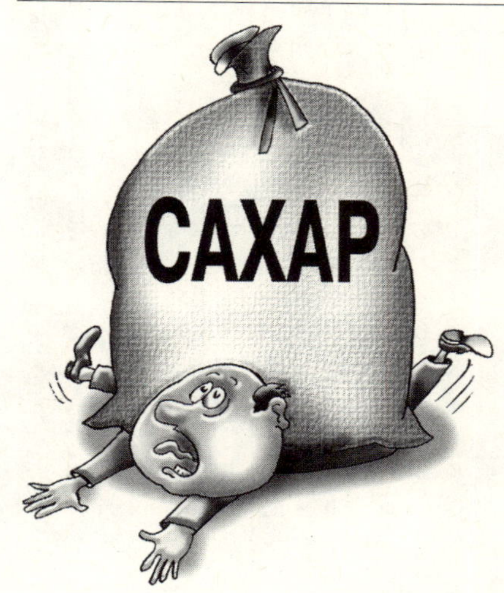

Есть такая организация – Американская Национальная Академия наук (U.S. National Academy of Science)[1], учрежденная Конгрессом США в 1863 г. исключительно с целью информировать и консультировать правительство США по вопросам науки и техники. Один из филиалов этой организации – Институт Медицины (Institute of Medicine) – начиная с 1943 г. публикует так называемые *Рекомендуемые дневные нормы* (*Recommended Daily Allowances*, *RDA*) питательных элементов, витаминов и минералов, необходимых детям и взрослым для предупреждения дегенеративных болезней, таких как рахит, цинга, пеллагра, дистрофия и другие, из-за дефицита питательных элементов. Эти нормы – абсолютный ежедневный минимум для среднестатистического индивидуума, продиктованный в 1943 г. войной, экономической депрессией и нуждами обитателей приютов для беспризорных, тюрем, психиатрических больниц и лагерей для военнопленных.

С точки зрения многих экспертов в области питания, эти нормативы далеки от реальных потребностей большинства здоровых и активных детей и взрослых, а тем более – больных. Но, как говорят, лиха беда – начало: абсолютно на всех упаковках пищевых продуктов в США вы найдете графу **%U.S. RDA**, которая указывает на процент питательных элементов в одной порции продукта по отношению к RDA норме (таблица 1, колонка 2, для ребенка от 4 до 8 лет). Сегодня заботливые мамы, папы, дедушки и бабушки тщательно изучают этикетки продуктов, чтобы обеспечить и себя и своих подопечных всеми необходимыми питательными элементами... по крайней мере не хуже, чем в детском доме.

Занижены эти нормы или не занижены – на этом этапе не будем спорить еще с одной Академией и возьмем их за основу. Благодаря одному из филиалов Министерства сельского хозяйства США[2], у нас есть доступ к базе данных питательного состава более чем 6 тысяч продуктов.

---

[1] *www.nationalacademies.org*

[2] U.S. Department of Agriculture, Agriculture Research Service, Nutrient Data Laboratory; *www.nal.usda.gov*

Таблица 1. Содержание витаминов и минералов в порции продукта (по весу) к норме U.S. RDA

Продукт	RDA	Единицы	Яблоки	Груши	Персики	Виноград	Бананы	Апельсины	Черника	Малина	Морковь
Порция			фрукт	фрукт	фрукт	чашка	фрукт	фрукт	чашка	чашка	плод
Вес порции		g	212,00	209,00	157,00	160,00	136,00	244,00	145,00	123,00	72,00
Углеводов	n/a	g	32,33	31,58	17,43	28,43	31,87	17,43	20,49	14,23	7,30
Белков	45,0	g	0,40	0,82	1,10	1,06	1,40	1,06	0,97	1,12	0,74
Жиров	n/a	g	0,76	0,84	0,14	0,93	0,65	0,32	0,55	0,68	0,14
Кальций	800	mg	14,84	22,99	7,85	17,60	8,16	64,93	8,70	27,06	19,44
Железо	10	mg	0,38	0,52	0,17	0,42	0,42	0,14	0,25	0,70	0,36
Магний	130	mg	10,60	12,54	10,99	9,60	39,44	15,10	7,25	22,14	10,80
Фосфор	500	mg	14,84	22,99	18,84	20,80	27,20	18,12	14,50	14,76	31,68
Цинк	10	mg	0,09	0,25	0,22	0,08	0,22	0,12	0,16	0,57	0,14
Селен	30	mcg	0,64	2,09	0,63	0,32	1,50	0,76	0,87	0,74	0,79
Витамин A	1666	I.U.	112,36	41,80	839,95	116,80	110,16	302,00	145,00	159,90	20252
Витамин E	7	I.U.	0,68	1,05	1,10	1,12	0,37	0,36	1,45	0,55	0,33
Витамин K	20	mcg	–	–	–	–	–	–	–	–	–
Витамин D	200	I.U.	–	–	–	–	–	–	–	–	–
Витамин C	25	mg	12,08	8,36	10,36	17,28	12,38	67,95	18,85	30,75	6,70
Тиамин (B-1)	0,6	mg	0,04	0,04	0,03	0,15	0,06	0,15	0,07	0,04	0,07
Рибофлавин (B-2)	0,6	mg	0,03	0,08	0,06	0,09	0,14	0,06	0,07	0,11	0,04
Ниацин (B-3)	8	mg	0,16	0,21	1,55	0,48	0,73	0,60	0,52	1,11	0,67
Пантотеновая к-та	3	mg	0,13	0,15	0,27	0,04	0,35	0,38	0,14	0,30	0,14
Витамин B-6	0,6	mg	0,10	0,04	0,03	0,18	0,79	0,08	0,05	0,07	0,11
Фолиевая к-та	200	mcg	6,36	14,63	4,71	6,40	25,84	25,67	8,70	31,98	10,08
Витамин B-12	1,2	mcg	–	–	–	–	–	–	–	–	–

Как видите, содержание витаминов вовсе не большое, углеводов – значительное. И это не учитывая того пикантного обстоятельства, что большинство экспертов считает нормы, установленные правительством, абсолютно не адекватными не только для абсолютного здоровья, но даже для посредственного…

Таблица 2. Процент витаминов и минералов в порции продукта к норме U.S. RDA

Продукт	US RDA	Яблоки	Груши	Персики	Виноград	Бананы	Апельсины	Черника	Малина	Морковь
Порция		фрукт	фрукт	фрукт	чашка	фрукт	фрукт	чашка	чашка	плод
Вес порции (в г)		212,00	209,00	157,00	160,00	136,00	244,00	145,00	123,00	72,00
Углеводов (в г)	n/a	32,33	31,58	17,43	28,43	31,87	17,43	20,49	14,23	7,30
Кальций	800	1,9%	2,9%	1,0%	2,2%	1,0%	8,1%	1,1%	3,4%	2,4%
Железо	10	3,8%	5,2%	1,7%	4,2%	4,2%	1,4%	2,5%	7,0%	3,6%
Магний	130	8,2%	9,6%	8,5%	7,4%	30,3%	11,6%	5,6%	17,0%	8,3%
Фосфор	500	3,0%	4,6%	3,8%	4,2%	5,4%	3,6%	2,9%	3,0%	6,3%
Цинк	10	0,9%	2,5%	2,2%	0,8%	2,2%	1,2%	1,6%	5,7%	1,4%
Селен	30	2,1%	7,0%	2,1%	1,1%	5,0%	2,5%	2,9%	2,5%	2,6%
Витамин A	1666	6,7%	2,5%	50,4%	7,0%	6,6%	18,1%	8,7%	9,6%	1215,7%
Витамин E	7	9,7%	14,9%	15,7%	16,0%	5,2%	5,2%	20,7%	7,9%	4,7%
Витамин K	20	–	–	–	–	–	–	–	–	–
Витамин D	200	–	–	–	–	–	–	–	–	–
Витамин C	25	48,3%	33,4%	41,4%	69,1%	49,5%	271,8%	75,4%	123,0%	26,8%
Тиамин (B-1)	0,6	6,0%	7,0%	4,5%	24,5%	10,2%	25,2%	11,7%	6,2%	11,7%
Рибофлавин (B-2)	0,6	5,0%	14,0%	10,7%	15,2%	22,7%	1,0%	12,0%	18,5%	7,0%
Ниацин (B-3)	8	2,0%	2,6%	19,4%	6,0%	9,2%	7,6%	6,5%	13,8%	8,4%
Пантотеновая к-та	3	4,3%	4,9%	8,9%	1,3%	11,8%	12,6%	4,5%	9,8%	4,7%
Витамин B-6	0,6	17,0%	6,3%	4,7%	29,3%	131,0%	12,8%	8,7%	11,7%	17,7%
Фолиевая к-та	200	3,2%	7,3%	2,4%	3,2%	12,9%	12,8%	4,4%	16,0%	5,0%
Витамин B-12	1,2	–	–	–	–	–	–	–	–	–

Таблица говорит сама за себя: за исключением витамина C, питательная ценность большинства наиболее популярных овощей и фруктов практически нулевая, не говоря уже о полном отсутствии витаминов K, D и B_{12}, которые есть только в продуктах животного происхождения. Да, два банана содержат дневную норму витамина C и, в довесок, 64 грамма (т.е. пять столовых ложек!) сахара.

Таблица 3. Сколько необходимо съесть порций, чтобы получить дневную дозу витаминов и минералов

Продукт	US RDA	Яблоки	Груши	Персики	Виноград	Бананы	Апельсины	Черника	Малина	Морковь
Порция		фрукт	фрукт	фрукт	чашка	фрукт	фрукт	чашка	чашка	плод
Вес порции (в *г*)		212,00	209,00	157,00	160,00	136,00	244,00	145,00	123,00	72,00
Углеводов (в *г*)	n/a	32,33	31,58	17,43	28,43	31,87	17,43	20,49	14,23	7,30
Кальций	800	54	35	102	45	98	12	92	30	41
Железо	10	26	19	58	24	24	74	40	14	28
Магний	130	12	10	12	14	3	9	18	6	12
Фосфор	500	34	22	27	24	18	28	34	34	16
Цинк	10	118	40	45	125	46	83	63	18	69
Селен	30	47	14	48	94	20	40	34	41	38
Витамин А	1666	40	2	14	15	6	11	10	0	0,1
Витамин Е	7	10	7	6	6	19	19	5	13	21
Витамин К	20	–	–	–	–	–	–	–	–	–
Витамин D	200	–	–	–	–	–	–	–	–	–
Витамин С	25	2	3	2	1	2	0	1	1	4
Тиамин (В-1)	0,6	17	14	22	4	10	4	9	16	9
Рибофлавин (В-2)	0,6	0	7	9	7	4	10	8	5	14
Ниацин (В-3)	8	49	38	5	17	11	13	15	7	12
Пантотеновая к-та	3	23	21	11	79	8	8	22	10	21
Витамин В-6	0,6	6	16	21	3	1	8	12	9	6
Фолиевая к-та	200	31	14	42	31	8	8	23	6	20
Витамин В-12	1,2	–	–	–	–	–	–	–	–	–

Помните анекдот: *Сколько надо позвать милиционеров, чтобы заменить лампочку*? Ответ был – *три*: *один держит лампочку, двое крутят стол*… Если вы рассчитываете, что ваш ребенок (или вы) можете получить все необходимые витамины и минералы из овощей и фруктов, вы с таким же успехом можете рассчитывать, что вас возьмут на службу в милицию. Тогда у вас будет достаточно времени, чтобы съесть 54 яблока ради кальция, 26 – ради железа и 200 – ради витамин D… Но я всё-таки надеюсь, что вам ваше здоровье вовсе не до лампочки.

Для абсолютной объективности я воспользовался этой базой, чтобы составить представленные здесь таблицы. Даже «невооруженным» глазом немедленно видно, что витамин С – единственный, который маломальски обеспечивается наиболее популярными фруктами и ягодами. Да еще витамин А – морковкой. А наряду с витаминами С и А, с каждой порцией ребенок получает больше углеводов, чем необходимо его нервной системе на весь день. Во всем остальном – чистый абсурд: ребенку, например, необходимо съесть 54 яблока, 98 бананов, 92 стакана черники или 41 морковку, чтобы получить дневную дозу кальция.

Как видите, фрукты, ягоды и овощи не покрывают даже минимальные дневные потребности ребенка в базовых витаминах и минералах. А без фруктов, ягод и соков потребности в витамине С и А могут удовлетворить две копеечные капсулы натурального бета-каротина и аскорбинки, только без вреда для здоровья и будущего вашего ребенка.

Детка за репку, доктор за детку... Догадайтесь, кто кого перетянет?

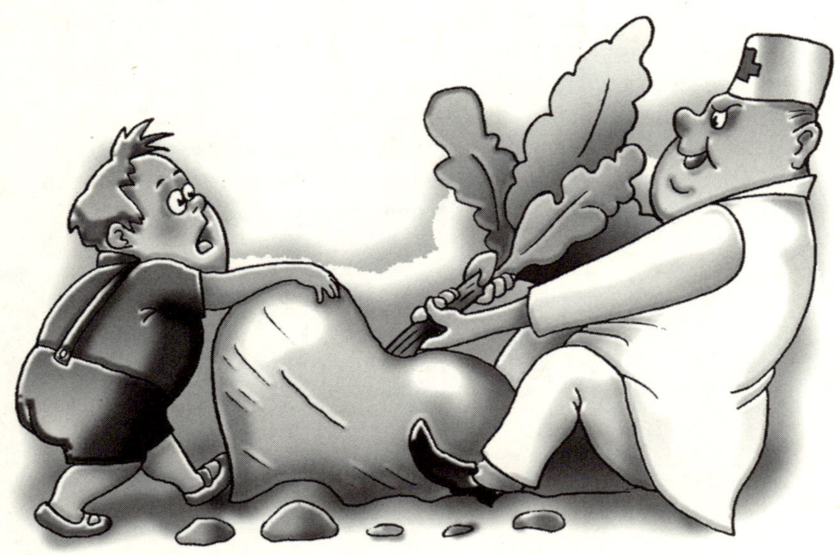

Возможно, вы когда-нибудь слышали, что осел – самый опасный вид транспорта по количеству смертей на 100 тыс. км наезда. Почему осел, а не, скажем, лошадь? Рост подвел. Не человека, конечно, а осла: в отличие от высокой лошади, с низкого осла наездник обычно падает прямо на голову. Несмотря на такую печальную дорожно-транспортную статистику, в местах, где передвигаются верхом на ослах, другого выбора транспортных средств просто нет.

Не спешите оскорбиться – я это не к тому, что после моих статей соки и фрукты своим детям будут давать сами-знаете-кто, а к тому, что у вас есть выбор. Сегодня полагаться на фрукты и соки как круглогодичный источник витаминов для растущего ребенка так же эффективно, как учиться плавать со свинцовыми чушками на лодыжках. В этой ситуации тренерам (родителям) чахотка, а спасателем (врачам) – выгодная работа.

Родители, которые действительно любят своих детей, в первую очередь должны любить самих себя! Только через практичный, на собственном примере, эгоизм можно привить ребенку здоровые привычки и образ жизни без болезней – какому эгоисту охота возиться с больным ребенком! Всего несколько поколений назад здоровьем детей руководил прагматизм родителей: крепкий, здоровый ребенок помогал по хозяйству и обеспечивал благополучную старость. Сегодня на смену детям пришли пенсии и социальные работники, и не удивительно, что здоровье детей идет насмарку – если в них нет нужны к старости, то какая разница?

А как же овощи? Как в таком случае говорят американцы, *it depends*: какие овощи, в каком количестве, в какое время и в какой комбинации.

Давайте опять обратимся к *Рекомендуемым дневным нормам* (*RDA*, *Recommended Daily Allowances*, таблица I), с которыми мы ознакомились в предыдущем разделе. Обратите внимание на то, что RDA меняются в зависимости от возраста. От рождения до появления первых молочных зубов ребенок должен питаться только грудным молоком, в худшем случае – формулой. Давать ребенку любые процессированные продукты – мясные паштеты, овощные и фруктовые муссы, кисели – кощунство. Этими продуктами не питались грудные младенцы всего несколько поколений назад и до сих пор не питаются в примитивных общинах, где врач так же экзотичен, как луноход на Красной Площади.

Если после кормления грудью вы решитесь не «накачивать» вашего ребенка фруктами, овощами и соками, а начнете кормить его мясом, птицей и рыбой, никто не обвинит вас в *child neglect*[1] после того, как вы продемонстрируете эти самые RDA, где сравнивается содержание необходимых питательных элементов во фруктах, овощах, мясе, птице и рыбе. А рассуждать о чувстве вины и ответственности перед вашим ребенком я даже не берусь.

Ну а дальше – все просто: я отношусь к категории зануд, которые досконально, «в смерть» анализируют реальную информацию, а не к категории самонадеянных титулованных балаболов и балаболок (это от *блабла-бла*, если вы еще не знаете), которые уверенно, с пеной у рта, пересказывают вчерашние «черствые» байки. Ведь какие у нас с вами цели? Чтобы ваш ребенок был здоров, чтобы он получал все витамины, чтобы он получал все минералы, чтобы он получал все необходимые белки и жиры?

В целом, порция говядины содержит больше критических для роста ребенка железа, магния, фосфора, цинка и селена, чем все фрукты, ягоды и овощи. Порция вареного картофеля или головка брокколи содержат чуть больше магния и калия, но какой ценой! Ваш ребенок получит эквивалент десяти столовых ложек сахара с картофелем и пяти – с брокколи. Дали бы вы вашему ребенку в здравом уме десять столовых ложек сахара? Чтобы компенсировать один только мочегонный эффект такого количества углеводов на организм ребенка, потребуется больше минералов для восстановления гомеостаза, чем входит в несколько порций картофеля и брокколи. Изучайте следующие таблицы и судите сами:

---

[1] Пренебрежение благополучием ребенка (с англ.)

Таблица 4. Дневные нормы питательных элементов (RDA*) для возрастных групп

Компонент	Ед.	0-6 мес.	7-12 мес.	1-3 года	4-8 лет	9-13 лет	14-18 лет	19-30 лет
Белки	g	13,0	14,0	16,0	24,0	45,0	59,0	48,0
Витамин A	I.U.	1250,0	1250,0	1333,3	1666,7	2333,3	3333,3	3333,3
Витамин E	I.U.	4,0	6,0	6,0	7,0	11,0	15,0	15,0
Витамин K	mcg	5,0	10,0	15,0	20,0	30,0	45,0	65,0
Витамин D	I.U.	200,0	200,0	200,0	200,0	200,0	200,0	200,0
Витамин C	mg	40,0	50,0	15,0	25,0	45,0	75,0	90,0
Тиамин (B-1)	mg	0,2	0,3	0,5	0,6	0,9	1,2	1,2
Рибофлавин (B-2)	mg	0,3	0,4	0,5	0,6	0,9	1,3	1,3
Ниацин (B-3)	mg	2,0	4,0	6,0	8,0	12,0	16,0	16,0
Витамин B-6	mg	0,1	0,3	0,5	0,6	1,0	1,3	1,3
Фолиевая кислота	mcg	65,0	80,0	150,0	200,0	300,0	400,0	400,0
Витамин B-12	mcg	0,4	0,5	0,9	1,2	1,8	2,4	2,4
Пантотеновая кислота	mg	1,7	1,8	2,0	3,0	4,0	5,0	5,0
Биотин	mcg	5,0	6,0	8,0	12,0	20,0	25,0	30,0
Холин	mg	125,0	150,0	200,0	250,0	375,0	550,0	550,0
Кальций	mg	210,0	270,0	500,0	800,0	1300,0	1300,0	1000,0
Фосфор	mg	100,0	275,0	460,0	500,0	1200,0	1250,0	700,0
Магний	mg	30,0	75,0	80,0	130,0	240,0	410,0	400,0
Железо	mg	6,0	10,0	10,0	10,0	12,0	12,0	10,0
Цинк	mg	5,0	5,0	10,0	10,0	15,0	15,0	15,0
Фтор	mg	0,0	0,5	0,7	1,0	2,0	3,0	4,0
Йод	mcg	40,0	50,0	70,0	90,0	120,0	150,0	150,0
Селен	mcg	15,0	20,0	20,0	30,0	40,0	55,0	55,0

*Food and Nutrition Board, National Academy of Science, compiled data 1989-2000; *www.nap.gov*

15-летнему подростку необходимо как минимум 59 *г* белков в день. Ваш ест? Сомневаюсь… 80% любого мяса – вода, от 5 до 10 % – жир. Чтобы получить 59 *г* белка в день, необходимо съесть по крайней мере килограмм мяса или рыбы. *Who said so?* Наше заботливое американское правительство, вот кто…

Таблица 5. Питательная ценность наиболее популярных продуктов по сравнению с RDA для детей от 9 до 13 лет*

Продукт	RDA	Ед.	Говядина	Лосось	Курица	Яблоки	Бананы	Апельсины	Клубника	Брокколи	Картофель	Капуста
Порция			филе	филе	в коже	фрукт	фрукт	фрукт	чашка	головка	чашка	чашка
Вес порции		g	200,0	200,0	200,0	212,0	160,0	151,0	244,0	145,0	20,0	20,0
Углеводы	n/a	g	0,0	0,0	0,0	32,33	31,87	17,43	42,36	78,40	156,0	44,0
Белки	45,0	g	42,4	39,80	28,10	0,40	1,40	1,06	1,42	8,34	5,72	2,04
Жиры	n/a	g	8,8	21,70	57,48	0,76	0,65	0,32	1,46	0,98	0,20	0,86
Минералы												
Кальций	130,0	mg	14,0	24,0	26,0	14,84	8,16	64,93	51,24	128,8	90,0	62,0
Железо	12,0	mg	5,3	0,72	1,88	0,38	0,42	0,14	0,54	2,35	12,14	0,34
Магний	240,0	mg	48,0	56,0	30,0	10,60	39,44	15,10	41,48	67,20	60,0	16,0
Фосфор	120,0	mg	416,0	466,0	226,0	14,84	27,20	18,12	65,88	165,20	108,0	30,0
Калий	99,0	mg	722,0	724,0	288,0	243,8	538,56	255,0	712,0	817,60	814,0	194,0
Цинк	15,0	mg	8,2	0,80	2,52	0,09	0,22	0,12	0,0	1,06	0,88	0,18
Селен	40,0	mcg	39,6	73,0	24,20	0,64	1,50	0,76	0,0	5,32	0,60	1,20
Витамины												
Витамин А	2333,3	I.U.	0,0	10,0	502,0	112,36	110,16	302,0	219,0	3886,4	0,0	264,0
Витамин Е	11,0	I.U.	0,3	0,0	0,0	0,68	0,37	0,36	0,0	4,73	0,0	0,0
Витамин С	45,0	mg	0,0	7,80	3,20	12,08	12,38	67,95	90,28	208,88	10,40	40,20
Тиамин (В-1)	0,9	mg	0,3	0,68	0,10	0,04	0,06	0,15	0,07	0,15	0,06	0,11
Рибофлавин	0,9	mg	0,4	0,24	0,23	0,03	0,14	0,06	0,07	0,32	0,07	0,11
Ниацин (В-3)	12,0	mg	7,1	15,01	9,67	0,16	0,73	0,60	1,46	1,61	2,44	0,56
Пантотен. к-та	4,0	mg	0,7	2,76	1,64	0,13	0,35	0,38	0,0	1,42	0,72	0,28
Витамин В-6	1,0	mg	0,8	1,27	0,38	0,10	0,79	0,08	0,0	0,40	0,48	0,23
Фолиевая к-та	30,0	mcg	16,0	52,0	12,0	6,36	25,84	25,67	0,0	140,0	20,0	40,0
Витамин В-12	1,8	mcg	6,3	5,60	0,50	0,0	0,0	0,0	0,0	0,0	0,0	0,0

*USDA Nutrient Database for Standard Reference; *www.nal.usda.gov/fnic/cgi-bin/nut_search.pl*

Много цифр, нудно разбираться… Зато ой как убедительно! Оказывается, «проклятая» говядина куда ближе к *U.S. RDA* чем «целебные» яблоки… И никаких углеводов!

Хочу обратить ваше внимание на следующие «детали»:

- Витамин B_{12} – единственный из витаминов группы В, который не синтезируется здоровым организмом. B_{12} критически необходим для кроветворной деятельности. Ни во фруктах, ни в ягодах, ни в овощах нет витамина B_{12}. А одна порция говядины содержит несколько минимальных дневных доз (витамин B_{12} практически не токсичен).
- В мясе, птице и рыбе гораздо больше других витаминов из группы В, чем во фруктах, ягодах и овощах.
- К сожалению, база данных USDA не содержит сведений о критическом для развития костей жирорастворимом витамине D, который можно найти преимущественно в морепродуктах, но никак не во фруктах, ягодах и овощах.
- Обратите внимание: RDA указывает на минимальное количество белков, необходимых ребенку. Полноценных (первичных) белков днем с огнем не сыщешь во фруктах, ягодах и овощах. Только в мясе, рыбе да птице! Одна порция говядины почти полностью удовлетворяет дневные потребности ребенка.
- Да, в мясе, птице и рыбе действительно нет адекватного количества витаминов А и С. Их прекрасно заменяют детские витамины, а если вы чистой воды «натуралист» – чайная ложка рыбьего жира (витамин А) и сок одного лимона, разведенный водой (витамин С).
- Жиры не входят ни в таблицы RDA, ни во фрукты, ягоды и овощи. В грудном молоке в четыре раза больше жиров, чем белков! Только недоучка может утверждать, что после грудного молока можно обойтись без жиров. Конечно же, нельзя! В цивилизованной Европе жиры называют, как это и положено, витамином F (от *F*at). Но это уже предмет для отдельного разговора.

Вот вам и овощи – свинцовые чушки на лодыжках начинающего пловца. Какая-то польза есть, но вреда куда больше. Еще страшнее то, что большинство родителей абсолютно уверены, что скармливают горы брокколи и морковки на благо ребенка. Надеюсь, теперь это не вы.

Детский диабет в США: Пока что ничего не видим, ничего не знаем

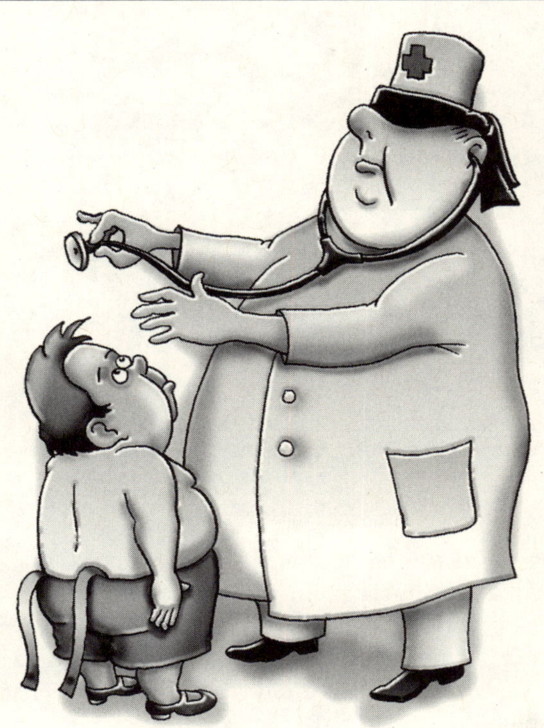

Еще раз напомню вам печальную статистику – более 20 млн. американцев (почти 7% населения США) страдают от сахарного диабета. В этом году от диабета умрет около 200 тыс. американцев и будет выявлен примерно миллион новых больных. И это не говоря о том, что у трети людей, реально больных диабетом и регулярно посещающих врачей, диабет не установлен из-за ошибочной диагностики.

За последние сто лет количество больных сахарным диабетом по отношению ко всему населению увеличилось в 16 раз (1611%), а количество полных возросло с 5% до 67%, более чем в 13 раз, то есть в пропорции близкой к диабету.

Ожирение – один из наиболее явных симптомов нарушений углеводного обмена, а диабет его – завершающая стадия. Около 80% детей и взрослых страдают от ожирения на момент постановки диагноза «сахарный диабет». Иными словами, если у вас полный ребенок, вероятность того, что у него может быть диагностирован сахарный диабет составляет 80%.

Вот в таком окружении растут американские дети и пополняют ряды жертв сахарного диабета. Прогноз их будущего не утешителен – к 30-40 годам их ожидают и болезни почек, и потеря зрения, и пародонтоз (потеря зубов), и ампутации, и типичные для пожилых атеросклероз и деформация конечностей.

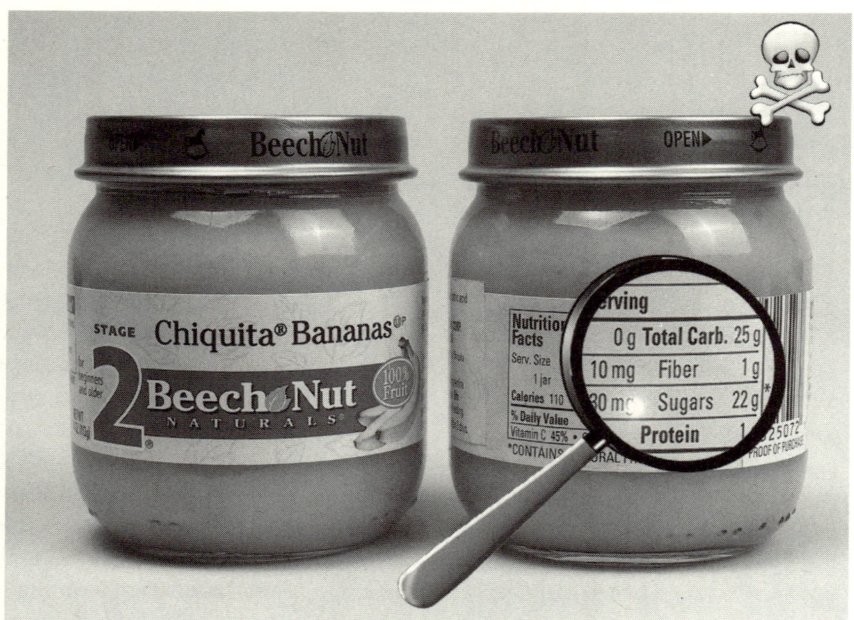

«Фундамент» детского диабета и ожирения: в одной миниатюрной баночке (113 г) детского питания – 22 грамма сахара, эквивалент полутора столовых ложек сахара в одной порции. И это всего лишь малая часть рациона младенца.

Еще менее утешительная информация помещена на страницах Американской ассоциации диабета[1]. До последнего времени с детьми ассоциировался только инсулинзависимый сахарный диабет I типа (далее: СД-I). Дети, страдающие от СД-I нуждаются в ежедневных инъекциях инсулина до конца жизни. Средняя продолжительность жизни ребенка (если полагаться на общепринятую терапию) – менее 20 лет с момента диагноза СД-I, а о *качестве жизни* и ребенка, и родителей даже говорить не приходится. Теперь детали:

- У ребенка в США риск возникновения СД-I больше, чем любой другой хронической болезни.
- Период полового созревания ребенка – от 10 до 12 лет у девочек и от 12 до 14 лет у мальчиков – наибольшая зона риска для возникновения СД-I.
- Стиль питания в семье и эндемические условия (среда обитания) – дополнительные факторы риска. Вероятность возникновения диабета у братьев и сестер ребенка с СД-I – 10% к пятидесяти годам. У близнецов – от 25% до 50%.
- Процент детей, больных СД-I, существенно выше среди белых американцев, чем среди детей какой-либо другой расы.

---

[1] *www.diabetes.org*

На всякий случай напоминаю, что среди первых признаков СД-I, наиболее яркие следующие: сильная жажда, частые мочеиспускания, сонливость, летаргия, повышенный аппетит, резкая потеря веса, сахар в моче (проверяется лакмусовой бумагой), изменения в зрении, фруктовый запах в дыхании, тяжелое дыхание, ступор и потеря сознания.

ИХ ХАЛАТНОСТЬ – ВАШ КОШМАР

Сахарный диабет II типа (СД-II) – это синдром, т. е. совокупность симптомов целого ряда нарушений углеводного обмена, которые характеризуются избытком уровня глюкозы в крови. Так как диагностические критерии СД-II практически идентичны для детей и взрослых, определить уровень глюкозы в плазме крови натощак, соответствующий СД-II (от 115 до 130 мг/дл), можно только в самых запущенных случаях из-за специфики детского метаболизма углеводов. И даже этот анализ детям практически не делают, потому что по сегодняшний день считается, что дети не болеют СД-II. Соответственно, цифры официальной статистики *диагностированного* детского сахарного диабета не превышают 120 тыс. случаев, в основном с СД-I. В реальности, это только верхушка айсберга, и вот почему:

- Как я уже писал выше, по данным отлично информированной Американской ассоциации диабета[1], у 80% детей с диагнозом СД-II отмечается ожирение.
- По данным U.S. Center For Disease Control and Prevention (CDC)[2], каждый седьмой ребенок в США страдает от ожирения.
- Диагностика сахарного диабета среди детей в США пока не практикуется, так как до последнего времени считалось, что СД-II у детей не бывает.
- Если в масштабах США ожирение наблюдается у 80% детей с диагнозом сахарный диабет II типа, можно однозначно утверждать, что 80% детей с ожирением уже имеют СД-II, но пока без формального диагноза.
- Согласно переписи населения 2000 года[3], в возрастную группу до 20 лет входит 78,5 млн. человек (детей и подростков).
- Каждый седьмой с ожирением – это чуть более 11 млн. детей. Из них 80% – около 9 млн. – дети с сахарным диабетом II типа.

Повторяю жирными буквами: ***сегодня в США около девяти миллионов детей страдают от сахарного диабета II типа, но еще не знают об этом!***

---

[1] *www.diabetes.org*
[2] *www.cdc.gov*
[3] *www.census.gov/population/estimates/nation/intfile2-1.txt*

Если у вас полный ребенок, и вы сомневаетесь или «не согласны», сделайте вашему ребенку необходимые анализы[1] и убедитесь сами. А я еще раз позволю себе напомнить вам важные подробности о причинах и последствиях халатной диагностики сахарного диабета у детей, у которых «случайно» обнаруживают сахарный диабет I типа (инсулинзависимый) и немедленно «сажают на иглу» с инсулином.

У ребенка в США, даже абсолютно здорового, вероятность неправильного диагноза «сахарный диабет I типа» необычайно высокая при следующих обстоятельствах:

- На фоне перегрева, отравления или инфекции (особенно мочеполовых органов) у ребенка происходит обезвоживание из-за чрезмерного потения, поноса или диуреза (бесконтрольного мочеиспускания).
- Ребенок утоляет сильную жажду привычными напитками – соками, колами или чаем (обычным или ice tea). Эти напитки содержат не только большое количество немедленно усваиваемого сахара (более полутора столовых ложек на стакан), но и часто ударные дозы кофеина, который является сильнейшим мочегонным (диуретиком). Ребенок опять пьет.
- За этим следует одно из двух состояний: в результате еще большего обезвоживания ребенок теряет сознание, или… в результате необычайно высокого уровня глюкозы в крови – тут уж никакой инсулин не справится! – происходит гипергликемическая кома (обычно без кетонурии или ацидоза).
- Родители вызывают скорую помощь. Уже по дороге в госпиталь у ребенка берут кровь, а по прибытии делают экспресс-анализ. Компьютер подчеркивает запредельно высокий уровень глюкозы, и дежурный врач немедленно назначает инъекцию инсулина, физиологический раствор и проч.
- В подобной ситуации даже кетонурия и ацидоз – козырные карты в арсенале эндокринологов – не могут служить подтверждением «сахарного диабета» у вашего ребенка, а лишь указывают на краткосрочную почечную недостаточность и гипогликемию (низкий «сахар») после введения ребенку массивной (для него) дозы инсулина для нормализации «высокого сахара» в анализе.
- Через день-другой состояние ребенка стабилизируется, и без дополнительных анализов или оценки причин, предшествующих инциденту, его выписывают с диагнозом «сахарный диабет I типа» и инструктируют родителей администрировать инсулин и углеводную диету… абсолютно здоровому ребенку.

Как вы, наверное, догадываетесь, инъекции инсулина в сочетании с углеводной диетой – наркотики покрепче сигарет или кокаина, со всеми

[1] Подробности см. в Главе III «*Сахарный диабет*».

вытекающими отсюда последствиями. К счастью, в большинстве случаев, быстро обратимыми. Если у вашего ребенка (или у ребенка ваших знакомых и близких) диагностирован диабет I типа при подобных внезапных обстоятельствах, вероятнее всего, что диагноз был поставлен неправильно. Перед тем, как начать выяснять истину, задайте себе следующие вопросы:

- Предшествовали ли инциденту травма, пищевое отравление, инфекция или перегрев?
- Пил ли ребенок напитки с сахаром и кофеином?
- Делался ли ребенку оральный глюкозотолерантный тест и анализ на уровень инсулина?

Если ответы на первые два вопроса – *да*, а на третий – *нет*, обратитесь к компетентному педиатру-эндокринологу, чтобы проверить функциональность поджелудочной железы вашего ребенка. Если к такому специалисту нет доступа, вы можете сами проследить динамику уровня глюкозы с помощью домашнего тестера, в зависимости от типа пищи и дозы инсулина. Не забывайте: длительный прием экзогенного инсулина подавляет деятельность поджелудочной железы и одновременно увеличивает инсулинрезистенцию, поэтому «нормальный» уровень глюкозы у вашего ребенка всегда будет выше, чем у здорового ребенка.

– *Может, Монастырский бредит и подливает масла в огонь, чтобы продать нам свои книги о питании и диабете?*

Отнюдь. Вот что по этому поводу сообщают «главные» эпидемиологи США[1]:

«*У пациентов с СД-II симптомы могут долго не проявляться, и их диабет не диагностирован. Эта тенденция особенно характерна в случаях с молодыми людьми, потому что врач может не подозревать СД-II у детей и подростков. В какой-то момент у ребенка с диабетом II типа может произойти обострение, которое стабилизируется введением инсулина. После этого диабет у ребенка классифицируется как СД-I, и все последующее лечение ведется неправильно*».

Далее тот же источник сообщает[2]: «*Некоторые эксперты считают, что от трети до половины всех случаев [СД-II] не диагностируются*».

---

1 U.S. Center for Disease Control, Special Focus: Diabetes; *www.cdc.gov/nccdphp/cdsum99.pdf*; page 10.

2 U.S. Center for Disease Control, Special Focus: Diabetes; *www.cdc.gov/nccdphp/cdsum99.pdf*; page 11.

Согласитесь, «в бреду» скорее родители полных или больных детей, которые еще не читали мою книгу о диабете...

Несомненно, в подобную ситуацию могут попасть и взрослые, только с той разницей, что взрослые более осторожны, менее подвержены быстрому обезвоживанию, и с ними проще выяснить истинную причину гипергликемии, чем с детьми или их шокированными родителями.

Осталось только добавить, что «лечение», которое неизбежно следует за неправильным диагнозом, превращает еще, возможно, здорового ребенка в, наверняка, – больного. Вот что по этому поводу сообщает *New England Journal of Medicine* – один из самых престижным медицинских журналов в США:

«*Выводы. У лиц с высоким риском диабета инсулин в дозах, используемых в этих исследованиях* (*0,25 единиц на 1 кг веса в день.* – К.М.), *не приостанавливает и не предупреждает развитие диабета 1-го типа*». («Conclusions. In persons at high risk for diabetes, insulin at the dosage used in this study does not delay or prevent type 1 diabetes»[1].)

Что же скрыто за этими выводами? А вот что: если «лечить» инсулином «лиц с высоким риском», т. е. больных с диабетом II типа или просто с высоким «сахаром», у них такая же (96%) вероятность возникновения диабета I типа, как если бы их вообще не лечить.

Конечно же, ни у редакторов *NEJM*, ни у руководителей исследования (Dr. Jay S. Skyler, M.D) не хватило здравого смысла, чтобы понять или, на худой конец, догадаться, что предупреждение и лечение сахарного диабета у «лиц с высоким риском» должно начинаться не с инъекций инсулина, а с устранения причин высокого «сахара», т. е. углеводов в питании. Увы, как учат – так и… калечат.

ЗДОРОВЫЙ РЕБЕНОК – БУДУЩИЙ НАЛОГОПЛАТЕЛЬЩИК! СЛАВА БОГУ!

Коротко напомню вам основной тезис этого раздела: если 80% детей с диагнозом «сахарный диабет» страдают от ожирения (obesity), очевидно, что 80% детей с ожирением страдают от недиагностированного сахарного диабета преимущественно II типа (СД-II), который до недавнего времени вообще не считался детской болезнью.

---

[1] Effects of Insulin in Relatives of Patients with Type 1 Diabetes Mellitus. (N Engl J Med 2002; 346:1685-91); http://content.nejm.org/cgi/content/short/346/22/1685

Если вас пугает термин «сахарный диабет» по отношению к полному ребенку, и вы не хотите в это верить без «официального» диагноза (что, кстати, не входит в круг интересов педиатров при рутинном осмотре ребенка), давайте называть проблему полного ребенка «нарушениями углеводного обмена» – суть от этого абсолютно не изменится. Хочу напомнить, что и ожирение, и сахарный диабет классифицируются как болезни, связанные с нарушениями углеводного обмена.

Не менее важно иметь в виду, что сахарный диабет – болезнь-оборотень: ожирение ассоциируется преимущественно с СД-II, а чрезмерная худоба, как правило, ассоциируется с СД-I, или так называемым инсулинзависимым диабетом. Поэтому для вас, родителей, как избыток веса у ребенка, так и недостаток – одинаково важные индикаторы проблемы, решение которой требует не только внимания квалифицированных специалистов, но и вашего постоянного активного участия в диагностике, лечении и профилактике.

Если вы читали предыдущие главы этой книги, то, вероятно, поняли, что ключевой тезис моих рекомендаций базируется на следующих прописных истинах:

- Сахарный диабет II типа – это вовсе не «неизлечимая болезнь» (правильно – синдром), а следствие стиля питания индивидуума в течение длительного времени.
- СД-II и его последствия не поддаются лечению лекарствами, которые применяются исключительно для искусственного понижения уровня глюкозы в крови до рекомендуемой «нормы» за счет трансформации избытка глюкозы в триглицериды, что неизбежно ведет к гипертонии, атеросклерозу и ожирению.
- Сахаропонижающие лекарства и инсулин повышают вероятность гипогликемии (очень низкого сахара). Поэтому пациентам рекомендуется постоянно увеличивать объем пищи, содержащей углеводы, чтобы компенсировать действие лекарств, что в свою очередь ускоряет развитие болезни, ожирение и другие осложнения.
- Даже многолетний СД-II и у ребенка, и у взрослого магически исчезает при переходе на функциональное (низкоуглеводное) питание, так как поджелудочная железа при СД-II еще в состоянии продуцировать инсулин.
- Устранение последствий сахарного диабета, в том числе и ожирения, занимает гораздо больше времени, чем просто нормализация «сахара».
- У детей во многих случаях СД-II диагностирован как СД-I (инсулинзависимый), и лечение ведется неправильно, что значительно сокращает продолжительность жизни ребенка.
- СД-I – вовсе не смертельная и не «неизлечимая болезнь», как это принято считать, а неприятное, но вполне контролируемое состояние с помощью низкоуглеводной диеты и минимальных доз инсулина, с ко-

торым можно полноценно жить не меньше (возможно, даже дольше), чем среднестатистический американец без диабета.

Эти выводы и тезисы хорошо известны специалистам по работам многих ученных в этой области, однако в клинической практике в США не применяются, так как лечение сахарного диабета и его последствий – один из самых прибыльных аспектов для всего медицинского сектора, с одной стороны; с другой – продажа процессированных продуктов, из-за которых собственно и начался вес сыр-бор с диабетом и ожирением, – самая выгодная сфера деятельности для всего агропромышленного сектора; и наконец, производство лекарств – «золотое дно» для производителей, которые и являются основными спонсорами медицинских ассоциаций, регламентирующих методологии лечения и предупреждения болезней.

Не подумайте, что в этом есть какой-то организованный заговор. В реальности, все намного проще: США – развитая капиталистическая страна без особых традиций и прошлого. Каждый пытается заработать как может на своем поприще. Самые прибыльные сегменты рынка притягивают наибольшую концентрацию капитала и самых талантливых менеджеров. Редкий бизнесмен может себе позволить очернять свой товар, услуги или работать в убыток. Голоса мне подобных на фоне хора всей корпоративной Америки глушатся так же эффективно, как писк нескольких маленьких мышек на фоне рокота десятков тысяч разъяренных голодных тигров.

НАДЕЖДА ТОЛЬКО НА СЕБЯ

Не все так грустно. К счастью, наши родные Соединенные Штаты пекутся о здоровье своих маленьких подопечных не хуже, чем родители, а часто – лучше. Логика у такой заботы простая и очень «корпоративная»: здоровый ребенок – будущий налогоплательщик, больной ребенок – будущий вэлфеэрщик (получатель социального пособия).

Поскольку казна уже и так трещит по швам от расходов на пособия, пенсии и лечение, государство инвестирует немалые средства в профилактику здоровья. Для абсолютной объективности, обратимся к рекомендациям все того же CDC, которые позволят вам определить, насколько вес вашего ребенка соответствует или не соответствует норме.

Интересно отметить, что в быту «норма» интерпретируется весьма своеобразно, в зависимости от собственного веса: чем полнее родители, бабушки и дедушки, тем меньше они замечают полноту детей и тем больше стараются «откормить» детей с совершенно нормальным весом.

Специалисты же не оценивают детей и взрослых на основании собственных эталонов, а полагаются на так называемый *индекс массы тела* (далее: ИМТ, или англ. BMI – Body Mass Index), хорошо известный мужчинам и женщинам, когда-либо обращавшимся к диетологу. ИМТ позволяет оценить, насколько вес ребенка отклоняется от нормы в сторону ожирения или истощения. По мере роста ребенка его ИМТ меняется. Имейте в виду: как физиология ребенка существенно отличается от физиологии взрослого, так и их ИМТ различны, причем у детей – со значительной дифференциацией между полами (мальчиками и девочками) и по возрасту.

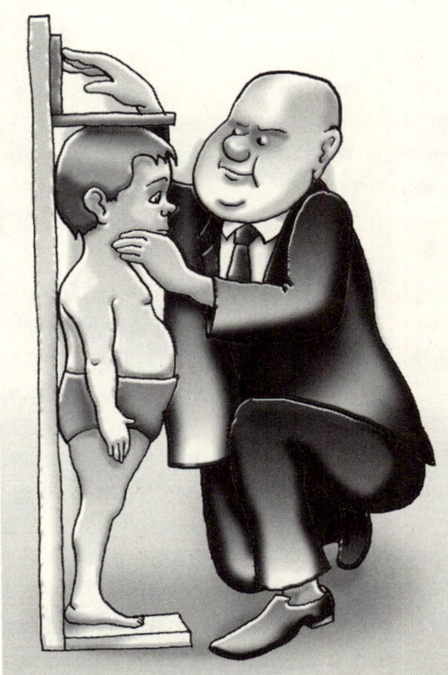

Подсчитать ИМТ достаточно просто и для детей, и для взрослых, а вот интерпретировать результаты для ребенка чуть сложнее, именно потому, что оптимальный ИМТ меняется с возрастом. В рамках этой книги я могу познакомить вас только с общими параметрами, а детальные таблицы вы можете найти на Интернет-страницах CDC[1]. Итак:

- Измерьте рост ребенка в сантиметрах с точностью до миллиметра или в дюймах (inches) с точностью до 1/8 дюйма (как на иллюстрации).
- Определите вес ребенка в килограммах с точность до 100 *г* или в фунтах (lb, pounds) с точностью до 1/4 фунта.
- Переведите части дюйма и унции в их десятичное значение на основании следующей таблицы:

Дюймы	Унции	Десятые
1/8	2	0,125
1/4	4	0,25
3/8	6	0,375
1/2	8	0,5
5/8	10	0,625
2/4	12	0,75
7/8	14	0,875

Расчет ИМТ в фунтах (lb.) и дюймах (oz.):

ИМТ = [вес / рост / рост] х 703

Пример: если ребенок весит 33,4 фунта (33,25), рост – 37 5/8 дюйма (37,625), то ИМТ = (33,25 / 37,625 / 37,625) х 703 = 14,06.

---

[1] *www.cdc.gov/nccdphp/dnpa/bmi/bmi-for-age.htm*

Расчет ИМТ в метрической шкале:

ИМТ = [вес / рост / рост] x 10 000

Пример: если ребенок весит 16,9 *кг*, рост ребенка – 105,2 *см*, то ИМТ = (16,9 / 105,2 / 105,2) x 10 000 = 15,27.

Анализ ИМТ для детей проводится на основании статистического параметра *процентиль* (percentile). Процентили – это величины, делающие выборку данных из ста групп, содержащих равное количество наблюдений. Например, 50% данных имеют значение меньше 50-ой процентили. Это термин хорошо знаком школьникам и студентам в США, которые получают оценку за письменный тест из, скажем, 200 вопросов, не по шкале от 1 до 5, как в русской школе, а по шкале от 1 до 100, где, к примеру, 60-ый перцентиль равен 60% правильных ответов (120 из 200).

В медицине процентиль подразумевает процент индивидуумов в группе, которые достигли определенного показателя к определенному сроку или возрасту. Если, например, к 12-ти месяцам 50% процентов *всех* младенцев в США *хорошо ходят*, то *ваш* 12-ти месячный ребенок достиг 50-ой процентили, если он тоже *хорошо ходит*.

Эта концепция, несомненно, не самая простая, но зато – объективная. Если бы, скажем, анализ уровня холестерина в крови у мужчин и женщин разного возраста делался не на бессмысленном утверждении, что *больше 200* – плохо, *меньше 200* – хорошо, а на основании процентилей для различных возрастных групп и полов, не было бы такой раздутой паники, в результате которой печени миллионов абсолютно здоровых американцев калечатся лекарствами, понижающими уровень нормального для их возраста холестерина, так как уровень этот растет с возрастом даже у абсолютно здоровых, и, как правило, он выше у мужчин, чем у женщин.

В какой же процентили *ваш* ребенок? К моему превеликому сожалению, размеры книги не позволяют опубликовать графики, на основании которых вы (или ваш педиатр), могут его определить. К счастью, эти графики бесплатно доступны на Интернете[1]. Если у вас нет доступа к Интернету, вы можете их просмотреть и распечатать практически в любой публичной библиотеке.

Чтобы определить *процентиль* для вашего ребенка, вы находите точку пересечения ИМТ на вертикальной шкале с возрастом на горизонтальной. Наиболее близкая кривая к точке пересечения и есть *процентиль*. Как видите, очень просто. Если ваш ребенок находится в 50-ой процен-

---

[1] *www.cdc.gov/nchs/about/major/nhanes/growthcharts/set1/chart15.pdf* – для мальчиков (от 2 до 20 лет); *www.cdc.gov/nchs/about/major/nhanes/growthcharts/set1/chart16.pdf* – для девочек.

тили, значит он относится к группе детей, вес которых на 50% меньше самого экстремального ожирения и на 50% больше самого экстремального истощения, и, быстрее всего, его вес оптимальный. CDC так определяет зоны риска:

- ИМТ для ребенка меньше 5-ой процентили указывает на экстремальное истощение.
- ИМТ для ребенка больше или равный 85-ой процентили указывает на риск ожирения.
- ИМТ для ребенка больше или равный 95-ой процентили указывает на ожирение.

Согласитесь, у объективных показателей ИМТ есть несомненные преимущества над субъективным мнением доброжелательных, но неосведомленных близких, воспитателей, учителей и даже медработников. Несомненно, ради здоровья ваших собственных детей и внуков имеет смысл напрячься и покорпеть над этими двумя таблицами. Уверяю вас, для меня этот раздел тоже был не из легких.

О ПОЛЬЗЕ ЗДОРОВОГО ПИТАНИЯ СУДЯТ ПО РЕЗУЛЬТАТАМ... НЕ ТАК ЛИ?

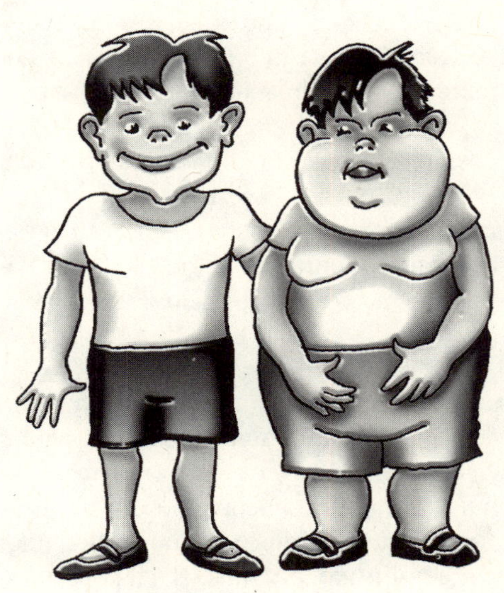

Так чем же кормить ребенка? Давайте начнем с того, что питательные потребности ребенка существенно отличаются от потребностей взрослых и от детей других возрастных групп. В контексте «детского» питания, целесообразно рассмотреть четыре возрастные группы:

- *От рождения – до появления первых молочных зубов*. На этом этапе ребенок должен питаться исключительно грудным молоком, в худшем случае – формулой. Как уже отмечалось, давать ребенку любого рода процессированные продукты – мясные паштеты, овощные и фруктовые муссы, кисели, каши и т. п. – сумасшествие. Всего несколько поколений назад этих продуктов не было, и ими не питались грудные младенцы и до сих пор не питаются в примитивных общинах.

- *От завершения роста молочных зубов – до их смены на постоянные.* Функция молочных зубов – не грызть ногти, а откусывать и пережевывать кусочки мяса (рыбы, птицы). Почему мяса? Во-первых, мясо травоядных животных ближе всего к грудному молоку по химической композиции; во-вторых, в порции мяса больше критически необходимых ребенку фосфора, железа, магния, калия и витамина B_{12}, чем в любом овоще, фрукте, ягоде, орехе, порции бобов или злаковых; в-третьих, всего пару сот лет назад дети не знали круглый год ни морковки, ни цветной капусты, ни брокколи, ни огурцов, ни помидоров, ни картошки, ни риса, ни манки, ни лука, не говоря уже о фруктах и соках; и наконец, потому, что кости, кожа, мышцы, мозг и все остальные ткани растущего ребенка состоят из белков, жиров, минералов и микроэлементов, которых днем с огнем не сыщешь ни в овощах, ни во фруктах, ни в ягодах, ни в кашах.
- *От появления постоянных зубов – до полового созревания.* С полным комплектом резцов, клыков и жевательных зубов быстрорастущий современный ребенок нуждается в еще большем количестве белков и жиров в питании не только для развития костей и мышц, но и ума-разума: для полноценного роста и развития головного мозга требуется много белков, жиров, минералов и микроэлементов и лишь 50-60 *г* глюкозы в день. Сомневаетесь? Откройте любой справочник по физиологии.
- *От полового созревания – до 25 лет.* Школа, институт, армия, мальчики, девочки, эксперименты с запрещенными, но желаемыми соблазнами. Вот уж кто нуждается в функциональном питании, чтобы не «сломаться» раньше времени, не поправиться, не покрыться прыщами и не «залечивать» депрессию алкоголем (мое поколение) или наркотиками (нынешнее).
- *От 25 лет – и до конца.* Примерно к 25 годам завершается рост и начинается процесс старения. Стареющему организму (а тем более нагруженному работой, развлечениями, деторождением и т. п.) нужно еще больше ресурсов, чем молодому.

Ну а что, как, где, когда и почем – об этом в моей книге «Функциональное питание». Пересказывать содержание трех с лишним сотен страниц так же эффективно, как пятиминутный визит к врачу – практически, никак. А так как «рыба гниет с головы», эта книга в первую очередь предназначена для мам, пап, бабушек и дедушек, которые приобретают продукты и готовят еду для младенцев, детей и подростков. В здоровом доме – здоровый ребенок!

Фруктики да ягодки «здорового» питания

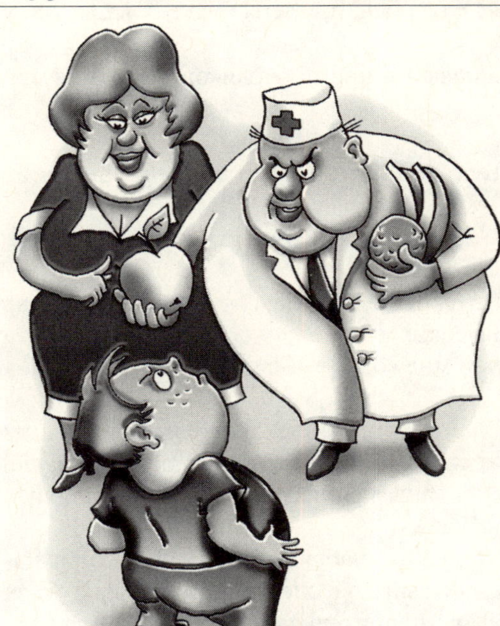

Покажите мне больного ребенка – от малокровия до рака, от астмы до экземы, от депрессии до самоубийства (или саморазрушительного поведения) – в основе всех этих проблем следующие причины:

- Система, которая позволила произойти всему этом бардаку вопреки здравому смыслу.
- Родители и опекуны, которые толи вопреки здравому смыслу, толи из-за глупости, толи из-за лени, толи из-за безразличия, отказываются что-либо делать.
- Детские врачи и эпидемиологи, с легкой руки которых происходит весь этот бардак.
- Нелимитированное, с рождения, использование лекарств для лечения «болезней от еды», многие из которых никогда даже не проверялись на детях ни на эффективность, ни на побочные явления.
- И наконец, хронический избыток углеводов и дефицит незаменимых белков, жиров, витаминов и минералов.

Куда ни ткни пальцем – опять углеводы, углеводы, углеводы… и лекарства от углеводов Так как *систему* быстро не переделаешь, *родителей* не поменяешь, *докторов* не лишишь прибыли, наш последний и единственный шанс – менять питание.

Менять питание ребенка ради его будущего и карьеры – несомненно, абстрактная концепция для молодых пап и мам, у которых у самих карьера только-только начинается. Поэтому я продолжу рубить «правдуматку» о роли питания в возникновении более близких, актуальных и осязаемых взрослыми и детьми проблем. Убедитесь сами в эффективности моего метода. Сначала «поработаем» с сыном:

– Боренька, если ты будешь есть бублики, тебя не возьмут в медицинскую школу.

– Плевать я хотел на твою медицинскую школу… Учись сама. Хочу бублик.

Или:

– Боренька, если ты будешь есть бублики, у тебя будут прыщи, как у Пети.
– Точно! Петька самый прыщавый и кроме бубликов ничего не ест. Ма, дай что ни будь другое.

Теперь с дочкой:

– Машенька, не пей колу. Тебе из-за этого будет трудно учиться на юриста.
– Нужен мне твой юрист… Я хочу быть супермоделью!

Или:

– Машенька, супермодели не пьют колу, чтобы не поправляться, не иметь прыщей и вырасти высокими.
– Мамочка, я тоже не буду. Дай мне воды.

Как видите, манипулировать или влиять на впечатлительную психику современного ребенка не так уж сложно, да и не мое это дело – а ваше. Поэтому, позвольте «повлиять» на вашу психику, а вы уж сами влияйте на ваших подопечных.

А дальше – решайте сами, что делать: наблюдать за агонией прыщавого подростка, лишать дочку или сына перспективной карьеры из-за низкого роста, иметь дело с саморазрушительным поведением вашего ребенка, которое маскирует клиническую депрессию, или…

Так как эта книга о нарушениях углеводного обмена, а не о детском здоровье, болезнях или питании, давайте остановимся лишь на двух связанных с углеводами и необычайно неприятных проблемах как для детей, так и для родителей – *прыщи* и *раннее половое созревание*. Первые лишают подростка хорошей кожи и вырабатывают комплекс неполноценности, второе – детства, роста, нормального здоровья и, со временем, успешной карьеры и счастливой личной жизни.

И это – только две проблемы! Собственно, вникать в другие в какой-то мере бессмысленно, потому что у всех этих проблем только одно решение – функциональный стиль питания «на всю оставшуюся жизнь».

Прыщи

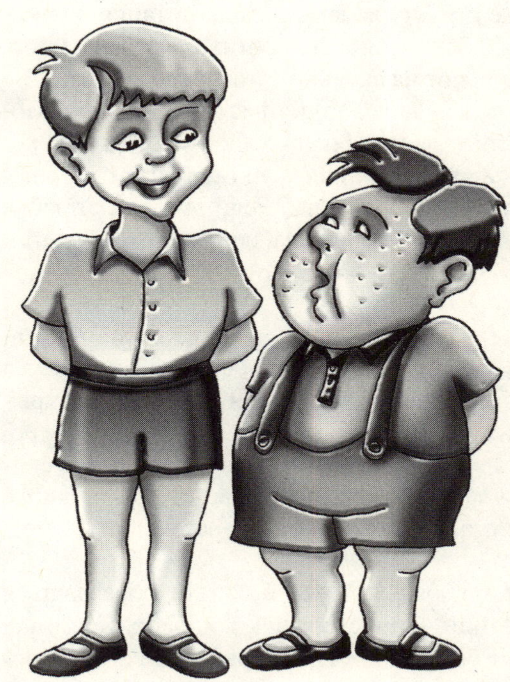

Спросите у вашего ребенка, что он предпочитает – прыщи или смертную казнь. Ответ – очевиден. Решать проблему смертной казнью эффективно (нет ребенка, нет проблемы), но безответственно, особенно когда есть куда более элегантные решения. Ах, вы не знаете? Не только вы! Большинство врачей тоже не знают. Ну что же, будем учиться.

Хронические и спорадические прыщи – следствие (возможно, симптом) нарушений углеводного обмена, которые, как мы уже разобрались, характеризуются высоким уровнем глюкозы в крови. Чем выше уровень «сахара» в крови, тем больше подкормки для миллиардов бактерий, нашедших приют в сальных и потовых железах и ребенка, и взрослого. Нет «сахара» – значит нечего «жрать» бактериям, чтобы размножаться, значит и прыщей нет.

Когда в 60-е годы я учился в школе, в моем классе из 28 человек я помню двух-трех детей с прыщами. Редкими прыщами. Ничего особенного. В США от прыщей в той или иной мере страдают две третьих подростков, и многие не могут избавиться от них до 35-45 лет. Конечно же, наше питание в 60-е годы настолько же отличалось от сегодняшнего «здорового» по-американски, насколько ГАЗ-21 («Волга») тех лет от современного «Кадиллака».

Начнем с того, что прыщи связаны с половым созреванием лишь косвенно! Структура кожи ребенка отличается от взрослой кожи так же, как гениталии мальчика от мужчины или грудь пятилетней девочки от взрослой женщины. Многочисленные развитые, активные волосяные лунки, сальники и потовые железы на лице – вторичные половые признаки! А пока они не развиты (или не появились) – прыщам и угрям просто негде образовываться. По этой же причине прыщи не являются следствием мастурбации, а лишь совпадают у подростков по времени.

Прыщи (acne vulgaris, cystic acne, pimples, zits) – подкожные воспаления из-за закупорки волосяных лунок или примыкающих к ним сальных желез (sebaceous gland). Внешние и внутренние факторы, такие как половое созревание, изменение структуры кожи, стиль питания, климатические условия, менструация, беременность, противозачаточные препараты и другие, безусловно, влияют на активность сальных желез.

Секрет сальных желез (sebum, кожное сало) и отмершие клетки выводятся на поверхность кожи через лунки (фолликулы), в которых находятся корни волос. Иногда из-за избыточной секреции происходит закупорка и воспаление сальника или фолликула. Если жировая пробка (plug) разрывает стенки сальника или фолликула, жир, мертвые клетки и бактерии попадают под кожу, это место инфицируется, и формируется прыщ.

Прыщи – заурядные гнойники. Где инфекция, там и воспалительный процесс. Где воспалительный процесс, там активное нагноение. Через какое-то время обильный гной прорывает воспаленную кожу и выпрыскивается наружу. Если в рану не попадает другая инфекция, а у ребенка сильный иммунитет и хорошая свертываемость крови, рана заживает, а на месте лунки остается шрам. У тех, кому повезло, это происходит редко, кому нет – рядом возникает другой прыщ, затем третий, четвертый и т. д.

Если закупорка происходит глубоко под кожей, может образоваться сальная киста (sebaceous cyst), или, в просторечии, жировик. Кожа над жировиком не краснеет, и он не болит до тех пор, пока он не инфицирован. Кстати, перхоть (себорея) – это также результат гиперактивности сальных желез, сосредоточенных под волосяным покровом.

Прыщи, несмотря на расхожее мнение, не появляются из-за внешних (грязь, бактерии или косметика) факторов. Бесспорно, плохая гигиена и некачественная косметика могут усугубить развивающуюся инфекцию.

Несомненно, климат, стресс, гормональные нарушения и гормональные лекарства напрямую или косвенно влияют и на активность сальных желез, и на состояние желудочно-кишечного тракта, и на иммунитет и на появление новых прыщей. А там, где прыщи, не за горами и экземы, и перхоть, и псориаз, и пигментация кожи (vitiligo), и сухая или жирная кожи и еще целый ряд других «гнойников», пока не видимых глазу.

Прыщи на лице – не самая страшная болезнь, но для миллионов девушек, юношей, мужчин и женщин они часто оборачиваются социальной трагедией, скомпрометированной карьерой, поломанной (по крайней мере у них в сознании) личной жизнью и несбывшимися планами и надеждами.

Традиционный медицинский подход – *Retin-A®*, *Acutane®*, подкожные инъекции стероидных гормонов, лечение антибиотиками (таблетки или мази), маски и кремы. Все это помогает только на время, потому что прыщи – всего лишь верхушка подгнивающего айсберга, фундамент которого запрятан в глубине организма вашего ребенка – желудке и кишечнике и в том, что в них попадает и что в них происходит. И вот, почему.

Кожа – наш самый большой орган – состоит из эпидермиса, дермы и подкожной жировой клетчатки. Общая площадь кожного покрова взрослого человека – более полутора квадратных метров. Кожа – это депо жизненно важных ресурсов – воды, белков, жиров, минералов, микроэлементов, ферментов и витаминов – и активный участник водного, минерального, углеводного, белкового и жирового обмена.

Наружный слой эпидермиса, *роговой*, состоит из мертвых клеток, в виде чешуек, покрытых водо-жировым защитным слоем. За роговым слоем следуют *блестящий*, *зернистый*, *шиповатый* и *базальный* слои. В базальном слое располагаются меланоциты, продуцирующие пигмент *меланин*. Меланин состоит из трех основных красок – желтой, коричневой и черной, которые предопределяют цвет кожи и волос. Пигмент защищает кожу от ультрафиолетового (солнечного) облучения.

Волосы, ногти, сальные и потовые железы – придатки кожи и производные эпидермиса. В подкожной жировой основе сосредоточены кровеносные и лимфатические сосуды, которые образуют густую сеть вокруг корней волос, сальных и потовых желез. Сальные железы имеются на всех участках кожи, кроме ладоней и подошв. Больше всего их на волосистой части головы. Выводной проток железы, как правило, проходит через фолликул волоса. На коже также находится 3-4 млн. потовых желез, которые ежедневно выделяют около 500-600 *мл* пота. На поверхности кожи – кислая среда (pH 3,5–5,5).

Температура, кислотность и антибактериальные вещества в секрете потовых и сальных желез защищают кожу от патогенных микроорганизмов и инфекций. При физических нагрузках, перегревах и повышенной температуре испарина (т. е. сильное потение) охлаждает организм и защищает его от перегрева. Сальные и потовые железы формируют водно-жировой слой, который предохраняет кожу от высыхания и обладает бактерицидными свойствами. Кстати, сам пот не пахнет – запах дают бактерии, колонизирующие потную кожу или пропитанную потом одежду.

Кожа защищает организм от неблагоприятных физических, химических и биологических факторов внешней среды. В коже находится большое количество нервных окончаний, которые обеспечивают ее тактильную, болевую и температурную чувствительность. Кожа проницаема для органических и неорганических веществ, в том числе токсичных и опасных не только для самой кожи, но и для всего организма. Через кожу также проникает кислород и выделяется углекислый газ.

Надеюсь, этот короткий экскурс в базовую анатомию, физиологию и биохимию кожи убедил вас, что наша кожа не только самый большой орган, но и зеркало внутреннего состояния других органов, которые обеспечивают ее питательными элементами, – желудочно-кишечного тракта, сердечно-сосудистой и эндокринной систем и других.

Согласитесь, трудно найти более маститого специалиста по прыщам, чем доктор James Fulton, M.D., Ph.D. – основатель *Acne Research Institute*, медицинский директор *Fulton Skin Institute*, редактор *Journal of Dermatological Surgery* и *International Journal of Aesthetic and Restorative Surgery*, член *American Academy of Dermatology* и *Skin Cancer Foundation*, автор двух книг *Farewell to Pimples* и *Dr. Fulton's Step-by-Step Program for Clearing Acne* и создатель нескольких патентованных лекарств. Так вот д-р Фултон утверждает[1], что:

– Прыщи – генетическая болезнь. («*Acne is basically a genetic disease. If mom and dad had it, three of the four children will have it*».)

– Прыщи невозможно предупредить. («*You really can't prevent it. It's like you inherit diabetes and all of a sudden it comes on*».)

– Прыщи неизлечимы. («*We know that diabetes is due to an insulin problem and you have to take insulin. There's no cure. Same thing with acne. There's no cure*».)

Как видите, титулов много, а, мягко говоря, здравого смысла не очень. Что же остается делать «рядовому» врачу, кроме как сдаться и поднять руки, если сам д-р Фултон утверждает, что прыщи наследуются, не поддаются профилактике и не лечатся.

Косметологи, в отличие от врачей, ухаживают лишь за мертвой поверхностью кожи. Увы, уход и лечение отжившего эпидермиса (верхнего слоя кожи) помогает страдающему от прыщей, как… мертвому – припарки. Согласно мнению того же д-ра Фултона, косметика и чистка кожи только усугубляют прыщи. («*The truth is that acne is below the surface and you can wash your face 20 times a day and still have a problem*».)

Мой относительно небольшой практический опыт борьбы с прыщами (как и с другими заболеваниям кожи, будь то псориаз, экзема, сухость, жир, крапивница, пигментация) абсолютно противоположен мнению и опыту д-ра Фултона: эти состояния можно не только предупредить, но и эффективно устранить, и они не имеют никакого отношения к наследственности.

Борьба по искоренению прыщей должна вестись не на мертвой поверхности кожи, а изнутри, и в первую очередь – в желудке и кишечнике, которые обеспечивают кожу ресурсами, необходимыми для ее оптимального функционирования. Вот почему низкоуглеводное функциональное питание так эффективно для предупреждения прыщей в любом

---

[1] *http://my.webmd.com/content/article/1707.50068*

возрасте, а длительное безуглеводное питание – единственная реальная возможность «выздоровления»:

- Гиперактивность сальных желез – следствие, в основном, стиля питания или, точнее, избытка простых и сложных углеводов, с одной стороны, и дефицита ряда незаменимых амино- и жирных кислот в диете, с другой. Гиперактивность прекращается как только восстанавливается этот баланс (или, если хотите, устраняются нарушения углеводного обмена у ребенка).
- Антибактериальная деятельность защитных факторов кожи зависит от кислотности кожного покрова и состояния симбиотической микрофлоры кишечника. Как правило, полноценное восстановление кишечной микрофлоры и балансировка кислотности кожи резко замедляют образование новых и ускоряют заживление старых прыщей.
- Быстрое и эффективное заживление прыщей – функция крепкой иммунной системы и залог отсутствия шрамов и инфекций на деликатной коже лица. Функциональное питание и добавки (витамины, минералы, микроэлементы, ферменты, амино- и жирные кислоты) эффективно поддерживают в оптимальном состоянии иммунитет, останавливают образование новых прыщей и ускоряют заживление существующих.
- Полноценная деятельность желудочно-кишечного тракта критически важна для синтеза незаменимых жирных и аминокислот и для создания барьера бактериальным и вирусным инфекциям из воды, воздуха и пищи. Как правило, после полноценной реабилитации желудочно-кишечного тракта (предмет моей книги «Функциональное питание»), в сочетании с другими мерами, прыщи исчезают.

Д-р Фултон не так уж далек от истины, утверждая, что «прыщи неизлечимы» и «появление прыщей невозможно предупредить». Они действительно не излечимы и не предупредимы традиционными методами, потому что прыщи – это всего-навсего один из симптомов нарушений углеводного обмена и «зеркало» патологий, происходящих в желудке и кишечнике ребенка. А раз так, значит и надо начинать лечение и предупреждение прыщей именно с восстановления углеводного обмена и реабилитации желудочно-кишечной деятельности.

Что же касается утверждения, что «прыщи – генетическая болезнь», так это – чистой воды абсурд: дети наследуют *не прыщи*, а мамины и папины *диетические привычки* и, как следствие, болезни и проблемы органов пищеварения. Вот почему у многих юношей и девушек прыщи исчезают, как только они переезжают в студенческое общежитие где-нибудь в Европе, или, наоборот, прыщи появляются, как только они начинают питаться в студенческом кафе где-нибудь в США.

ПОЛЦАРСТВА ЗА ЧИСТУЮ КОЖУ!

Спасибо, не надо. Комбинация функционального питания со следующими простыми мерами сохранит и ваше царство, и вашу кожу, и кожу вашего ребенка. Эти рекомендации одинаково полезны и подросткам и взрослым. (Имейте в виду, что после практически каждой рекомендации должна следовать приписка: дополнительную информацию ищите в моей книге «Функциональное питание»).

Гиперактивность сальных желез – следствие дефицита незаменимых амино- и жирных кислот в пище, с одной стороны, и избытка простых и сложных углеводов – с другой. Гиперактивность сальных желез прекращается, как только восстанавливается баланс. Рекомендации:

- Практически полностью (насколько это возможно) исключите углеводы из питания ребенка. Хронический избыток глюкозы и высокий уровень триглицеридов в крови создают идеальную, как в чашке Петри, среду для развития бактерий и инфекций.
- Ребенок с воспаленной кожей нуждается в дополнительных дозах витамина С, так как аскорбиновая кислота необходима для синтеза коллагена (белка в основе кожи). Разумеется, источником этого витамина должны быть капсулы или таблетки фармацевтического качества, а не соки и фрукты.
- Регулярно принимайте рыбий жир (cod liver oil) и употребляйте органическое сливочное масло (желательно французское) – источники незаменимых жирных кислот омега-3 и 6 и витаминов A и D.

Антибактериальная деятельность защитных факторов кожи зависит от ее кислотности и состояния симбиотической микрофлоры кишечника. Полноценное восстановление кишечной микрофлоры и балансировка кислотности кожи резко замедляют образование новых и ускоряют заживление старых прыщей. Рекомендации:

- Антибиотики убивают симбиотическую микрофлору, которая защищает вас от прыщей. Избегайте принимать антибиотики во время рутинных инфекций и простуд. Пройдите курс восстановления микрофлоры кишечника, если вас лечили антибиотиками.
- Обмывайте лицо теплой водой без мыла. (Щелочное мыло нарушает кислотный баланс кожи). Если вода жесткая, пользуйтесь увлажняющими кремами, которые не закрывают поры (non-comedogenic) и не содержат ароматические добавки.
- Не пользуйтесь для очистки кожи лосьонами, содержащими спирт. Они высушивают кожу, уничтожают защитный барьер и стимулируют выделение жира.

Быстрое и эффективное заживление прыщей – функция хорошего состояния иммунной системы и залог отсутствия шрамов и инфекции на деликатной коже лица. Рекомендации:

- Устраните скрытые или вялотекущие хронические заболевания (запоры, диабет, кандидоз, гайморит, гингивит и другие).
- Выявите и устраните отравления тяжелыми металлами, такими как свинец, ртуть, железо и другие. Поменяйте старые и не позволяйте ставить новые пломбы, которые содержат ртуть (dental amalgam).
- Определите наличие кишечных паразитов и бактериальных инфекций и избавьтесь от них.
- Принимайте качественные мультивитамины и минералы для поддержания иммунной системы, которая значительно амортизируется с каждым абсцессом на вашем теле.

Полноценная деятельность желудочно-кишечного тракта критически важна для синтеза незаменимых жирных и аминокислот и для создания барьера бактериальным и вирусным инфекциям из воды, воздуха и пищи. Рекомендации:
- Перейдите на низкоуглеводное функциональное питание. В совокупности с пищевыми добавками, такое питание эффективно останавливает образование новых прыщей и ускоряет заживление существующих.
- По возможности, пользуйтесь органическими продуктами (то есть выращенными в естественных условиях без антибиотиков, гормонов роста, пестицидов и гербицидов).

Агрессивный или неправильный уход за кожей способствует возникновению новых прыщей. Несмотря на «мертвый» верхний слой, на поверхность кожи выходят миллионы фолликулов, каждый из которых – потенциальное место для образования нового прыща. Рекомендации:
- Выбирайте косметику, на этикетке которой указано, что она *non-comedogenic* (не закрывает поры) и *hypoallergenic* (не вызывает аллергическую реакцию).
- В течение дня пользуйтесь специальной промокательной бумагой для лица *Clean & Clear® Instant Oil-Absorbing Sheets*, которая абсорбирует жир и пот (не затрагивая макияж).
- Если у вас есть склонность к прыщам, ходите в «мокрую» парную. Тепло и пар хорошо раскрывают и очищают поры.
- Не пользуйтесь электрическими бритвами. Они срезают волос ниже поверхности кожи и способствуют образованию воспалений на месте травмы. Брейтесь по направлению роста волос качественными лезвиями.
- Пользуйтесь женскими кремами для бритья. Они содержат больше увлажнителей и меньше раздражителей, чем кремы для мужчин.

Я не повторяю общеизвестную информацию об аптечных препаратах (типа *Clearasil*, *Oxi-10*, *Benzoyl peroxide* и др.) или лекарствах (*Accutane®*

и *Retina-A*®), применяемых врачами. Хочу только напомнить, что *Accutane*® может вызвать деформацию плода у беременных женщин.

Так как вы уже немного знакомы с многочисленными функциями кожи, мне осталось только добавить, что более серьезные заболевания кожи, такие как:

- Нейродермит – хронический дерматоз, характеризующийся зудом и сыпью в очагах поражения;
- Чесотка (неспецифический кожный зуд) и почесуха (пруриго) – заболевания кожи аллергического происхождения, характеризующиеся рассеянными зудящими высыпаниями в виде папул, уртикарий и папуловезикул;
- Псориаз (чешуйчатый лишай) – хроническое кожное заболевание, характеризующееся папулезными высыпаниями с возможным поражением ногтей и суставов;
- Экзема – хроническое воспалительное заболевание поверхностных слоев кожи с характерными волдыревидными высыпаниями.

Все это логическое завершение длительных нарушений углеводного обмена, авитаминоза, дисбактериоза, ослабленного иммунитета в результате, конечно же, безответственного, дисфункционального питания с колыбели. И все это зачастую начинается с одного маленького прыщика.

Раннее половое созревание и рост ребенка

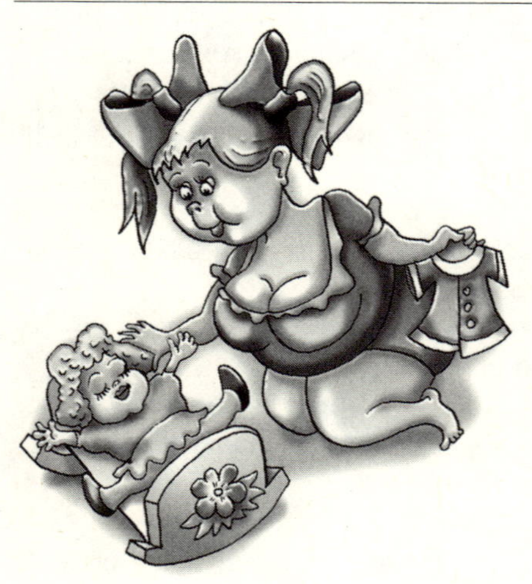

В начале 1960-х годов считалось, что 11 лет – средний возраст полового созревания (puberty) у девочек в США. В 1997 году исследователи из Университета Северной Каролины (University of North Carolina) совместно с Американской академией педиатрии (American Academy of Pediatrics)[1], опубликовали исследование, результаты которого подтвердили то, что уже давно известно большинству родителей: девочки в наше время созревают намного раньше – в среде афроамериканцев в 8 лет и в 9,7 – в среде белых. *Puberty*, согласно толковому словарю, означает: «…first occur-

---

[1] *www.aap.org*

rence of menstruation in the female», т. е. первая менструация у девочек. Вторичные половые признаки у девочек появляются на год-два раньше.

Даже 11 лет – это рано. Согласно *Малой Медицинской Энциклопедии*: «*Первая менструация (менархе) наступает, как правило, в возрасте 12–14 лет, значительно реже в 9–10 лет (раннее менархе) или в 15–16 лет (позднее менархе)*»[1].

И как вы думайте, какая общая черта объединяет девочек, «созревших» раньше срока? Конечно же, «…being obese or overweight», т. е. ожирение и полнота, симптомы нарушений углеводного обмена! Все еще сомневаетесь? Познакомьтесь сами еще с одним отчетом педиатров-академиков на базе более поздних исследований:

«*Obesity has an important relationship with early puberty in girls, a new study published in the August issue of Pediatrics finds. The study found that 6- to 9-year old girls who had started developing breasts or pubic hair were significantly more overweight than girls of the same age who had not. It also found that this association was stronger for white girls than for black girls; however it could not account for the finding that black girls started puberty, on average, one year earlier than white girls*»[2].

Теперь по-русски:

«*Существует важная взаимосвязь между ожирением и ранним половым созреванием у девочек, согласно новому исследованию, опубликованному в августовском номере журнала Педиатрия. Исследование показало, что девочки от 6 до 9 лет с развитой грудью и лобковыми волосами были значительно полнее девочек того же возраста без этих* (вторичных половых. – К.М.) *признаков. Оно также показало, что эта взаимосвязь гораздо устойчивее у белых девочек, чем у чернокожих, несмотря на то, что, в среднем, созревание у них начинается на год раньше, чем у белых девочек*».

Беда в том, что когда у девочек начинаются менструации, их активный рост вверх практически завершается, не говоря уже о том, что именно начало менструаций знаменует возможность родить ребенка! Цитирую из энциклопедии:

---

[1] Малая медицинская энциклопедия (ММЭ). В 6 тт., РАМН, Интернет-издание, статья «*Менструальный цикл*»; *www.rubricon.ru/mme_1.asp*

[2] Press Release, Obesity Related To Early Puberty In Young Girls, Mon, August 6, 2001 5:00 p.m. (ET), American Academy of Pediatrics; *www.aap.org/advocacy/releases/augpuberty.htm*

«Непосредственно перед менархе общий рост тела приостанавливается, но при этом возрастают темпы увеличения размеров таза и развития вторичных половых признаков»[1].

Поэтому, чем позднее произойдет половое созревание у ваших дочек и внучек (к 12-16 годам), тем больше у них шансов развиться до их полного генетического потенциала. Не говоря уже об их академическом успехе и характере, которые развиваются гораздо активнее в относительно легкий «детский» период по сравнению с подростковым периодом в тумане гормонального «опьянения».

Собственно, поэтому женщины так называемого *nordic* (северного) типа заметно выше, чем, скажем, южанки. Конечно же, дело в возрасте, в котором у девочек начинаются менструации – от 12 до 16 лет в северных зонах, от 8 до 12 лет в южных зонах.

Если вы еще не догадались, к чему я веду, тут, не без доли ехидства, хочу задать вам вопрос: а чем, собственно, питание девочек на юге отличается от питания девочек на севере? Конечно же, в результате влияния климата на специализацию сельского хозяйства в рационе южных наций доминируют фрукты, овощи, бобовые и злаковые, а в северных регионах – белки и жиры преимущественно животного происхождения. Проще говоря, в северных районах из-за короткого лета преобладает мясомолочная (белково-жировая) диета, в южных – фруктово-овощная (углеводная).

Так что, если хотите вырастить из вашей дочки супермодель с ногами от шеи и недюжинным интеллектом – типа Клаудии Шифер, которая, по информации в прессе, зарабатывает около $15 млн. в год, – переезжайте на север или обеспечьте вашей растущей девочке функциональное питание, чтобы менструации у нее начались не в 8–12 лет, как где-нибудь в нищих общинах Латинской Америки или Африки, а в 14–16, как где-нибудь в Дании, Финляндии, Канаде или, на худой конец, в Санкт-Петербурге.

Даже если ваша дочка не станет супермоделью – у способной, высокой, красивой, здоровой, крепкой девочки с чистой кожей и со спокойным характером будущее намного перспективнее, чем у ее менее удавшихся ростом и характером сверстниц, которые выросли на «здоровом» питании по-американски (т. е. южного стиля).

Кстати, в отличие от моих сверстников по двору из менее обеспеченных семей, которые росли на холодцах, супах, жарком, масле, сметане, сале и яйцах, я оказался самым маленьким и щупленьким, 171 *см*, по сравнению с их 180–190 да косой саженью в плечах. Безусловно, мое «здоровое», южного типа, питание, завидно отличалось от их стола –

---

[1] Малая медицинская энциклопедия (ММЭ). В 6 тт., РАМН, Интернет-издание, статья «*Половое созревание*»; *www.rubricon.ru/mme_1.asp*

соки, фрукты, шоколад, овощи, каши, белый хлеб, куриные котлеты да сосиски.

Надеюсь, вы учтете мой опыт, и вашему ребенку не придется с завистью смотреть снизу вверх на его высокорослых, поджарых, здоровых сверстников, родители которых, вопреки экспертам-бюрократам, любили, образно говоря, мясо да сало.

Глава V

ФИЗИОЛОГИЯ ПОЛНОТЫ И ПОХУДЕНИЯ

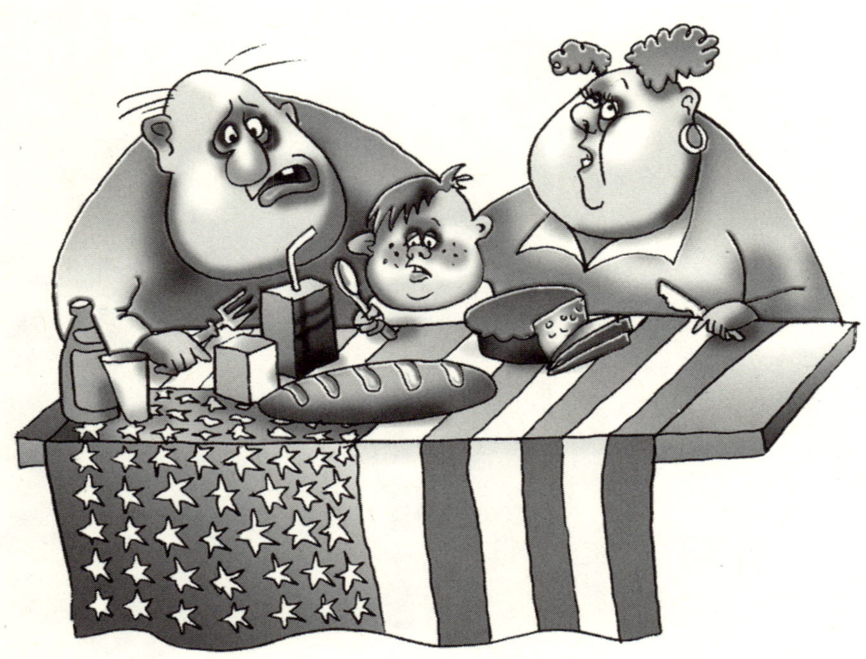

Если даже *низкий* вес – не всегда хорошо, представьте себе, как плохо – *лишний.* Эксперты утверждают, что полнота и ожирение – серьезная болезнь (статистически более рискованная, чем, скажем, рак или инфаркт), а вовсе не косметическая, как думает несведущее большинство, проблема, разрешимая голливудскими диетами или таиландскими таблетками. Шесть лишних кило у женщины, которая весила шестьдесят в девичьи годы, увеличивают риск смерти на 30%! Вот информация, предназначенная не для популярной прессы, а для врачей. Судите сами:

«Ожирение является фактором риска таких заболеваний, как атеросклероз, гипертоническая болезнь, диабет сахарный. Среди лиц, страдающих ожирением, смертность выше, и смерть наступает

в более молодом возрасте. Ожирение повышает риск смерти, особенно в комбинации с сердечно-сосудистыми заболеваниями и сахарным диабетом. Установлено, что превышение массы тела по сравнению с нормой на 10% увеличивает смертность в среднем на 30%»[1].

Почему? Да потому что полнота при шести лишних килограммах, не говоря уже об ожирении при лишних пятнадцати-двадцати и более, в лучшем случае, симптом давно нарушенного углеводного обмена, в худшем – сахарного диабета, зачастую недиагностированного. Риск у мужчин, которые и живут меньше и болеют больше, надо полагать, еще выше, чем у женщин.

В чем разница между полнотой и ожирением? *Полнота* повышается в ранге до *ожирения*, когда ваш вес превышает нормальный на 20%. Определить *нормальный* относительно просто:

- Для худых в прошлом – это ваш вес в 23-25 лет. К этому возрасту завершается рост и развитие организма.
- Для полных с детства – норма зависит от конституции и подсчитывается разными способами, с которыми вы можете более подробно познакомиться в широко доступной литературе.

Даже если у вас к 35-40 годам вес, но дряблое тело (тем более, если вы – женщина), хочу вас разочаровать: к этому возрасту от 30% до 60% веса ваших юношеских мышц и от 10% до 30% веса ваших юношеских костей атрофировались. Их место, конечно же, занял жир, и поэтому ваш вес не изменился.

Теперь давайте подсчитаем, сколько же добавилось этого жира у женщины с весом в 60 кг:

Возрастная дистрофия мышечных и костных тканей

Возраст	Вес костных тканей	Вес мышечных тканей	Вес жировых тканей	Прирост жира (в %)
В 25 лет	18,0%	40,0%	20,0%	
	10,8 *кг*	24 *кг*	12 *кг*	**0,0%**
К 40 годам	14,4%	30,0%	33,6%	
	8,6 *кг*	18 *кг*	20,16 *кг*	**68,0%**
В 60 лет	12,0%	25,0%	41,0%	
	7,2 *кг*	15 *кг*	24,6 *кг*	**105,0%**

[1] Малая медицинская энциклопедия (ММЭ). В 6 тт., РАМН, Интернет-издание, статья «*Ожирение*»; *www.rubricon.ru/mme_1.asp*

Интересно получается: от 25 до 40 лет вес не меняется, однако объем жировой ткани в организме увеличивается с 12 до 20 *кг* (68%), а к 60 годам – более чем вдвое, с 12 до 24,6 *кг* (105%). ПРИ ТОМ ЖЕ ВЕСЕ!

Как видите, даже если у вас нормальный вес, но дряблое тело – не очаровывайтесь вашими шансами на здоровье и долголетие. Ну а если у вас и дряблое тело, и лишний вес, будь то на 10%, будь то на 20% или на все 30% – сами подсчитайте ваше ускорение на тот свет.

Таблица выше иллюстрирует еще одну интересную деталь – почему на функциональном питании женщины худеют не так быстро, как мужчины, и почему, чем вы старше, тем больше времени необходимо на похудение до желаемого веса:

- У женщин дистрофия мышечных и костных тканей (остеопороз и остеомаляция) протекают быстрее, чем у мужчин, в связи с беременностями и особенностями физиологии женского организма.
- Процент жировой ткани, которая заменяет атрофированные кости и мышцы, увеличивается пропорционально возрасту независимо от пола.

При переходе же на функциональное питание, с одной стороны, идет похудение (потеря накопившегося жира), с другой – три параллельных восстановительных процесса, которые добавляют вес: (1) регенерация мышечных тканей, (2) восстановление органического (белкового и жирового) компонента костей (костного матрикса) и (3) минерализация костного матрикса солями кальция, магния, фосфора и др. Тут, как говорят, не было бы счастья, да несчастье помогло.

Убедиться же в том, что восстанавливаются кости и мышцы, а не накапливается жир, достаточно просто – в процессе не меняется (часто даже уменьшается) размер одежды. А когда процесс регенерации костных и мышечных тканей протекает особенно активно, вес даже может подняться, при неизменном размере одежды. В такой ситуации 30-45 минут ежедневной быстрой ходьбы – эффективное средство *гонять жиры* и укреплять «рожки» (кости) да «ножки» (мышцы).

Почему же полнота и ожирение – болезни, статистически более рискованные, чем, скажем, рак или инфаркт? Да потому что, как я уже писал выше, лишний вес – это один из симптомов нарушений углеводного обмена, которые развиваются по следующей цепочке:

- Сначала *гипогликемия* – хронически низкий уровень глюкозы в крови из-за высокого уровня инсулина, который, в свою очередь, поднимается из-за избытка простых и сложных сахаров (углеводов) в питании. Наиболее явные симптомы – полнота и ожирение, сильное чувство голода, хроническая усталость, раздражительность, мигрени, бессонница и многие другие.
- Затем *гипергликемия* – хронически высокий уровень глюкозы в крови из-за избытка простых и сложных сахаров (углеводов) в питании, когда организм уже не реагирует на собственный инсулин. Наиболее

явные симптомы гипергликемии – полнота и ожирение, сильное чувство голода, хроническая усталость, раздражительность, мигрени, бессонница, плюс сухость во рту, частые мочеиспускания, особенно ночью (поллакиурия), проблемы со зрением (ретинопатии), покалывания в конечностях (невропатии), отечности, повышенное давление, частые инфекции, незаживающие раны и многие другие.

- В какой то момент гипергликемия становится *сахарным диабетом II типа* (СД-II) с теми же симптомами. В чем разница? В методологии диагностики, компетентности врача, времени и точности лабораторного анализа, времени года и даже страны, в которой вы живете. Нет, нет, я не издеваюсь над вами. Просто, как я уже писал ранее, высокий уровень сахара (гипергликемия) отличается от сахарного диабета *точкой отсчета*, произвольно установленной бюрократами от медицины, страховых фирм, коррумпированных медицинских ассоциаций (с подачи их спонсоров) и госорганизаций эпидемиологического надзора. К примеру, в США до недавнего времени считалось, что если анализ показывает уровень глюкозы 140 *мг* на 100 *мл* крови – у вас диабет, на грамм ниже – вы здоровы. Сегодня же при результате всего 126 *мг* на 100 *мл* крови – у вас диабет, на грамм ниже вы еще здоровы. И это не учитывая то, что, скажем, зимой, уровень глюкозы может быть ниже, чем летом, или анализ на час позже сделает вас здоровым и т. д.
- И наконец, *сахарный диабет I типа* (СД-I) завершает процесс, ускоренный лечением. Ирония (судьбы) в том, что резкое похудение – один из наиболее явных диабета I типа, как, впрочем, и… предвестник смерти. Согласитесь, какой смысл худеть, если вот-вот на тот свет: в раю (аду) – все равны и прекрасны.

Давайте подобьем баланс:

Симптомы нарушений углеводного обмена, сопутствующие полноте и ожирению

Симптом	Гипогликемия	Гипергликемия	СД-II	СД-I
Средний уровень сахара	Низкий	Высокий	Высокий	Высокий
Уровень инсулина*	Высокий	Высокий	Высокий	Низкий
Полнота или ожирение	■	■	■	■
Повышенный аппетит	■	■	■	■
Хроническая усталость	■	■	■	■
Раздражительность	■	■	■	■
Мигрени	■	■	■	■
Бессонница	■	■	■	■
Сухость во рту		■	■	■
Поллакиурия		■	■	■
Катаракта		■	■	■

Глаукома		■	■	■
Повышенное давление		■	■	■
Частые инфекции		■	■	■
Ретинопатия			■	■
Невропатия			■	■
Нарушение циркуляции			■	■
Незаживающие раны			■	■
Резкое похудение**				■

* Производимого поджелудочной железой. Так как «лечение» СД-I производится ударными дозами терапевтического инсулина, его уровень в процессе «лечения» очень высокий.

** На финальных стадиях болезни или без администрирования инсулина.

Теперь с помощью этой таблицы, без врача и анализов, вы можете легко определить, на какой ступени «прогресса» находятся ваши собственные нарушения углеводного обмена, и узнать, что, собственно, вас ждет в недалеком будущем. А что же думают по этому поводу врачи? Вот что пишут в терапевтическом справочнике Merck Manual:

«*Причина ожирения неизвестна, но механизм его достаточно прост: энергии потребляется больше, чем расходуется. В генезе ожирения принимают участие не менее семи факторов. Каким образом они взаимодействуют, определяя массу тела индивидуума, – неясно…*»[1].

Желаю удачи, дамы и господа! Как видите, с такой медициной, кроме как на удачу, надеяться больше не на что. Ну а дальше – как учат, так и лечат! Чем активнее, тем быстрее на тот свет. Где уж тут рассчитывать на похудение, здоровье и долголетие?

Какова же реальность, по крайней мере, «по-Монастырскому»? Очень простая и обнадеживающая:

- *Гипогликемия* и *гипергликемия* с помощью функционального питания полностью обратимые *состояния.* (Я не пишу *болезни*, так как это именно *состояния*, связанные со стилем питания, в котором доминируют углеводы.) Нет *углеводов* в питании – нет и *состояния* в организме!
- *Сахарный диабет II типа* полностью (на ранних стадиях) или частично (на поздних) обратим по тем же резонам, по которым *гипогликемия* и *гипергликемия.* Что еще более важно, практически во всех случаях отпадает необходимость в лекарствах, неизбежно способ-

---

[1] The Merck Manual. Т. I, стр. 760.

ствующих ожирению (на фоне других побочных явлений от лекарств, это, пожалуй, самое меньше зло).

- *Сахарный диабет I типа* необратим, но при переходе на функциональное питание можно значительно уменьшить дозы инсулина и лекарств, которые, собственно, и становятся причиной «побочных явлений» СД-I – от некроза почечных канальцев до некроза конечностей, от слепоты до инфаркта и бессчетных других.

Ну а похудение до желаемого вами веса – это всего лишь «побочное явление» устранения нарушений углеводного обмена и отказа от лекарств. Как всегда, результаты – в нюансах, о которых подробно идет речь в моей книге «Функциональное питание» и в следующих далее разделах. Ну а теперь давайте разберемся, в чем же виноваты углеводы.

УГЛЕВОД – ОН И В АФРИКЕ УГЛЕВОД!

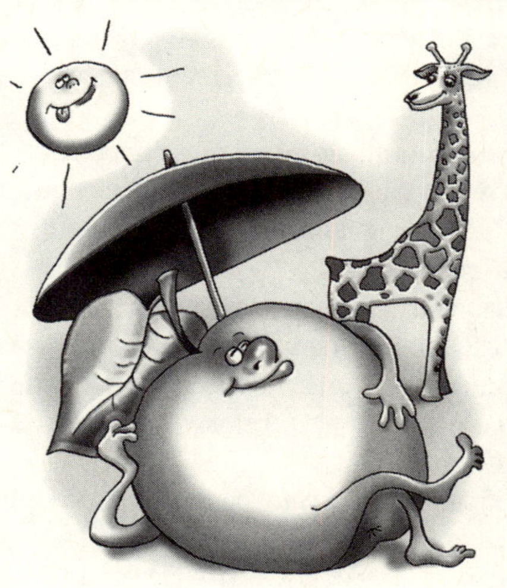

Активное и пассивное усвоение углеводов в кишечнике происходит преимущественно в клетках эпителия слизистой оболочки кишечника и в извитых канальцах почек. Регуляция углеводного обмена проходит под контролем сложных гормонально-ферментных механизмов, управляемых инсулином, катехоламинами, глюкагоном и соматотропными и стероидными гормонами.

- *Инсулин* способствует накоплению в печени и мышцах гликогена и конвертации избыточного гликогена в подкожный жир. Инсулин подавляет липолиз – ферментацию и использование подкожного жира для жизнедеятельности организма. Отчасти поэтому гиперинсулинемия влечет за собой ожирение.
- *Глюкагон*, антагонист инсулина, стимулирует высвобождение гликогена и его ферментацию в глюкозу. Когда исчерпываются запасы гликогена, приходит очередь подкожных жиров (механизм похудения).
- *Адреналин*, один из гормонов стресса, стимулирует действие фермента аденилатциклазы и оказывает влияние на весь каскад реакций углеводного, белкового и жирового обменов. Поэтому в стрессовых ситуациях быстро худеют.
- *Глюкокортикоидные гормоны* стимулируют процесс глюконеогенеза – ферментацию белков и жиров в глюкозу.

Теперь давайте еще раз кратко повторим «рабочую» терминологию метаболизма глюкозы:

- ГЛЮКОЗА (виноградный сахар, от греч. *glykys* – сладкий) – углевод из группы моносахаридов. Хорошо растворяется в воде, имеет сладкий вкус. В больших количествах содержится в плодах винограда, меде. Входит в состав сахарозы, лактозы; образует крахмал и гликоген, а также целлюлозу. Глюкоза в организме является основным источником энергии, извлекаемой в процессе, который называется *гликолиз*.
- ГЛИКОЛИЗ (от греч. *glykys* – сладкий и *lysis* – разложение, растворение, распад) – процесс расщепления глюкозы при отсутствии кислорода под действием ферментов. Освобождающаяся при гликолизе энергия используется для жизнедеятельности живых организмов. Конечный продукт гликолиза в животных тканях – молочная кислота. Во время длительных перерывов между приемами пищи глюкоза образуется из *гликогена*.
- ГЛИКОГЕН – полисахарид, который откладывается в виде гранул преимущественно в клеточной жидкости (цитоплазме) печени и мышц. Процесс конвертации гликогена в глюкозу называется *гликогенолиз*.
- ГЛИКОГЕНОЛИЗ – между приемами пищи нормальное содержание глюкозы в крови поддерживается путем распада гликогена в печени с образованием свободной глюкозы. Когда исчерпываются запасы гликогена, организм переключается на *глюкогенез*.
- ГЛЮКОГЕНЕЗ – это процесс образования глюкозы в организме не из гликогена, а из других веществ. Углеводы в питании вовсе не обязательны для образования и глюкозы, и гликогена, что могут «засвидетельствовать» эскимосы или голодающие. Синтез глюкозы из неуглеводных компонентов называется *глюконеогенез*.
- ГЛЮКОНЕОГЕНЕЗ – процесс образования глюкозы в организме (преимущественно в печени) из белков, жиров и других веществ, отличных от углеводов. Деликатный баланс между утилизацией глюкозы, пока она есть, и гликогена, кода ее уже нет, поддерживает *инсулин*, с которым мы уже хорошо знакомы, и *глюкагон*.
- ИНСУЛИН – белковый гормон поджелудочной железы, который регулирует содержание глюкозы в крови, блокирует распад гликогена в печени и «поощряет» утилизацию глюкозы всеми клетками организма. Инсулин способствует накоплению в печени и мышцах гликогена и конвертации избыточного гликогена в подкожный жир. Инсулин подавляет *липолиз* – ферментацию и использование подкожного жира. Поэтому гиперинсулинемия влечет за собой ожирение.
- ГЛЮКАГОН – антагонист инсулина, вырабатывается поджелудочной железой, посылает печени сигнал превратить гликоген в глюкозу для поддержания нормального уровня «сахара». Когда запасы гликогена в

печени исчерпаны, глюкагон стимулирует *глюконеогенез* белков и жиров (под кожей) – срабатывает механизм похудения!

Запутались? Ничего страшного! Главное, чтобы вы из этого объяснения усвоили несколько прописных истин устранения и сахарного диабета, и ожирения, и поняли механизм похудения:

- Задолго до появления супермаркетов и холодильников, природа-матушка позаботилась, чтобы человек абсолютно не нуждался в пищевых углеводах для поддержания нормального углеводного обмена и обеспечения клеток энергией. (Этот тезис лежит в основе *функционального питания.*)
- Организм может синтезировать необходимые ему глюкозу и гликоген из белков и жиров, как пищевых, так и сосредоточенных для этой цели под кожей бедер, ягодиц, живота, груди и в других «нежелательных» местах. (Этот тезис лежит в основе *эффективного похудения*.)
- В процессе глюконеогенеза организм синтезирует ровно столько глюкозы, сколько ему необходимо. Таким образом без углеводов в питании не создается хронический избыток глюкозы в крови. (Этот тезис лежит в основе *устранения* и *предупреждения сахарного диабета* и *ожирения*.)

Вот такие удивительные процессы происходят в вашем уникальном организме, запрограммированных эволюцией на выживание «любой ценой», по принципу: *пока толстый сохнет, сухой – сдохнет.* Те внешние качества, которые всего сотню лет тому назад считались достоинством, признаком здоровья и благополучия (упитанная, с упругими бедрами и большой грудью женщина), сегодня, из-за избытка углеводов в питании, стали причиной ожирения и сахарного диабета. К счастью, все физиологические процессы, в том числе ожирение, обратимы благодаря тем же эволюционным процессам.

Теперь давайте разберемся, каким образом углеводы из вашей тарелки становятся жиром под вашей кожей и как диеты ускоряют эту естественную, но нежелательную метаморфозу.

Жизнь прожить (без жира) – не поле переехать

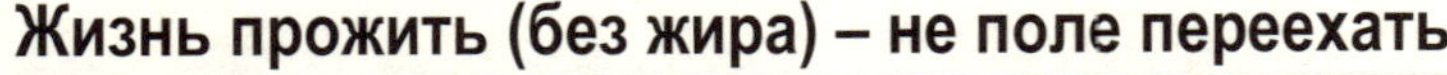

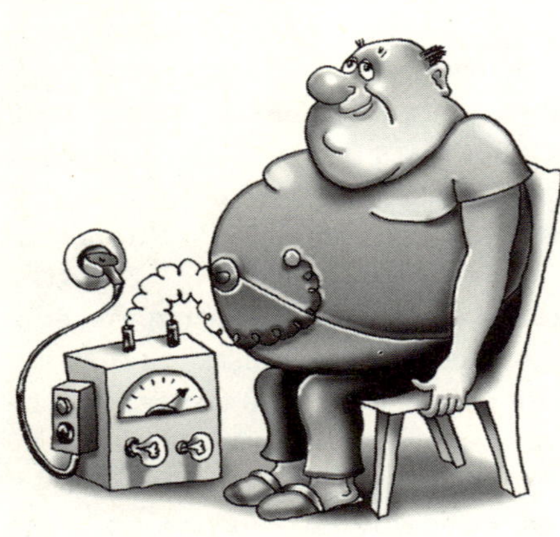

Представьте себе автомобиль (условно – *унимобиль*), в котором можно использовать любой доступный вид топлива – бензин, солярку, газ, уголь, хворост – короче, все что горит и все что есть под рукой. У такого всеядного автомобиля очевидные преимущества перед, скажем, только бензиновым (условно – *мономобиль*) – независимость от поставщиков топлива и завидная экономичность, особенно на хворосте.

Топливный бак, карбюратор и двигатель внутреннего сгорания – основные компоненты бензинового мономобиля. А всеядный унимобиль полагается на камеру сгорания, паровой котел с турбиной, электрический генератор и электромотор – нечто вроде тепловоза, только без рельсов. Пока владелец унимобиля добавляет в камеру сгорания любое горящее топливо – он движется. Мономобиль же на ходу только до очередной заправки. Нет на пути заправки – остановка.

Так как *на поле жизни* заправки на каждом перекрестке не гарантированы, организм человека подобен унимобилю: желудок – камера сгорания, кишечник – котел, печень – генератор, центральная нервная система – двигатель. С такой *всеядной* конструкцией человеку не страшны ни холод, ни голод, ни дождь, ни засуха, ни лед, ни пустыня, что могут засвидетельствовать и бедуины, и все те же эскимосы.

– *Константин, простите, а какое все это имеет отношение к ожирению и похудению?*

Самое прямое: пока унимобиль стоит – будь то на перекрестке, будь то в гараже – хворост в топке крутит турбину, турбина – генератор, а генератор… заряжает батареи. Не выбрасывать же электричество на ветер! На этих батареях, даже с пустой топкой, унимобиль без проблем доберется до любого хвороста.

Наши предки *ходили* за хворостом, и не только. Наши дамы и господа *ездят* на мономобилях в супермаркет. С точки зрения печени – не большая, но значительная разница: наши батареи заряжаются энергией чаще, чем мы ею пользуемся. Наши талии и бедра – аккумуляторы энергии – продолжают пухнуть. Хотите похудеть? Никаких проблем! Погасите топку и разрядите батареи. Как? Конечно же, с помощью печени.

Резкое похудение – один из характерных симптомов терминальной (смертельной) болезни: значит – отказала печень. А так как мы желаем всего лишь похудеть и оздоровиться, давайте-ка поближе познакомимся с ролью печени при ожирении. А то, не приведи господь, ваш врач заподозрит что-то неладное, если вы вдруг начнете худеть.

ЗАРЯЖАЕМ БАТАРЕИ

Поддержание стабильного уровня глюкозы в организме – одна из основных функций печени (по-научному – глюкостатическая функция). Наряду с пищевой глюкозой (например, из винограда), попадающей в кровь в «готовой форме», печень преобразует в глюкозу и продукты гидролиза пищевых углеводов, например, из гречневой каши (по-научному – глюкогенез).

Когда количество усвоенных углеводов превосходит нужды организма, печень конвертирует избыток глюкозы в гликоген (глюкогенез). Резервы гликогена в печени составляют от 5% до 8% ее веса, в среднем от 90 до 140 *г*, что примерно равно дневной потребности в глюкозе человека средней занятости. Еще 200-300 *г* гликогена хранится в мышечных тканях.

В интервалах между едой, при интенсивных нагрузках и во сне в печени происходит обратный синтез гликогена в глюкозу (гликогенолиз). Когда резервы гликогена истощены, печень поддерживает «сахар» в крови на постоянном уровне за счет *липолиза* жировых тканей (глюконеогенез). Вынужденное или лечебное голодание и ограничительные диеты возможны именно благодаря этому эволюционному механизму выживания, который также называется *катаболический метаболизм.* (Процесс синтеза тканей и энергии из пищи называется *анаболический метаболизм*.)

Подкожный жир – аккумулятор энергии человека – составляет в норме от 12% до 20% веса тела. Энергетическая емкость жира в два с лишним раза больше, чем у белков и углеводов. Для накопления подкожного жира (зарядки батарей) из пищевых углеводов необходимы два условия:

- *Первое:* количество гликогена, накопленного в печени, достигло ее «резервуарных» возможностей, т. е. печени больше некуда откладывать избыток глюкозы, и…
- *Второе*: печень «переполнена», а в кровяном русле все еще находится невостребованная глюкоза и продолжают поступать продукты усвоения пищевых углеводов – ситуация, которую мы называемым «высокий сахар».

В ответ на высокий «сахар» поджелудочная железа выделяет инсулин, который, в свою очередь, еще больше стимулирует синтез гликогена. В такой ситуации у печени остается только один выход – конвертировать лишний гликоген в триглицериды и отправить их в жировые ткани, в основном, вокруг талии, на животе, бедрах, груди и других частях тела, предопределенных вашими генами.

Поверьте, я не первооткрыватель этого тривиального процесса. Вот что пишут об этом, например, в медицинской энциклопедии: «*Главным фактором в развитии так называемого наследственно-конституционного ожирения является гиперсекреция инсулина*»[1].

Как вы понимаете, «гиперсекреция инсулина» (высокий уровень) возможна только на преимущественно углеводной диете и исключена на функциональном стиле питания – пищевые белки и жиры не вызывают секрецию инсулина.

Суммирую: Систематический избыток углеводов в питании индивидуума, по сравнению с нуждами его/ее организма, влечет за собой накопление этого избытка в подкожных жировых клетках и является основной причиной ожирения.

ГДЕ ЗАРЫТА ЖИРНАЯ СОБАКА?

– *Константин, погодите, а куда же деваются жиры? Почему врачи и диетологи рекомендуют обезжиренную (fat free) диету для похудения? Где же собака зарыта?*

Давайте разбираться. Жиры и жироподобные соединения, входящие в состав и животных, и растительных тканей, называются *липидами* (они же *триглицериды*, они же *жирные кислоты*). *Липидный* (он же *жировой*) *обмен* включает в себя процессы переваривания, всасывания, использования и выведения жиров.

Нарушение усвоения жиров является причиной многих болезней, так как ряд жирных кислот, доступных только из пищи животного происхождения, относится к категории *незаменимых* (не синтезируемых организмом, но критичных для жизни). Без жиров в диете нарушается также усвоение незаменимых *жирорастворимых* витаминов A, D, K и E, со всеми вытекающими отсюда последствиями.

Жиры перевариваются и усваиваются в кишечнике при помощи ферментов липаз и желчных кислот. Существенный избыток одновременно и углеводов, и жиров в питании, несомненно, способствует ожирению: когда потребность организма в жирах полностью удовлетворяется жи-

---

[1] Малая медицинская энциклопедия (ММЭ). В 6 тт., РАМН, Интернет-издание, статья «*Ожирение*»; *www.rubricon.ru/mme_1.asp*

рами из питания, усвоенные, но не востребованные жиры и триглицериды, синтезированные из избыточной глюкозы, отправляются на хранение в жировые ткани.

Рекомендация врачей и диетологов ограничивать пищевые жиры базируется на *теории калорийности*, об абсурдности которой в контексте усвоения пищи я уже писал в первой главе. Эта теория гласит, что один грамм жира равен 9 калориям, один грамм глюкозы и белков – 4 калориям. Соответственно, ортодоксальная доктрина такова: гораздо эффективнее сократить рацион на 50 *г* жира (450 калорий), чем на 50 *г* углеводов или белков (всего 200 калорий).

Эти рекомендации в корне ошибочны, и вот почему:

- В организме не происходят механические процессы сгорания, на которых основана теория калорий.
- Углеводы в питании используются исключительно на *энергетические* нужды. Белки и жиры, помимо энергетических (глюконеогенез), используются главным образом на *пластические* нужды.
- Потребности организма в восполнении и замене жиров, белков и углеводов – различны, в том числе из-за таких факторов как возраст, пол, состояние здоровья, время года и уровень нагрузок.
- Усвоение простых водорастворимых углеводов практически не требует энергозатрат от организма, в то время как энергозатраты на пережевывание, переваривание и усвоение белков и жиров соизмеримы с их энергетической емкостью.
- Суточная физиологическая потребность организма в белках составляет как минимум 0,8 *г* на 1 *кг* веса, при условии, что половина от этого количества – незаменимые аминокислоты, получаемые из мяса. Это соответствует 56 *г* белка на 70 *кг* веса, или 230 *г* мяса (80% мяса – вода). Детям, пожилым, беременным и физически активным необходимо от 1,2 до 1,5 *г/кг*.
- Потребности в жирах при рождении составляют минимум 4% от количества еды и растут на 1%–2% каждые десять лет в связи с возрастными нуждами.

Эти данные – не плод моей фантазии, а компиляция информации, которую можно найти в учебниках по физиологии и в медицинских справочниках, исключая завышенные цифры по углеводам в современных американских источниках[1].

Элементарный здравый смысл подсказывает, что 70-килограммовый организм, который содержит от 8,5 до 17,5 *кг* жира и от 12 до 14 *кг* белков, ежедневно должен получать пропорциональное количество пищевых белков и жиров для пластических нужд: деления и создания новых

---

[1] К примеру, «Физиология человека» под редакцией Шмидта и Тевса (Human Physiology, edited by R.F.Scmidt and G.Thews. Физиология человека. В 3-х т. Пер. с англ., М.: «Мир», 1996 г. Т. 3, стр. 729, таблица 28.5).

клеток, образования гормонов, ферментов, нейропередатчиков, иммунных факторов и т. д. и т. п. При хроническом дефиците незаменимых жиров и белков болезни всех систем и органов не заставят себя долго ждать.

В чисто прикладном варианте, абсурдность обезжиренной диеты очевидна любой девушке или женщине, которые когда-либо пробовали ограничительную диету – после перехода на более или менее приемлемый объем пищи, даже обезжиренной, весь потерянный вес не только быстро возвращается, но еще и ощутимо растет. Чем больше диет, тем больше вес: организм, однажды испытавший голод, *на всякий случай* понижает теплообмен, чтобы уменьшить конверсию глюкозы в энергию, и поощряет конверсию углеводов в триглицериды для хранения в жировых тканях – естественных аккумуляторах энергии.

РАЗРЯЖАЕМ БАТАРЕИ

– *Константин, как же остановить топку и разрядить батареи?*

Несложно. Углеводы в топке – все равно что бензин в костре. Уменьшаем углеводы в питании – топка не горит факелом, а тихонечко тлеет. Это именно то, что нам надо, потому что мы (а) хотим похудеть и (б) оздоровиться. Как же разрядить батареи? Расходуем больше, чем потребляем! Жировые ткани человека содержат триглицериды. Они выполняют такую же функцию, как гликоген в печени. Триглицериды используются при отсутствии углеводов в питании, при голодании и других состояниях, требующих дополнительной энергии. Организм здорового человека содержит почти в 40 раз больше триглицеридов, чем гликогена – такого «аккумулятора» достаточно, чтобы «питать» даже стройного человека более 40 суток и, конечно, намного дольше – полного.

Триглицериды жировой ткани подвергаются липолизу под действием ферментов липаз. Липолиз начинается под контролем печени, когда содержание глюкозы в крови понижено, а гликоген в печени исчерпан. Собственно на этом принципе и базируется механизм похудения на низкоуглеводной или безуглеводной диетах, т. е. функциональном стиле питания.

Суммирую: Стабильный вес, нормальный «сахар» и эффективное похудение возможны только благодаря функциональному (физиологическому) стилю питания, который обеспечивает организм всеми необходимыми питательными элементами для выполнения *энергетических* и *пластических* функций и не содержит избытка углеводов.

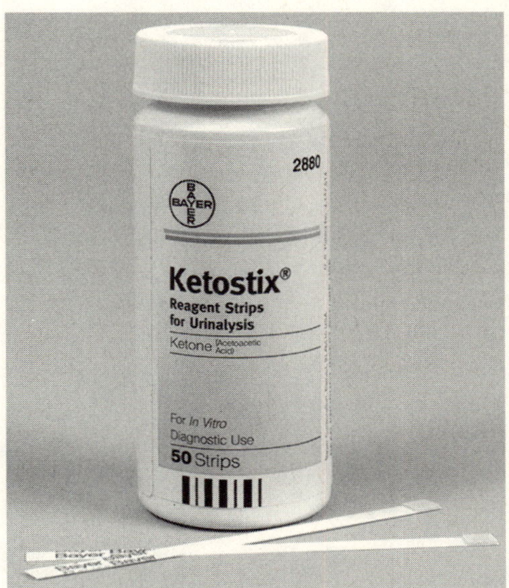

Полное же отсутствие углеводов в питании способствует *липолизу* – естественному физиологическому процессу преобразования жиров из подкожной ткани в энергию. *Кетоз* (выделение кетонов) – следствие липолиза. Как уже было описано в главе о сахарном диабете, в процессе распада жирных кислот образуется ацетон (CH_3_CO_CH_3, органическое соединение из класса кетонов), который разлагается на воду и углекислый газ и выводится через почки и легкие. Во время кетоза от человека (через дыхание и мочу) слегка пахнет ацетоном («фруктовый» запах).

Систематический кетоз как следствие *липолиза* – основа целенаправленного эффективного похудения. Вы можете самостоятельно отслеживать прогресс липолиза и кетоз, используя лакмусовую бумагу (продается в аптеках; см.: рис. выше) для проверки мочи на наличие кетонов.

Что первично – яйцо или курица? Корм!

– Константин, если все так просто, понятно и доступно, как вы пишите, почему же в США столько диет и столько полных?

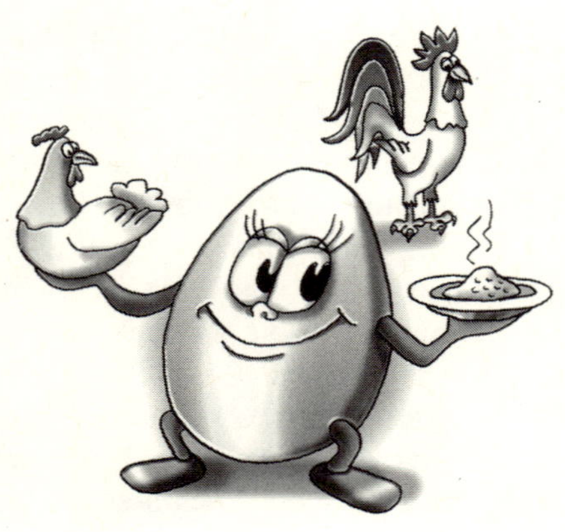

Этот вопрос мне тоже долго не давал покоя, пока я в очередной раз ни обратился к настольной книге американских врачей, чтобы выяснить позицию официальной медицины по поводу ожирения:

> *«Причина ожирения неизвестна, но механизм его достаточно прост: энергии потребляется больше, чем расходуется. В генезе ожирения принимают участие не менее семи факторов. Каким образом они взаимодействуют, определяя массу тела индивидуума, – неясно...»*[1].

Неизвестно? Неясно? Это, конечно же, извините за грубость, – чушь. Просто *правда* не укладывается в рамки нынешней доктрины «правильного питания», поэтому или игнорируется, или замалчивается.

На самом деле, все и ясно, и известно давным-давно. Уже в 1862 году англичанин Вильям Бантинг, преуспевающий владелец похоронного дома в Лондоне, описал первую диету в публикации «Letter on Corpulence» («Письмо об ожирении»). Следуя совету своего врача Вильяма Харви не есть продукты, которые содержат крахмал и сахар, Бантинг быстро похудел на 46 фунтов (21 кг).

Популярность «диеты Бантинга» была настолько велика, что в конце XIX – начале XX веков англичане и американцы худели не при помощи «dieting», а при помощи «banting». Как видите, уже в середине XIX века врачи прекрасно знали, откуда растут не только ноги, но и жир.

К сожалению, общепринятой классификации ожирения нет, видимо, потому, что ожирение (obesity, adiposity) – или избыточное отложение жировой ткани в организме – трудно назвать болезнью. Скорее, это синдром (совокупность симптомов), который является результатом взаимо-

---

[1] The Merck Manual. T. I, стр. 760.

действия и физиологических, и генетических, и социальных, и материальных, и эндемических и, конечно же, диетических факторов.

В США ожирение классифицируется по степени тяжести: *легкое*, *тяжелое* и *умеренное*. Даже первоклассник назовет *еду* основной причиной ожирения. *Merck Manual*, упомянутый выше, указывает аж на семь факторов в этиологии ожирения, причем о еде – ни слова! Объективность некоторых из них весьма сомнительна. Судите сами:

- ***Генетические факторы***. Merck: «Изучение близнецов и приемных детей позволило надежно установить, что генетические факторы являются важнейшими детерминантами ожирения». Это не так: предполагать, что полные родители вскормят газель, так же реалистично, как культивировать бананы в тундре. Ребенок пухнет не от генов, а от многолетнего стиля питания, характерного для его семьи и антропологической группы.
- ***Социальные факторы.*** Merck: «В странах Запада ожирение гораздо более распространено среди женщин низших слоев общества...». Это явная подтасовка фактов под нынешнюю доктрину «здорового питания». В питании «низших слоев» аграрных стран всегда доминировали дешевые углеводы (злаковые, бобы, картофель, рис) с той лишь разницей, что до недавнего времени «низшие слои» занимались в основном тяжелым физическим трудом («не до жиру: быть бы живу»), а не сервисом, как сегодня, т. е. обслуживанием «высших слоев».
- ***Эндокринные и метаболические факторы.*** Merck: «…связаны с развитием и сохранением ожирения, хотя часто неясно, что тут является причиной, а что – следствием». Опять потому неясно, что факты не укладываются в современные доктрины «здорового питания» и лекарственной терапии сахарного диабета.
- ***Психологические факторы.*** Merck: … Бессмысленно цитировать. Психологические факторы влияют разве что на ожирение борца сумо. А вот то, что ожирение влияет на психику – несомненно. Выражение «беситься с жиру» не возникло на голом месте. Кстати, для похудения гораздо эффективнее «беситься», чем бегать или заниматься аэробикой: многодневный скандал, обычно, «обходится» обеим сторонам в несколько килограммов подкожного жира, растраченного на подогрев и подпитку эмоций – ведь не зря после скандал тянет на мороженое…
- ***Онтогенетические факторы.*** Merck: «Рост массы жировой ткани может быть обусловлен увеличением размеров жировых клеток (гипертрофическое ожирение), увеличением числа таких клеток (гиперпластическое ожирение) или тем и другим вместе (гипертрофически-гиперпластическое ожирение). Ожирение, начинающееся в зрелом возрасте, является гипертрофическим. Если же оно началось в детстве, то скорее всего содержит гиперпластический элемент…». Совершенно с этим согласен. Сделайте для себя один важный вывод: полным детям будет значительно труднее и похудеть, и сохранять нор-

мальный вес, чем полным взрослым, которые поправились в зрелом возрасте. Профилактика ожирения должна начинаться с рождения ребенка.

- ***Физическая активность.*** Merck: «…снижение физической активности играет роль в развитии ожирения еще и в силу парадоксального влияния на потребление пищи. С ростом энергозатрат потребление пищи увеличивается, но, когда физическая активность падает ниже некоторого минимального уровня, потребление пищи снижается в непропорционально меньшей степени; у некоторых людей ограничение физической активности даже повышает потребление пищи». Несомненно, верное наблюдение, которое наглядно подтверждают бывшие спортсмены, распухающие буквально на глазах, покинув спорт.
- ***Поражение мозга.*** Merck: «...каковы бы ни были социальные и метаболические детерминанты ожирения, конечный путь изменения энергетического баланса лежит через поведение, опосредуемое центральной нервной системой». Трудно не согласиться.

Суммирую: Буквальная трактовка американской доктрины ожирения дает следующий результат: в ожирении виноваты – ваши гены, социальная принадлежность, ожирение в детском возрасте, неподвижность и плохое поведение. Ваш **стиль питания,** по официальной доктрине США, не фактор в этиологии ожирения. Хотите – верьте, не хотите – проверьте! Only in America...

А КАК ПОЛНЕЮТ В РОССИИ?

В России, в отличие от США, нет государственной доктрины *правильного* питания. Информация в современных российских источниках глубже, объективнее и пока еще не подтасована под интересы фармацевтических фирм, академической медицинской элиты и производителей процессированных продуктов, как это произошло в США. Разница значительная[1]:

«*Первичное ожирение развивается при избытке поступающей в организм с пищей энергии в сравнении с фактическими расходами энергии… […] Нередко ожирение носит семейный характер. Вероятно, семейный характер ожирения связан не только с наследственным фактором, но и с общими привычками в еде и образом жизни.* ***Без избыточного питания, даже при генетической расположенности, ожирение проявляется редко****. […] Первичное ожирение оказывает существенное влияние на функциональное со-*

---

[1] Малая медицинская энциклопедия (ММЭ). В 6 тт., РАМН, Интернет-издание, статья «*Ожирение*»; *www.rubricon.ru/mme_1.asp (выделено автором).*

стояние желез внутренней секреции, что наиболее выражено проявляется гиперинсулинемией».

Согласитесь, все точки над і расставлены. Остается только добавить, что гиперинсулинемия, т. е. высокий уровень инсулина – следствие высокого «сахара». Так как на секрецию инсулина влияют только углеводы, а не мясо и жиры, можно утверждать, что *первичное ожирение* и *нарушения углеводного обмена* – это состояния, предшествующие (или уже сопутствующие) сахарному диабету. Среди причин *вторичного ожирения* указываются следующие:

Гипофизарное ожирение

Связано с нарушением гормональной деятельности гипофиза (pituitary gland) и гипоталамуса (hypothalamus), гормоны которых «руководят» деятельностью других эндокринных желез (что принципиально с точки зрения ожирения), в частности – синтезом гормонов щитовидной железы (тироксина и трийодтиронина) и стероидных гормонов коры надпочечников (кортизола, гидрокортизона и альдостерона). Относительно редкое гипофизарное ожирения диагностируется клиническим анализом крови по параметрам TRH (thyrotropin releasing hormone) и TSH (thyroid stimulating hormone). При необходимости, врач может назначить исследование гипофиза и гипоталамуса при помощи MRI (ядерно-магнитный резонанс, ЯМР).

Надпочечниковое ожирение

Следствие опухоли коры надпочечников (adrenal gland), синтезирующих кортизол (cortisol), или опухоли гипофиза, продуцирующего избыток стимулирующего гормона надпочечников (ACTH – adrenal gland stimulating hormone). Избыток кортизола характеризуется ожирением лица и туловища. Клиническое название заболевания – синдром Кушинга (Cushing syndrome) при патологии надпочечников или болезнь Кушинга (Cushing disease) при патологии гипофиза. Имейте в виду, что длительное применение стероидных лекарств, таких как *преднизон* и *преднизолон* могут вызвать явления, характерные для синдрома Кушинга.

Гипотиреоидное ожирение

Гормоны щитовидной железы «управляют» термодинамикой (температурой) организма. Недостаточность гормонов выражается пониженной температурой тела. Топка тлеет – дрова не горят: даже незначительный избыток углеводов в диете влечет за собой неизбежное ожирение. Дисфункция щитовидной железы легко определяется измерением базальной температуры тела (утром, не вставая с постели). Пониженная температура в течение недели (< 36,0–36,2° C) указывает на дисфункцию, что необходимо подтвердить анализом крови, осмотром, пальпацией и радиографией (рентген, ультразвук, томография или ЯМР). Функциональная (обратимая) дисфункция щитовидной железы – следствие дефицита йода и аминокислоты (белка) тирозина. Органическая (необратимая) дисфункция определяется по результатам обследования.

Гипоовариальное ожирение

В результате дисфункции яичников нарушается естественный баланс женских половых гормонов эстрогена и прогестерона, что приводит к так называемому «посткастрационному» синдрому – ярко выраженному ожирению на бедрах, животе и груди. Развивается у 30%–60% женщин после удаления яичников и у большинства женщин после климакса или при нарушении менструального цикла.

Справедливости ради хочу отметить, что эта информация отлично известна и специалистам, и рядовым врачам. Так как комплексная диагностика и лечение ожирения не оплачивается страховками, большинство «жертв» остаются в неведении реальных причин вторичного ожирения. Поэтому диалог: «Доктор, я ничего не ем и все равно поправляюсь!» – «Не может такого быть! Исключите жирное!..» – повторяется изо дня в день в бессчетном количестве медицинских офисов. Хочу напомнить вам, что на обезжиренной диете нарушается синтез мужских и женских половых гормонов с типичным для такого состояния… «посткастрационным» ожирением.

Суммирую: Ожирение – хронический синдром, связанный со многими внешними и внутренними факторами. Преимущественно углеводное питание – основная причина *первичного* ожирения, которое влечет за собой ряд системных заболеваний, вызывающих *вторичное* ожирение. К 40–50 годам, «против» женщин работают не только углеводы – низкий уровень гормонов щитовидной железы и яичников способствует ожирению и препятствует похудению. Ожирение – ключевой фактор риска возникновения и сахарного диабета, и гипертонии, и атеросклероза, и инфаркта, и инсульта, и не только...

Увеличение массы тела на 10% увеличивает среднюю вероятность смерти на 30%! Наряду с индивидуальной диагностикой и устранением причин ожирения, эффективная профилактика ожирения и похудение возможны только на функциональном стиле питания.

Надеюсь этот обзор помог вам понять, почему рядовой американский врач бессилен в лечении ожирения и почему большинство программ похудения в основном помогают похудеть… вашему кошельку. Что ж, остается полагаться на самих себя.

Что посеешь, то пожнешь!

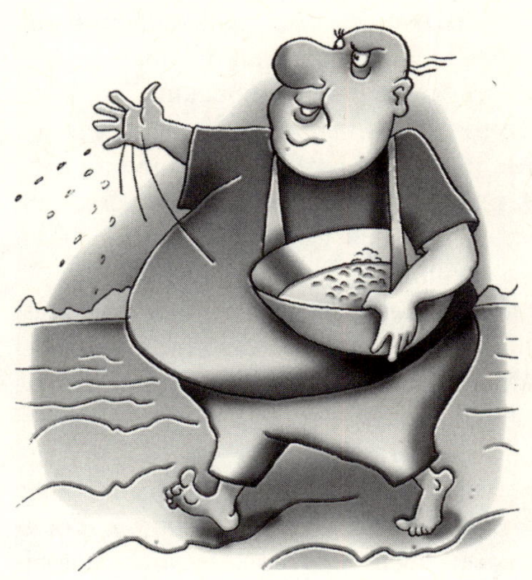

Если рассматривать полноту и ожирение как комплексные проблемы, связанные с множеством факторов, то процесс похудения заключается в эффективном, целенаправленном, постепенном и долгосрочном устранении этих факторов.

Если проблема лишнего веса касается вас лично, вероятно, вы уже многое перепробовали. Если вы читаете эту книгу, очевидно, не помогло... Почему? Потому что худеть по американской модели – не только бесполезная, но и опасная затея.

Бесполезная, потому что:

- ***Генетические*** факторы после зачатия устранять поздно. Если у вас есть предрасположенность к полноте, вам просто придется больше и дольше над собой «работать». Небезынтересно отметить, что, как правило, худые особи одного пола тянутся к полным другого пола, и наоборот. С точки зрения эволюции и антропологии, такая тенденция абсолютно оправдана.
- ***Социальные*** факторы изменить еще труднее, чем генетические, особенно в зрелом возрасте. Несомненно, избавиться от плебейских привычек «низших классов» и «заразиться» светскими привычками «высших классов» могут все желающие. Класс, на мой взгляд, определяется не доходами, а стилем и приоритетами расходов. Для «низших классов» приоритетными являются внешние атрибуты «высших»: накопление денег, фирменная одежда, престижная машина и т. п. Для «высших» – здоровье: о чем еще заботиться, если уже все есть.
- ***Психологические*** факторы ожирения исчезают вместе с лишним весом. Уверять обеспокоенную весом полную женщину в том, что для окружающих «главное, чтобы человек был хороший» так же эффективно, как скрещивать б*ы*ка да инд*ы*ка: общество, запрограммированное потребительской рекламой, диктует стандарты внешнего вида, а не характера. Как ни крути, а *встречают по размеру одежки.*
- ***Физическая нагрузка*** как фактор похудения очень переоценена. Оглянитесь вокруг себя: тучных полицейских, почтальонов, продавцов, дворников, тренеров – хоть пруд пруди. Худых программистов – тоже

хоть отбавляй. Согласитесь, трудно назвать работу почтальона – сидячей, а программиста – ходячей.

И опасная, потому что:

- ***Доктрина здорового питания*** в США опирается преимущественно на углеводы, в меньшей мере на белки и практически отрицает жиры. Такой стиль питания не соответствует ни энергетическим (избыток энергии), ни пластическим (дефицит исходных компонентов для деления клеток) нуждам организма и является ключевой причиной не только эпидемии ожирения в США, но и беспрецедентно высокой смертности от сахарного диабета, болезней сердца и сосудов, всех форм рака и невралгических заболеваний.
- ***Ожирение считается следствием поведения***, а не патологическим состоянием, связанным с нарушением углеводного обмена. Стиль поведения полных людей (по отношению к еде) и их выбор продуктов определяется не пороками воспитания, а наркотической зависимостью организма от углеводов в питании.
- ***Ограничительные диеты*** не только наносят непоправимый вред всем органам и системам из-за дефицита незаменимых жиров и белков, но и запускают в работу самые трудноконтролируемые генетические, онтогенетические, метаболические и эндокринные факторы, которые способствуют ожирению.
- ***Краткосрочные схемы похудения***, которые обещают вам потерю N *кг* за несколько недель, полагаются на препараты, влияющие на разного рода физиологические механизмы, как то: усилители теплового обмена с целью обезвоживания, стимуляторы центральной нервной системы, супрессоры (подавители) аппетита, синтетические абсорбенты или связыватели жиров и углеводов. Во всех случаях используются травяные или синтетические препараты, часто сомнительного качества, которые, как и любые другие лекарства и ограничительные диеты, оставляют «неизгладимый» след на внутренних органах и психике своих жертв и, в конечном итоге, усугубляют ожирение.

Остается только добавить, что в таком контексте ожирение из медицинской проблемы превратилось в счастливую возможность заработать для бессчетного количества производителей fat-free, sugar free продуктов, quick-fix бизнесов и сервисов, для которых, чем больше полных и чем хуже результаты, тем выгоднее: бизнесы не любят терять клиентов!

ВСЕ ДОРОГИ ВЕДУТ В РИМ

Если заранее согласиться, что полнота и ожирение – это следствие *нарушений* углеводного обмена, тогда похудение – это процесс *восстановления* углеводного обмена. Несомненно, похудение должно начинаться с диагноза типа ожирения, или с определения причин так называемого вторичного ожирения, описанных выше: гипофизарное, надпочечниковое, гипотиреоидное и гипоовариальное (климактерическое).

Напомню, что 75% случаев ожирения относятся к первичному, т. е. от еды, а из оставшихся 25% случаев вторичного ожирения большинство относится к гипотиреоидному (дисфункция щитовидной железы) и гипоовариальному (климактерическому) ожирению. Я не вхожу в подробный разбор остальных причин вторичного ожирения из-за их относительной редкости.

Если учесть, что дисфункция щитовидной железы как таковая является не причиной ожирения, а всего лишь фактором, «усиливающим» первичное ожирение (т. е. ожирение от еды), то нам, можно считать, повезло – в большинстве случаев функциональная (обратимая) дисфункция щитовидной железы связана с дефицитом йода и аминокислоты тирозин, которые легко восстанавливаются с помощью питания, богатого белками, и пищевых добавок. Органическая же (необратимая) дисфункция щитовидной железы поддается эффективной терапии препаратами, содержащими синтетический гормон щитовидной железы thyroxin (levothyroxine, он же Synthroid).

Как правило, нарушения углеводного обмена и дисфункция яичников шагают нога в ногу – менструальный цикл нарушается (аменорея) и у очень полных, и у очень худых, и у больных диабетом. Не вдаваясь в физиологию деторождения, хочу только напомнить вам, что функциональная (обратимая) аменорея – в первую очередь, следствие дефицита… незаменимых жиров, необходимых для синтеза женских половых гормонов, т. е. именно тех пищевых компонентов, которых не сыщешь днем с огнем в обезжиренной диете полных девушек и женщин.

Аналогичные процессы происходят в организме мужчин, только с той разницей, что, наряду с развитием диабета и ожирения, от обезжиренной диеты «страдает» тестостерон.

С физиологической точки зрения, между гипоовариальным и климактерическим ожирением нет разницы: и то, и другое – последствия дисфункции яичников (недостаточности гормонов). Только первое случается у женщин задолго до климакса, второе – после и относится к возрастным, но вовсе не обязательным состояниям.

Ни для кого не секрет, что у многих женщин, особенно в Европе, климакс проходит бессимптомно – без приливов, нервных срывов, остеопороза, сухости влагалища, потери интереса к сексу и тому подобных явлений. Мало того, эти женщины радуются заново обретенной свободе от менструаций и противозачаточных средств.

В США – все наоборот. Климакс введен в статус «болезни», на эту тему издаются десятки книг, и американки со страхом и обреченностью ждут трансформации в дряхлеющих старух. Как правило, именно так и происходит – «здоровое» питание по-американски и возрастные физиологические изменения действительно начинают преображать женщин в старух задолго до климакса. Осмотритесь вокруг и обратите внимание на состояние большинства ваших американских приятельниц старше 50, особенно на их вес, волосы, осанку, кожу рук и лица.

Какая же взаимосвязь между климаксом по-американски и гипоовариальным ожирением? Очень простая: в обоих случаях яичники женщины не производят адекватного количества эстрогена, в полном смысле – гормона молодости и плодородия. С точки зрения ожирения, низкий уровень эстрогена повторяет в организме женщины такие же реакции, как во время беременности, которые прежде всего «настраивают» организм на накопление веса для предстоящего длительного (от года до двух) кормления грудью будущего потомства.

Так как климакс вовсе не означает дисфункцию яичников, а лишь исчерпание ресурса фолликул (яйцеклеток, необходимых для овуляции и зачатия), у женщин на нормальном физиологическом питании климакс проходит бессимптомно, т. е. в организме продолжается выработка некоторого количества эстрогена как самими яичниками, так и за счет жировых тканей (внегонадного синтеза) – несомненно, меньшего, но все же достаточного количества для нормального состояния. Даже тот факт, что у многих женщин симптомы патологического климакса, в том числе полнота, появляются задолго до окончания менструаций, подтверждает эти тезисы.

Женщины могут сделать из этого анализа важный вывод: к климаксу нужно готовиться так же заблаговременно, как к свадьбе. У мужей пропадает интерес к женам не потому, что они «взрослеют», а потому, что они теряют форму и интерес к сексу. Мужчинам тоже не стоит обольщаться – жены теряют интерес к мужьям по тем же соображениям...

Кстати, такая глупость, как *мужской климакс* – тоже американское новшество. И неудивительно! Без жиров и холестерина в питании не из чего образовываться ни сперме, ни половым гормонам. Без белков – не из чего образовываться мышцам. Мужчина на овсяной каше увядает так же быстро, как букет в хрустальной вазе.

Не хочу быть дворянкой столбовою, а хочу быть владычицей морскою! З-А-В-Т-Р-А!!!

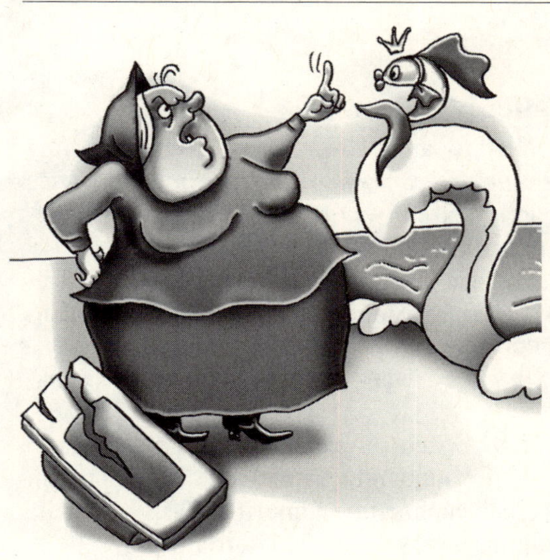

Вынужден с прискорбием констатировать, что изрядное количество полных мужчин и женщин, с которыми мне довелось обсуждать проблему лишнего веса, мягко говоря, напрочь лишены здравого смысла:

– *Константин, мне 42 года. Могу ли я к отпуску (к свадьбе дочки, ко дню рождения мужа, к ...) похудеть по вашей методологии на 20 кг?*
– Нет, за три месяца, да еще и не голодая – не сможете.
– *А за сколько смогу?*
– В первые две-три недели вы сбросите так называемый транзитный вес (не жир), который может составить 5-10 *кг*. А если дальше вы будете терять, к примеру, 100 *г* жира в день, то вам потребуется от 100 до 150 дней, чтобы избавиться от оставшихся 10-15 *кг* подкожного жира. Какова будет реальная ежедневная потеря жира, зависит от того, насколько у вас нарушен углеводный обмен, от степени теплообмена, от типа вашей нервной системы, от вашего образа жизни и профессии, от времени года, от физических нагрузок, лекарств и даже таких «мелочей», как ваше одеяло и температура в спальне. Не говоря уже о том, насколько последовательно вы сможете соблюдать рекомендуемую диету.
– *Ой, это очень долго. Тогда меня это не интересует!*

Надо полагать, подобный диалог часто повторяется в кабинетах врачей и диетологов с одинаковым результатом: быстрая потеря транзитного веса (за счет воды и стула), но ненадолго – как это обычно происходит после краткосрочных диет, вскоре набирается столько же плюс N *кг* и, к сожалению, прогрессирующие гипертония, атеросклероз, диабет, депрессия, а то и что-нибудь похуже.

Поэтому давайте реалистично оценим, сколько же необходимо времени, чтобы похудеть без негативных последствий для здоровья и внешнего вида, и, что не менее важно, что делать, чтобы не поправиться опять.

Вы, конечно, можете спросить: «*Константин, а зачем, собственно, огород городить? Вот с завтрашнего дня я начну питаться функционально и похудею*». – И я, конечно же, отвечу: «Если бы все было так просто, вы бы уже давным-давно похудели, а вокруг не было бы полных». Объясняю, почему…

УКРОЩЕНИЕ СТРОПТИВОГО АППЕТИТА

Когда речь заходит об «укрощении» аппетита, я не имею в виду силу воли! Аксиома *как волка ни корми, он все равно в лес смотрит* сильнее разума, поэтому учить вас полагаться на *силу воли* я оставляю бесчисленным «специалистам» и шарлатанам по диетам.

Голод и *сила воли* – несовместимые понятия именно потому, что благодаря чувству голода человек запрограммирован на выживание! Физическое чувство голода, как, например, боль от ожога, – нейроэндокринный рефлекс, который не поддается эффективному контролю сознанием, т. е. силе воли.

Как же его укрощать? К счастью, с толикой разума и тонной здравого смысла влиять и управлять нейроэндокринными бессознательными процессами проще пареной репы: укрощение аппетита базируется на физиологии пищеварения и принципах функционального питания.

С точки зрения организма, *аппетит* или *голод* – цепочка рефлексов, вызываемых болевым действием пищеварительных соков и ферментов на слизистую желудка и кишечника и воздействием гормонов поджелудочной железы на уровень глюкозы в крови.

Эти прописные истины известны со времен царя Гороха, эмпирически «доказаны» на собаках Павлова еще в позапрошлом веке и по сей день с завидной частотой подтверждаются разъяренным криком во всех кухнях мира: «*Ну дайте же, наконец, поесть!*». Стиль, режим питания и продукты, которые учитывают именно эти физиологические особенности голода и аппетита, быстро, эффективно и безопасно преображают разъяренного голодного тигра в миролюбивого ягненка.

- *Жевание.* Белковая пища (мясо, рыба, птица) требует, по сравнению, скажем, с лапшой, кашей или пюре, тщательного жевания и времени. Утоление голода на уровне ощущений – функция времени: чем дольше мы едим, тем лучше и быстрее мы наедаемся. Вот почему размеренный семейный обед всегда намного сытнее, чем еда на ходу.
- *Химия пищеварения.* Белковая пища быстро нейтрализует действие желудочного сока и пищеварительных ферментов на нейрорецепторы стенок желудка, которые стимулируют ощущение голода. Вот почему дети и мужчины инстинктивно тянутся к белковым продуктам – срабатывают подсознательные рефлексы быстрого удовлетворения от еды.

- *Аппетитность.* Жиры способствуют «ублажению» аппетита и перевариванию пищи в желудке, о чем свидетельствует их *индекс аппетитности*: жирная еда всегда быстрее насыщает, чем постная. Вот почему французы обычно завершают обед десертом… из разных сортов жирного сыра.
- *Раздражители.* Нейрорецепторы стенок желудка не отличают липкий комок хлеба или морковки от плохо пережеванного мяса. В ответ желудок продолжает секрецию пищеварительных соков и ферментов и перистальтическую деятельность. Вот почему во многих ресторанах бесплатно подают аппетитный хлеб, часто из грубой муки кислой закваски (sour dough). Такой хлеб, богатый клетчаткой и клейковиной, гарантирует посетителям безмерный аппетит из-за свойства непереваривающихся комков хлеба раздражать стенки желудка. Чем лучше аппетит у посетителей, тем выше прибыль у ресторана. Кстати, популярные в русской общине сорта черного хлеба выпекаются по тем же принципам, только с добавлением патоки («уваренного» сиропа из «усахаренного» кислотой крахмала) для цвета и кислинки. Теперь вы, надеюсь, понимаете, почему язва желудка и кишечника «популярнее» среди выходцев из России, чем среди коренных американцев.
- *Несварение.* Продукты с высоким содержанием нерастворимой клетчатки (dietary fiber) никогда до конца не перевариваются и не усваиваются. Организм человека, не рассчитанный на непереваренную пищу (как, скажем, судя по навозу, организм лошади или коровы), продолжает пищеварительный цикл до тех пор, пока в желудке и кишечнике находятся цельные сегменты пищи. Вот почему дети, намного более чувствительные к внутренним процессам, категорически отказываются от салатных листьев, щавеля, шпината, сельдерея, брокколи и цветной капусты. По тем же причинам после ужина, насыщенного этими «полезными» овощами, человек, как правило, просыпается утром с пронзительным чувством голода, чтобы продолжить замкнутый круг «гашения» аппетита обильным завтраком.
- *Нарушение кислотно-щелочного баланса.* Переваренные белки превращаются в жидкую массу (химус), которая затем переходит в кишечник для нейтрализации кислотности бикарбонатом, поджелудочными соками и для окончательного усвоения. Жиры эмульгируются желчью и ферментами. Комки липкого хлеба, плохо пережеванных морковки, брокколи, шкурок овощей попадают в кишечник, пропитанные, как губка, желудочными соками и ферментами. Бедная поджелудочная железа едва-едва справляется с этой кошмарной кислотностью, и в кишечнике происходит самопереваривание слизистой. Болевые сенсации в кишечнике и интенсивная перистальтика продолжают стимулировать аппетит, чтобы нейтрализовать избыточную кислотность. Вот почему так много здоровых молодых мужчин

возвращаются из армии с язвой двенадцатиперстной кишки: не каждый кишечник переносит атаку кашами после маменькиной кухни...

- *Нестабильный уровень глюкозы.* Пища, богатая быстро усваиваемыми углеводами (фруктозой, сахарозой, галактозой, лактозой, крахмалом) ферментируется в глюкозу и впитывается в кровяное русло на протяжении всего желудочно-кишечного тракта – и во рту, и в желудке, и в кишечнике. Значительный объем глюкозы в крови влечет за собой не менее значительный «впрыск» инсулина, после чего незамедлительно следует «низкий сахар» и характерные для этого состояния сонливость и слабость. Неизбежно, и сонливость, и слабость стимулируют аппетит, чтобы восстановить уровень глюкозы в крови до привычного. Вот отчего после обеда сначала хочется сладкого, а затем – подремать.

Теперь, надеюсь, вы понимаете, почему в русских и американских ресторанах после еды подают на десерт не сыры, как во Франции, а сладкие фрукты, мороженое, печенье, пирожные и торты. Сомневаетесь, сравните габариты посетителей любого пола в *La Mirage* в Париже и в *La Mirage* в Нью-Йорке. Готовят и подают одинаково, однако в первом – большинство посетителей худые, во втором – едят, возможно, даже меньше, а большинство посетителей – полные.

Впрочем, такая же разительная разница между французами и американцами в целом. Французы с детства едят сливочное масло, сыры, мясо, рыбу и даже фрукты и десерты, а под физкультурой подразумевают секс, дискотеку, горные лыжи и пляж. Американцы же, остервеневшие от голода на low-fat и sugar-free эрзацах, гоняют жир в спортивных залах и к пятидесяти, не по годам обрюзгшие, выглядят хуже и больнее, чем большинство французов к шестидесяти.

Если вам несимпатично это сравнение с французами, вините не автора за наблюдательность, а стиль питания, который уродует и вашу фигуру, и ваше будущее, и ваше здоровье, и не только ваше, но и ваших близких, детей и внуков. А что делать дальше с этой информацией – выбирайте сами: за год-другой похудеть и больше не поправляться или требовать от золотой рыбки чуда… З-А-В-Т-Р-А!

От теории к практике

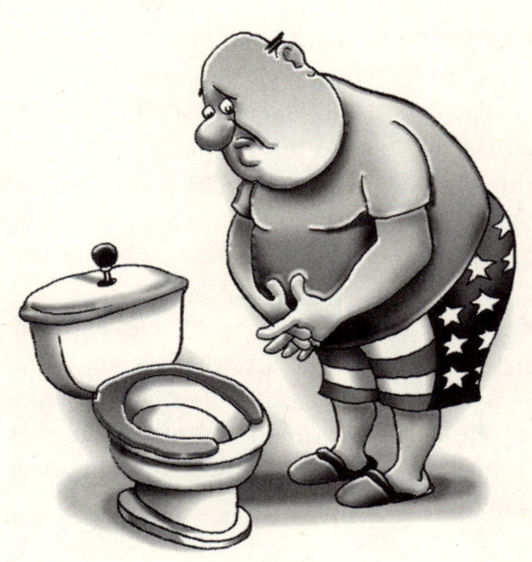

Единственный известный мне способ похудеть без полуголодных диет и интенсивных упражнений рассчитан на зубы, желудок и кишечник, способные пережевать, переварить и усвоить функциональные продукты. У людей с лишним весом эти органы относительно редко бывают дееспособны по тем же причинам, которые изначально привели к полноте. Поэтому переходу на функциональное питание должна предшествовать систематическая подготовка, которая откликнется здоровьем для всего вашего организма, а не только для талии. Вот почему эффективное похудение возможно только после устранения первичных факторов ожирения, и важнейший из них – нарушения углеводного баланса. Этапы и меры идентичны тем, которые я рекомендую для устранения сахарного диабета:

- *Реабилитация желудочно-кишечного тракта.* Переход с патологического питания на функциональное (физиологическое) возможен только при здоровом желудке и кишечнике. Разве плохо вместе с жиром избавиться от изжог, вспучиваний и запоров! На этой стадии возможна быстрая (за две-три недели) потеря не жира, а «транзитного веса», т. е. пищи и воды в процессе переваривания и усвоения, и содержимого толстого кишечника. Этот транзитный вес может составлять от 5 до 10 кг, и он теряется вместе со стулом за счет изменения композиции и количества пищи. Собственно этим «трюком» и пользуются практически все диеты, которые обещают быстрое похудение за несколько недель. Этот процесс очень подробно описан в главе *Atkins goes to South Beach* моей книги *Fiber Menace*[1] на английском языке.
- *Изменение стиля питания.* Похудеть «на сытый желудок» можно только исключив углеводы. Пищевые белки и незаменимые (животного происхождения) жиры в резонных количествах (от 1 до 1,5 *г* на 1 *кг* веса в день) не играют существенной роли в этиологии ожирения, так как в основном используются на пластические нужды организма.

---

[1] *Fiber Menace* by K.Monastyrsky. Ageless Press, New York, 2005.

Однозначно, избыток овощных и процессированных (маргарин) жиров способствует ожирению.

- *Стабилизация уровня глюкозы в крови* – приятное побочное явление функционального стиля питания. Нестабильный уровень глюкозы – одна из основных причин болезненного чувства голода, хронической усталости и бесконтрольного аппетита – «святой троицы» ожирения.
- *Устранение гиперинсулинемии.* «Разрядка жировых батарей», т. е. липолиз, невозможна при повышенной секреции инсулина. Ликвидация гиперинсулинемии и последующее похудение влекут за собой целый ряд не менее приятных «побочных явлений» – нормализацию давления, улучшение общего состояния, сна, потенции, настроения и т. п.
- *Сокращение лекарств под наблюдением врача.* Продемонстрируйте вашему врачу хорошие анализы, и он/она с радостью уменьшат или исключат многие (если не все) лекарства, особенно сахаропонижающие, которые одновременно стимулируют аппетит (за счет гипогликемического эффекта) и стимулируют печень утилизировать глюкозу в крови в подкожный жир.
- Собственно *потеря веса*, от 1 до 3 *кг* в месяц, начнется после устранения последствий нарушений углеводного обмена и перехода на ограничительную диету. Такое целенаправленное похудение эффективно из соображений и косметических, и физиологических и, самое главное, не грозит возвращением потерянного веса, как это происходит после ограничительных диет.

В моей программе «*Семь шагов к идеальному весу*», обучение которой проводится на семинарах с идентичным названием, этапы похудения близки по смыслу и содержанию этапам, описанным выше.

Не забывайте, что на степень и скорость потери жира влияют самые разные, порой неожиданные факторы:

- *Возраст*. Чем вы старше, тем больше необходимо времени, чтобы похудеть, по очевидным причинам.
- *Пол*. Как правило, мужчины худеют быстрее женщин, тоже по достаточно очевидным эволюционным, анатомическим и физиологическим причинам.
- *Рост*. Высокие люди худеют намного быстрее, чем низкие: чем выше рост, тем интенсивнее работают сердце и легкие, чтобы обеспечить периферийные органы богатой кислородом кровью, и, следовательно, тем больше расходуется энергии при прочих равных условиях.
- Мужчины и женщины с легко возбудимой нервной системой и на интеллектуально насыщенной работе худеют быстро, практически с момента перехода на функциональное питание.

- Женщины после климакса, а также принимающие противозачаточные средства или с удаленными яичниками теряют вес гораздо медленнее. Лекарства от сахарного диабета, в том числе инсулин, препятствуют похудению.
- Похудение происходит эффективнее летом и зимой, чем весной и осенью. Летом – потому что охлаждение организма (за счет пота) требует значительных энергоресурсов, зимой – потому что обогрев организма тоже требует дополнительной энергии. К сожалению, холод сильно стимулирует аппетит, поэтому многие зимой поправляются, а не худеют. Здесь имеется в виду, что вы не будете зимой увеличивать объем пищи.
- В семьях, где все члены семьи перешли на функциональный (низкоуглеводный) стиль питания, процесс похудения проходит быстрее, чем в семьях, которые пытаются совместить несовместимое. Чем меньше искушений, особенно дома, тем проще переходный период.
- Пищевые добавки профессионального качества играют ключевую роль в реабилитации желудочно-кишечного тракта, стабилизации гиперинсулинемии и устранении функциональных (обратимых) причин вторичного ожирения.
- Как это ни парадоксально, интенсивные физические упражнения замедляют процесс, так как в период восстановления после физической нагрузки организм сориентирован на накопление веса для следующей сессии (это касается уже полных людей, а не подтянутых спортсменов). Регулярные длительные прогулки ускоренным шагом, лыжи, настольный теннис, бег трусцой, йога, дыхательные упражнения ускоряют процесс похудения.
- Напряженная интеллектуальная деятельность требует от центральной нервной системы немалых ресурсов. Эта разница заметна на ученых (обычно, худые) и администраторах (часто, полные).
- Как это ни парадоксально, чем больше вы спите, тем лучше худеете. У этого парадокса есть три резона: во-первых, чем больше вы спите, тем меньше вы едите; во-вторых, во время долгого расслабленного сна повышается теплообмен и возрастает расход энергии; в-третьих, длительный сон позволяет использовать весь накопленный в печени гликоген и перейти на «сжигание» жиров, т. е. липолиз.

Теперь давайте более подробно познакомимся с каждым из шести этапов похудения.

РЕАБИЛИТАЦИЯ ЖЕЛУДОЧНО-КИШЕЧНОГО ТРАКТА

Как уже отмечалось, у большинства наших современников толстый кишечник буквально с пеленок страдает от хронического *дисбактериоза* (недостатка или отсутствия «хорошей» микрофлоры в кишечнике) из-за пищевых отравлений, слабительных, тяжелых металлов в воде и стоматологических материалах, пестицидов, красителей и гербицидов в продуктах питания, антибактериальных лекарств (антибиотиков), широко используемых для лечения рутинных инфекций, и, наконец, из-за частых промываний и «очищений» кишечника.

Насколько это серьезно? Очень: при дисбактериозе нарушается усвоение питательных веществ из переваренной пищи, не синтезируется ряд витаминов (группы В и К), нарушается образование стула, что влечет за собой и поносы, и запоры, часто хронические, и нарушается фагоцитоз – иммунная реакция на инородные микроорганизмы.

И *дисбактериоз,* и *фагоцитоз* были описаны Ильей Ильичом Мечниковым в работе «*Невосприимчивость в инфекционных болезнях*», за которую он (совместно с П. Эрлихом) получил Нобелевскую премию… аж в 1908 году. Интересно отметить, что болезнь «дисбактериоз» в американских терапевтических справочниках конца XX – начала XXI века вообще не упоминается. З-А-Б-Ы-Л-И! То, что было *Made in Russia* еще при царе Горохе, в США уже (или пока еще) не *канает*… К черту Нобеля с его динамитом, раз не открыто «нашими».

Взрыву «популярности» рака толстого кишечника (colorectal cancer) в западных странах мы должны быть обязаны хроническому, с пеленок, дисбактериозу и стилю питания, богатому нерастворимой клетчаткой. Ежегодно рак прямой кишки диагностируется более чем у 150 тысяч американцев: треть из них умрет в течение года, все без исключения будут прооперированы, облучены и обречены на раннюю, примерно в течение пяти лет, смерть. Рак толстого кишечника стал второй лидирующей причиной смертности в США!

Почему? Если у человека на физиологическом (функциональном) питании образуется примерно 100–150 *г* фекальных масс в день, то на «здоровом» американском – в четыре-пять раз больше, около 0,5 кг. Можете себе представить, что происходит с органом, который «трудится» в пять раз больше, чем его «расчетная мощность» – конечно же, он быстрее С-Н-А-Ш-И-В-А-Е-Т-С-Я!!! Отсюда полипы, геморрой, грыжи, дивертикулы, рак, и не только. Эволюция адаптировала органы абсорбции (желудок и тонкий кишечник) и выделения (толстый кишечник) в основном к пище, способной перевариваться «без остатка». В стуле здорового человека переваренная пища составляет менее 10%, а остальной объем приходится на симбиотические бактерии (30%), отмершие клетки, кровь и желчь (30%), невостребованные жиры и воду (25%–30%). В стуле же «здоровых» американцев пища (в основном, не переваренная до конца клетчатка) составляет примерно 80%.

Небезызвестная диета д-ра Аткинса для большинства последователей завершается провалом из-за элементарных запоров. Кишечник, который привык ежедневно эвакуировать полкило (0,5 кг) отходов за счет гравитации, потуг или слабительных, давно отвык выводить 100 граммов за счет нормальной рефлекторной перистальтики и ждет пока накопятся эти полкило. А без бактерий в кишечнике и без минералов в питьевой воде содержимое толстого кишечника за несколько дней ожидания увеличивается в размерах, высыхает и уплотняется… со всеми не вытекающими оттуда «последствиями».

На д-ра Аткинса даже трудно обижаться – дисбактериоз и запоры в медицинских школах США глубоко «не проходят» из-за того, что это дело «не серьезное». Сомневаетесь? Вот точка зрения американских врачей-гастроэнтерологов:

«Хотя запоры могут вас очень сильно беспокоить, это состояние обычно не серьезное. Правда, они могут быть единственным заметным симптомом более серьезной болезни, такой как рак»[1].

– *Что вы говорите!.. Не серьезное? Только рак… Спасибо, доктора хорошие, успокоили!*

Поверьте, это не шутка. Загляните на Интернет и прочитайте сами. Неудивительно, почему около трети американцев старше 40 лет страдают от хронических запоров, а мне пришлось посвятить две книги тому, как устранить этот неаппетитный недуг[2].

Дисбактериоз и *запоры* – только верхушка айсберга. Похудению должны предшествовать нормализация других важных функций желудка и кишечника: восстановление адекватной кислотности и полноценной ферментативной деятельности, избавление от паразитов и патогенных инфекций, отказ от слабительных и, наконец, устранение лекарств, которые так или иначе подавляют нормальное пищеварение.

ИЗМЕНЕНИЕ СТИЛЯ ПИТАНИЯ

Функциональное питание позволяет устранить или значительно уменьшить углеводный компонент вашего рациона без драконовского ограничения объема пищи (то, что я называю «*на сытый желудок*») и последовательно восстановить естественные биологические функции организма, пострадавшие из-за дефицита незаменимых жиров, белков, ферментов, витаминов, минералов и микроэлементов.

Переход с одного стиля питания на другой должен быть постепенным и по причинам, описанным выше, и из-за наркотического действия уг-

---

[1] American Gastroenterological Association; *http://www.gastro.org/constipation.html*

[2] Подробнее о взаимосвязи клетчатки, дисбактериоза и запоров и о других аспектах реабилитации желудочно-кишечного тракта – в книгах «*Функциональное питание*» на русском языке и «*Fiber Menace*» на английском.

леводов на центральную нервную систему, и из-за эффекта гипогликемии на организм (низкого сахара и связанного с этим риска).

Более подробные рекомендации по переходной и ограничительным диетам вы найдете в главе VI *«Лечимся» функциональным питанием от диабета и полноты*.

СТАБИЛИЗАЦИЯ УРОВНЯ ГЛЮКОЗЫ В КРОВИ

При сокращении углеводов в диете очень важно стабилизировать уровень сахара в крови (это касается как высокого, так и низкого сахара). При высоком уровне глюкозы не только не происходит *липолиз* – использование подкожного жира для энергетических нужд организма, – но и накапливается новый жир.

При низком уровне глюкозы в крови (гипогликемии) недостаточно энергии для нормальной жизнедеятельности и трудно поломать цикл зависимости от углеводов по тем же причинам, по каким трудно избавиться от курения из-за привыкания к никотину.

Независимо от уровня глюкозы (высокий или низкий), необходимо постепенно уменьшать количество углеводов в питании и принимать пищевые добавки. Для начала целесообразно исключить самые нежелательные продукты (перечисляю в приоритетном порядке)[1]:

- Продукты, содержащие простые углеводы, которые не требуют переваривания, не являются необходимыми и не имеют никакой питательной ценности: варенье, мед, конфеты, сладкие напитки, соки, богатые глюкозой фрукты (виноград, манго), мороженое и т. п.
- Продукты с высокой концентрацией сложных углеводов, нерастворимой клетчатки и клейковины, которые также не являются необходимыми, не имеют питательной ценности и, кроме того, компрометируют пищеварение: каши из злаковых (овсяная, манная, пшенная и т. п.), хлебобулочные и макаронные изделия, пицца, печенье, сдоба, торты и т. п.
- Все без исключения тропические фрукты, соки и несезонные фрукты, ягоды и бахчевые. Не забывайте, всего пять яблок среднего размера содержат больше углеводов, чем необходимо взрослому активному человеку на весь день, – 105 *г*, что эквивалентно семи (!) столовым ложкам сахара (в одной столовой ложке – 15 *г* сахара). Одно дело, когда мы сначала собирали и только затем ели ягоды и фрукты в короткий сезон, другое – когда они доступны за гроши с любого прилавка круглый год.
- Овощи, богатые углеводами, особенно крахмалом – картофель и свекла в первую очередь. Две среднего размера печеных картофелины

[1] В книге «Функциональное питание» приведены таблицы содержания углеводов в основных продуктах питания.

содержат более 100 *г* углеводов, эквивалент семи столовых ложек сахара.

- Зерновые, богатые углеводами, такие как хлеб, сдоба, лапша, макароны, каши (cereals), кондитерские изделия и т. п.

Еще раз повторяю: ни один из перечисленных выше продуктов не является ни необходимым, ни невозместимым, не содержит незаменимые белки, жиры, витамины и минералы в существенных количествах. По мере постепенного (самые вредные – в первую очередь) исключения этих продуктов из вашего холодильника, вашего буфета, вашей сумки, вашего стола и ваших рта, желудка и кишечника, у вас будет снижаться и стабилизироваться уровень глюкозы в крови с минимальным риском гипогликемии и максимальной пользой для похудения.

Не забывайте также, что если вы принимаете лекарства от высокого «сахара» в крови и стабилизируете их сильный эффект «сахаром» в пище, то сокращение углеводов в вашем рационе должно сопровождаться согласованным с вашим врачом сокращением доз лекарств, чтобы не подвергать себя риску гипогликемической комы (обморока от низкого «сахара»).

УСТРАНЕНИЕ ГИПЕРИНСУЛИНЕМИИ

Гиперинсулинемия характеризуется хронически высоким уровнем инсулина в крови, производимого поджелудочной железой или получаемого по рецепту врача. На ранних стадиях сахарного диабета II типа высокий уровень инсулина обуславливается углеводами в питании, а на более поздних еще и инсулинрезистенцией – патологическим нарушением метаболизма глюкозы на клеточном и эндокринном уровнях. Для диабета I типа характерна прогрессирующая инсулинрезистенция к терапевтическому инсулину. Позволю себе повторить, что и гиперинсулинемия, и инсулинрезистенция усугубляются доминирующими в США методологиями лечения сахарного диабета, которые полагаются на систематическое увеличение доз сахаропонижающих лекарств и, параллельно, углеводов, балансирующих действие лекарств.

К чему бороться? Как вы уже знаете, липолиз – процесс «сжигания» подкожного жира или, проще, «разрядка батарей» – тормозится высоким уровнем инсулина, что определенно не способствует похудению. Небезынтересно отметить, что в такой ситуации даже на функциональном питании, без йоты углеводов, организм черпает глюкозу из пищевых белков за счет биохимического процесса, который называется глюконеогенез. Согласитесь, использование собственных мышечных тканей (muscle wasting) вместо подкожного жира для синтеза глюкозы – процесс нежелательный.

Как же устранить избыток инсулина? Это вопрос времени. По мере перехода на функциональное, т. е. низкоуглеводное, питание с минимальным количеством пищевых углеводов, уровень инсулина будет снижаться и из-за близкой к норме концентрации глюкозы в крови, и из-за постепенного избавления от выработанной годами безусловной секреции инсулина в ответ на любой прием пищи.

СОКРАЩЕНИЕ ЛЕКАРСТВ ПОД НАБЛЮДЕНИЕМ ВРАЧА

Не прекращайте прием лекарств без консультации с врачом. Безобидных лекарств нет, не было и не будет. Многие современные лекарства, особенно от диабета, стимулируют конверсию избыточной глюкозы в крови в подкожный жир, а системные лекарства от болезней сердца и сосудов тормозят деятельность организма (и метаболизм), чтобы снять нагрузку с сердца. При такой комбинации лекарств и на «здоровой» диете (каши, фрукты, овощи) – «заторможенные» больные полнеют еще быстрее.

Для добросовестного врача нет большого удовлетворения, чем наблюдать полностью выздоровевших (т. е. без лекарств) пациентов. Желаю вам и вашему врачу успеха на этом поприще!

Еще раз напоминаю – реальное похудение невозможно без *устранения последствий нарушений углеводного обмена.* А дальше – совсем просто. Питайтесь функционально и худейте на здоровье!

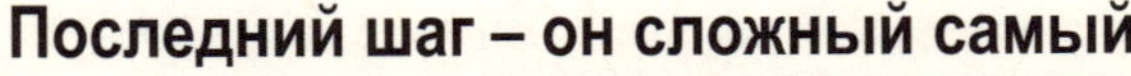

Последний шаг – он сложный самый

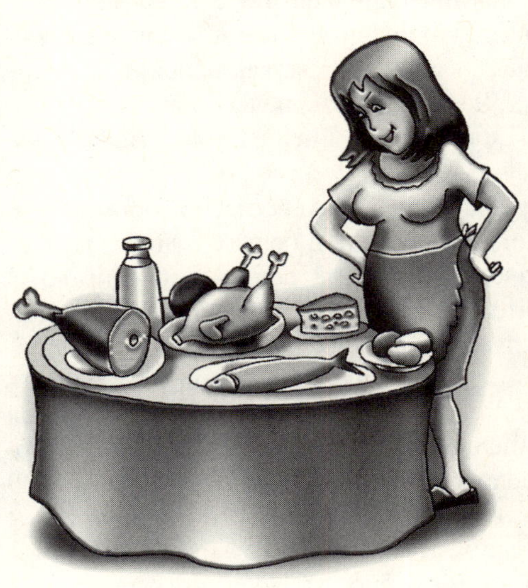

Хорошо, вы выполнили все предписания выше, чувствуете себя отлично, а воз – и ныне там, т. е. вы все еще не можете надеть ваше свадебное платье или костюм. Аксиома из области бизнеса – *последние 20% усилий для достижения цели требуют 80% времени* – точь-в-точь соответствует процессу «функционального похудения». Но, допустим, вы не хотите ждать и хотите ускорить процесс.

Что ж, сгонять жиры так сгонять! Какова цель – таковы и средства. Только не забудьте вовремя остановиться и не начинайте худеть, не восстановившись.

Имейте в виду, если вы пропустили прием пищи и у вас болит голова, значит вы еще не готовы. Головная боль – следствие высокого уровня инсулина (гиперинсулинемии), и ваш организм еще не может быстро переключаться на липолиз, так как инсулин угнетает липолиз. Ну а если голова – не болит, поехали!

- *Липолиз.* Организм в углеводах из пищи не нуждается. Полное устранение углеводов способствует непрерывному липолизу. Чтобы не прерывать этот процесс, исключите даже овощи с низким содержанием углеводов, такие как помидоры, огурцы, баклажаны, салаты, капуста и другие.
- *Алкоголь.* Алкогольные напитки не только стимулируют аппетит, но еще и содержат углеводы в избытке, как, к примеру, вина, ликеры и пиво, а большая часть этилового спирта метаболизируется в подкожный жир. Алкоголь во время похудения абсолютно неприемлем.
- *Продукты.* Используйте продукты низкой плотности, которые требуют минимального жевания, легко перевариваются и быстро усваиваются. Какие это продукты? Тушеное мясо, бульоны, йогурт, простокваша, кефир, молодые сыры и т. п.
- *Белки.* Минимальная физиологическая потребность организма в белках – 0,8 *г* на 1 *кг* веса, при условии, что половина этого количества – незаменимые аминокислоты, получаемые из мяса. Это соответствует

56 *г* белка на 70 *кг* веса, или 230 *г* мяса (80% мяса – вода). Детям, пожилым, беременным и физически активным людям необходимо от 1,2 до 1,5 *г/кг*. Рассчитайте минимальное необходимое вам количество белков, чтобы обеспечить пластические и физиологические нужды организма. Конечно же, речь идет о значительном сокращении порций. Имейте в виду, чем меньше вы едите, тем, как правило, меньше хочется на следующий день. Для страховки: целесообразно принимать жидкие аминокислоты (Liquid Amino Fuel, фирма Twinlab[1], или аналоги).

- *Жиры.* Физиологическая потребность в жирах, согласно составу грудного молока, вдвое превышает потребность в белках – до 2 *г* на 1 *кг* веса. Детям, пожилым и физически активным людям необходимо от 3 до 5 *г* на 1 *кг* веса. Рассчитайте минимальное необходимое вам количество насыщенных жиров для поддержания пластических нужд организма, особенно кишечника. Избыток жиров будет препятствовать липолизу. Недостаток – создавать проблемы. На этом этапе – чтобы не хрустели суставы, не скрипели мозги, не тарахтело сердце, не сохли кишки и не протухали половые гормоны – употребляйте от 100 до 120 *г* сливочного масла в день. Бóльшая часть этих жиров будет использована на пластические нужды организма.
- *Вода.* Старайтесь пить только по потребности. Вода стимулирует все процессы пищеварения. Стремитесь к тому, чтобы, включая все продукты, вы употребляли не более 2 литров в день. Не допускайте обезвоживания (симптомы: слабость, ускоренный пульс, сухость во рту).
- *Режим.* Строго и неукоснительно соблюдайте режим питания как в выходные, так и в рабочие дни, чтобы (а) не сорваться, (б) не повредить желудок и кишечник.
- *Пищевые добавки.* Любая ограничительная диета сокращает поступление не только белков, жиров и углеводов, но и минералов, микроэлементов и витаминов. Чтобы совсем не обесточить иммунную систему и организм, обязательно принимайте качественные поливитамины и жидкий рыбий жир (liquid cod liver oil[2]).
- *Сон.* Много спите. Чем дольше вы спите, тем меньше хочется есть, и тем активнее липолиз и эффективнее похудение. Почему? Через 5-7 часов после последней еды заканчивается «внешнее топливо», и организм переходит на внутреннее, т. е. на ваш подкожный жир, плюс во сне, как правило, выше теплообмен и, соответственно, потребление глюкозы.
- *Интенсивные физические нагрузки.* Любого рода интенсивные физические нагрузки стимулируют аппетит. Самое практичное – долгие, размеренные прогулки с акцентом на глубоком дыхании.

---

[1] Cod Liver Oil Liquid (Plain, Mint or Cherry-flavored); www.twinlab.com

[2] Подробнее об этом в книге «Функциональное питание» в разделе «*Чем больше трескú – тем меньше трéска*».

- *Стресс, интенсивная умственная деятельность.* Самые действенные средства для интенсивной потери веса. Напоминаю: глюкоза – топливо центральной нервной системы. Чем активнее ваша ЦНС – тем активнее липолиз. Если вы не прошли рекомендуемую мною длительную подготовку, стресс и большие умственные нагрузки могут спровоцировать гипогликемию с полным спектром проблем – от сильного голода до потери сознания. Если ваша жизнь чем-то напоминает «мыльную оперу», всегда имейте при себе таблетки с глюкозой[1].
- *Секс.* Полезен во всех отношениях, особенно для потери веса: снимает стресс, стимулирует ЦНС и сонливость и не повышает аппетит. Если вы не будете следовать моему совету есть сливочное масло и принимать рыбий жир (незаменимые жиры необходимы для синтеза половых гормонов), вам вряд ли поможет этот пункт.
- *Семейные обязательства.* Если вы готовите еду и накрываете на стол для мужа и детей, на этот период наймите в помощь соседку, которая готовит лучше вас (чтобы домашние не ворчали). Понятно, быть в окружении еды и не есть – не только трудно, но и вредно (вид и запах еды стимулируют секрецию желудочно-кишечных соков; без еды возможны острый гастрит и язва).
- *Запоры.* Если вы выполнили все мои предписания и тщательно подготовились к этому этапу, запоров у вас не будет. Однако помните, что объем остатков пищи в вашем кишечнике уменьшится с 10% аж до 5%. Если будут – следуйте рекомендациям в соответствующих разделах.

РЕКОМЕНДАЦИИ НА «ЗАКУСКУ»

Человек отличается от животного именно тем, что у него есть выбор. Воспользуйтесь этим уникальным Божьим даром, и здоровье… улыбнется вам! И последнее:

- *Эгоизм*, т. е. безмерная *любовь к себе*, а не к счету в банке, недвижимости, автомобилю и т. п. – основа абсолютного здоровья и долголетия. Пока еще ни один миллионер не пережил ни банк, ни свой «дворец», ни «Мерседес». Помните: лучше быть бедным и здоровым, чем богатым и больным, а заработать (и проесть) никогда не поздно...
- *Реализм* – то, что «приобреталось» полжизни не теряется за полгода. Как по мне, так лучше год-другой худеть, чем ждать чуда до последнего вздоха.

---

[1] См. главу III «*Сахарный диабет*».

- Не пытайтесь выучить, что *можно* есть, а стремитесь понять и запомнить – что *нельзя*! Тогда ваш выбор будет всегда проще и шире.
- Дети имитируют родителей и не терпят двойной морали. Если у вас полный или больной ребенок, он не похудеет и не выздоровеет до тех пор, пока семья живет по принципу: «*Что позволено Юпитеру, не позволено быку*».
- Вопрос, *почему она ест все подряд и не полнеет* – правомочен, но бессмысленен. Придет и ее время… а вы пока – думайте о себе.
- *Константин, я уже пробовала по Аткинсу, но не получилось.* – Не сокрушайтесь. Доктор Аткинс унес в мир иной лишний вес, превышающий норму на 55 кг… Видите, у него тоже не получилось.
- *Константин, я не согласна!..* – Прекрасно, напишите собственную книгу и докажите на своем примере.
- Раз-другой сорвались? Ничего страшного, я тоже иногда срываюсь (позволяю себе). Лучше раз-другой сглупить, чем спятить.

И наконец, будьте всегда здоровы и довольны собой! Не забывайте – не вес определяет человека, а человек – вес!

☙ ❖ ❧

Спешка плоха уже тем, что отнимает очень много времени.

Гилберт Честертон

Глава VI

«ЛЕЧЕНИЕ» ФУНКЦИОНАЛЬНЫМ ПИТАНИЕМ

А что же *мне* есть?

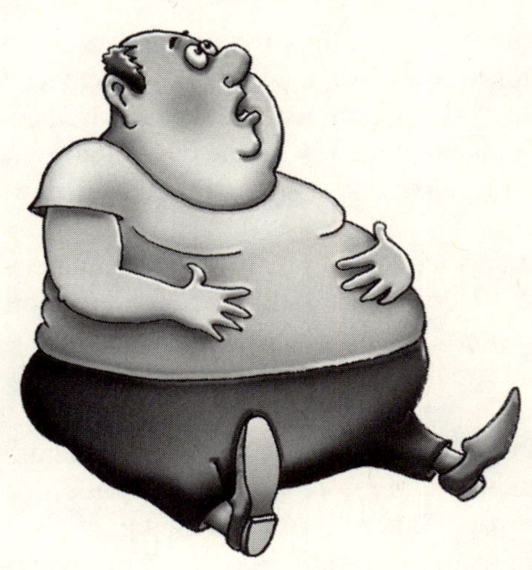

Эта книга больше о том, что *не есть*, чем о том – что *есть*. И не о том, что *делать*, а о том – что *не делать*. Обширная библиография из разряда «*Как жить*…», «*Кем быть*…» и «*Что есть*…», судя по количеству болезней и больных, согласитесь, не помогает. Поэтому я выбрал другой путь, и вот почему:

Во-первых, мои шансы убедить вас, *что делать*, сравнимы с моим шансом стать космонавтом. Почему? Да потому что мы не в состоянии убедить даже собственных детей делать то, что мы хотим. Согласитесь, надо быть ненормальным, чтобы пытаться в чем-то убедить или переубедить уже сложившихся взрослых людей. Поэтому я – *объясняю*, а вы – делаете ваш *выбор*, т. е. убеждаете себя сами, полагаясь на информацию в моих книгах, здравый смысл, ваше состояние и результаты.

Во-вторых, мои книги читают молодые и пожилые, худые и полные, мужчины и женщины, работающие и пенсионеры, больные и здоровые, вегетарианцы и мясоеды; и русские, и украинцы, и евреи, и армяне, и грузины; и католики, и православные, и иудеи; и богатые, и бедные; и в России, и в США, и в Израиле, и еще бог знает кто, где, когда и почему…

Привычки, возможности, потребности и навыки каждой из этих групп и подгрупп отличаются друг от друга, как лето от зимы. Поэтому-то я и описываю *принципы*, а вы, полагаясь на эти принципы, всегда будете знать, *что делать*, исходя из ваших обстоятельств.

В-третьих, как я уже не раз говорил, несмотря на наши бессчетные внешние различия, внутри мы практически одинаковы: генетическая разница между мной, вами и папуасом из Новой Гвинеи – где-то около одной десятой (0,1%) процента, т. е. практически никакая. Вот почему вредить себе можно по-разному, а беречь себя – мы все должны одинаково. Поэтому *что* и *как делать* – решайте сами, *что* и *как не делать* – узнайте из моих книг. Что это означает:

- Эта книга не описывает детальные диеты и меню, а только дает примеры, так как каждый сам решает, что ему есть в меру его материальных и кулинарных возможностей, потребностей, образа жизни, этнической и религиозной принадлежности. Возьмись я по дурости рекомендовать «универсальную диету», никому не угодишь – кто-то не ест свинину (евреи), кто-то говядину (индусы), кто-то мясо по пятницам (католики)… Главное, чтобы вы знали, что *нельзя* есть и самое важное – *почему*.
- Эта книга дает *общие* рекомендации по питанию, так как невозможно учесть все индивидуальные нужды и мужчин, и женщин, и молодых, и пожилых, и больных, и здоровых. Зато, если вы знаете, *что* и *почему* нужно вам, вашим детям и вашим близким, у вас не будет никаких проблем подобрать оптимальный *для вас* стиль функционального питания.
- И наконец, эта книга написана для интеллигентного и думающего читателя. «Питание для идиотов» (Nutrition for dummies) – это не мой жанр. Если вам после первого прочтения что-то непонятно – пожалуйста, поработайте над текстом и попытайтесь разобраться.

В-четвертых, функциональный стиль питания – обязательное условие полного или значительного устранения синдрома сахарного диабета и физиологически естественного (без «голодных» диет) похудения.

К сожалению, переход на функциональное питание зачастую осложняется ферментативной недостаточность, несварением, хроническим гастритом и запорами – неизбежным наследством «здорового» питания, богатого простыми и сложными углеводами и нерастворимой клетчаткой. А вот это уже информация из моей «оперы». Поэтому давайте разберемся, *почему* это происходит и *что* необходимо делать, чтобы ваш переход на функциональное питание был приятным и беззаботным.

Несварение и ферментативная недостаточность

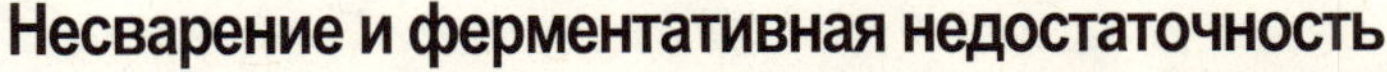

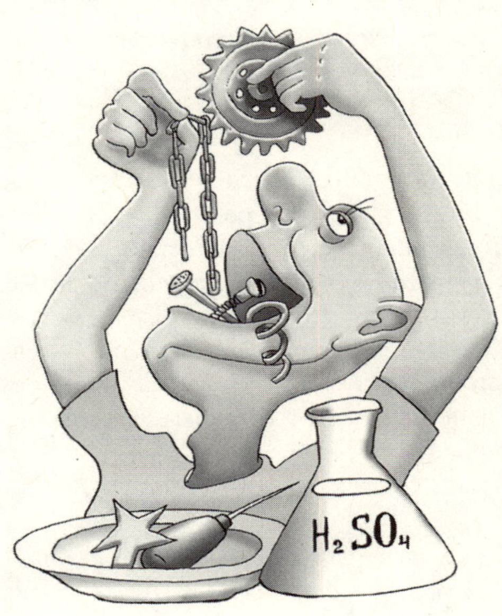

Ключевые функции питания – переваривание и усвоение пищи. Если пища не переваривается и не усваивается в полном объеме – ключевые функции питания не выполняются до конца, и возникает ряд сиюминутных и отдаленных проблем.

Дисфункциональное питание характеризуется неполным перевариванием и усвоением пищи. Поэтому цель *функционального* питания – полное переваривание и усвоение. Почему?

Во-первых, потому, что организм, который не добирает необходимые ему питательные элементы, быстро стареет. Старение начинается с дегенерации эндокринной системы, которая, собственно, и руководит метаболизмом (обменом) белков, жиров и углеводов.

Во-вторых, чем хуже усвоение, тем сильнее чувство голода, тем выше аппетит и тем больше необходимо еды для выполнения одних и тех же пластических и энергетических функций. Иными словами, чем лучше переваривание и усвоение, тем меньше необходимо пищи, чем хуже – тем больше. Понятно, *меньше пищи* с той же отдачей намного лучше, чем *больше пищи*, не только в смысле талии, но и нагрузки на органы пищеварения, которые, как и все в жизни, изнашиваются пропорционально нагрузке, а не возрасту.

В-третьих, потому, что с непереваренной пищей в организме происходят два процесса, которые, в полном смысле этих слов, мы немедленно чувствуем на собственной шкуре, точнее – *внутри шкуры.* Первый такой нежелательный процесс – *брожение углеводов* в тонком и толстом кишечнике[1]:

---

[1] Малая медицинская энциклопедия (ММЭ). В 6 тт., РАМН, Интернет-издание; *www.rubricon.ru/mme_1.asp*

«*БРОЖЕНИЕ – ферментативный энергообразующий окислительно-восстановительный процесс, протекающий без участия молекулярного кислорода. […] Субстратами [питательной средой для.* – К.М.*] брожения являются, как правило, углеводы. […] Продуктами брожения бывают спирты, органические кислоты, ацетон и другие органические вещества, а также углекислый газ, молекулярный водород и др.*».

Как вы, надеюсь, сразу догадались, вспучивание живота вскоре после еды – именно и есть результат *брожения* непереваренных углеводов в тонком и толстом кишечнике. Ну а «спирты, органические кислоты, ацетон и другие органические вещества» влияют на организм так же, как плохо очищенный самогон, тоже продукт брожения углеводов. Не зря ведь гурманы гоняются за самой «чистой» водкой – чтобы не болела голова и не было похмелья (результат отравления). Нет *углеводов* – нет *брожения*, нет *брожения* – нет «винодельческого» *производства* в вашем кишечнике и нет *дискомфорта*.

Второй такой нежелательный процесс – *гниение*[1]:

«*ГНИЕНИЕ – процесс разрушения органических азотсодержащих соединений, главным образом белковых веществ, под действием микробных ферментов; составляет один из важных этапов в круговороте веществ в природе. При гниении мяса и рыбы образуются птомаины (кадаверин, нейрин, холин и др.), обладающие токсическими свойствами. […] В организме человека процесс гниения происходит в основном в толстой кишке, где существуют оптимальные условия для жизнедеятельности гнилостных бактерий, образовавшиеся при гнилостном распаде белка в кишечнике, с кровью попадают в печень, где происходит их обезвреживание*».

Непереваренные белки (рыба, птица и мясо) – гниют. В результате гниения (кроме всего прочего) образуется газообразный аммиак, поэтому гниение называют также аммонификацией. Более прозаическое название *кадаверина* – трупный яд.

При таком раскладе понятно, почему *гниение* оказывает на организм куда более ощутимый эффект, чем *брожение*. Поэтому же, по мере нарушения переваривания и усвоения пищи, люди все больше и больше отдают предпочтение углеводам, а не белкам. А дальше – замкнутый круг: чем меньше белков, тем хуже переваривание и усвоение, потому что пищеварительные ферменты – тоже белки. Кстати, инсулин – это тоже белок. Легко представить, как действует на поджелудочную железу

---

[1] Малая медицинская энциклопедия (ММЭ). В 6 тт., РАМН, Интернет-издание; *www.rubricon.ru/mme_1.asp*.

комбинация *много углеводов* и *мало белков*: инсулина требуется много, а произвести его не из чего. В контексте того, что мы узнали, теперь вам, надеюсь, понятно, почему утверждение:

- *У меня изжога и/или отрыжка* – означает, что у вас несварение смешанной пищи из-за плохого пережевывания, ферментативной недостаточности и пониженной кислотности (да, да – это не ошибка, именно *пониженной*). Избыток жидкости в желудке, накапливаемый в результате несварения, приводят к попаданию содержимого желудка в пищевод, слизистая которого не защищена от повреждения даже при низкой концентрации кислоты и желудочных ферментов. Проникновение содержимого желудка в пищевод происходит во время глотания, когда открывается сфинктер, отделяющий желудок от пищевода.
- У меня после еды тяжесть в желудке, боль в области солнечного сплетения, ощущение комка в горле – означает, что у вас хронический гастрит из-за постоянного несварения.
- *Меня тошнит сразу после еды* – означает, что у вас обострение хронического гастрита, возможно, язвенная болезнь, которые развиваются в результате постоянного несварения.
- *Я не могу есть мясо* – означает, что у вас, из-за несварения белков в желудке, начинается гниение белков в кишечнике.
- *Меня мучают газы* – означает, что у вас, из-за несварения углеводов в тонком кишечнике, начинается естественное брожение в толстом кишечнике.
- *У меня хронические поносы* – означает, что из-за брожения, гниения и нарушения баланса микрофлоры у вас преждевременно «эвакуируется» токсичное содержимое толстого кишечника, по тем же резонам, по которым вы выплевываете случайный глоток какой-нибудь гадости.
- *У меня хронические запоры* – означает, что в кишечнике из-за нарушения баланса микрофлоры, недостаточности минеральных солей и избытка непереваренных компонентов пищи меняется естественный состав экскрементов, со всеми не выходящими оттуда последствиями.
- *У меня нет сил, я быстро старею, у меня болит печень, у меня.., у меня.., у меня...* – означает, что в вашем организме протекают патологические процессы пищеварения, и вы «на собственной шкуре» наблюдаете последствия вашего стиля питания.

Полноценное пищеварение и усвоение белков в желудке абсолютно критично для перехода на функциональное питание, которое, как вы уже знаете, базируется преимущественно на белках и жирах и на минимальном количестве углеводов, чтобы устранить нарушения углеводного обмена. Давайте разберемся, как побороть эти «у меня…».

ГАСТРИТ – ОТ СЛОВА *ГАСТРОНОМ*

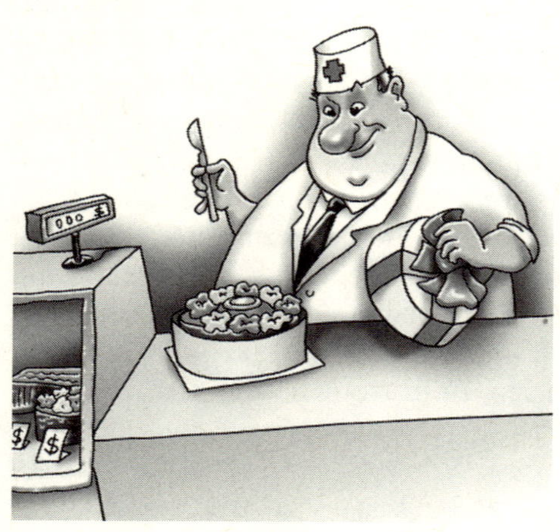

Гастрит (*gastritis* от греч. *gaster* – желудок + *-itis*) – термин, который подразумевает целый ряд функциональных или органических изменений слизистой оболочки желудка. Нет дыма без огня: гастриты – исключительно следствие стиля питания, образа жизни, воспитания, плохих привычек, медицинских ошибок, самолечения, голоданий (лечебных или случайных), несчастных случаев и других подобных факторов.

Желудки у молодых заметно выносливее, чем у пожилых, как, впрочем, и все остальные функции организма, за исключением, пожалуй, разума. Так как *хронический гастрит* часто развивается бессимптомно, к моменту его перехода в *острый*, с явно выраженными симптомами, в слизистой желудка происходят изменения, порой необратимые, со всеми пагубными последствиями и для пищеварения, и для здоровья, и для долголетия.

Поэтому гастрит – это серьезная болезнь, от которой, как от чумы, надо беречься смолоду. Если придерживаться сегодняшнего «здорового» стиля питания – это невозможно сделать ни практически, ни теоретически из-за полного несоответствия большинства рекомендаций врачей и диетологов физиологии желудка и других органов пищеварения человека.

Функциональное питание эффективно для предупреждения и реабилитации последствий гастрита именно потому, что функциональные продукты соответствуют основному назначению желудка – перевариванию белков животного происхождения. Нарушение этого правила неизбежно приводит к болезням желудка и кишечника, в том числе к гастриту.

Осталось только добавить, что ни дикие животные, ни наши чуть менее дикие предки не страдали от гастрита по той простой причине, что их выбор продуктов питания был обусловлен *эволюцией*, а не *гастрономом* за углом, а тем более не кошельком, политикой партии и правительства, мнением соседки или целым рядом других обстоятельств, которые не имеют ничего общего с физиологией пищеварения.

– *Неужели все могут так грубо ошибаться?* – спросите вы.

Увы, могут! Я сужу об этом не по собственному желудку, а по фактам, описанным в любом учебнике по физиологии, анатомии и гастроэнтерологии. Поэтому давайте обратимся за помощью к широкодоступному каноническому источнику, написанному на родном читателю языке, – *Малой медицинской энциклопедии*[1] (*ММЭ*). Одно дело, когда врач, диетолог, родственник или соседка утверждают, что Монастырский ошибается (мягко говоря), совсем другое, когда он/она огульно хулит пока еще авторитетную энциклопедию. Начнем с азов:

«*Основной функцией желудка является механическая и химическая обработка поступающей из ротовой полости пищи, формирование химуса и его эвакуация в двенадцатиперстную кишку. В желудке перевариваются главным образом белки*».

Белки – это мясо, птица, рыба. Ни жиры, ни углеводы в желудке не перевариваются. Известно, что жиры способствуют перевариванию белков, стимулируя секрецию желудочного сока и ферментов. Пока перевариваются белки, пища, богатая клетчаткой, накапливается в желудке и терпеливо ждет своей очереди в двенадцатиперстную кишку.

Чем хуже пищеварение белков, тем дольше ожидание – от шести-восьми часов в норме до 12-14 часов и даже дольше при неадекватном пищеварении. Такой долгий контакт мембраны желудка с его содержимым нарушает целостность слизистой оболочки желудка и влечет за собой воспалительные процессы (гастрит), изъязвления (язвенная болезнь), рубцевание и гибель желез, которые секретируют компоненты желудочного сока.

Во время ожидания начинается типичный при контакте углеводов с кислотой процесс – брожение с выделением углекислого газа и алкоголя, что приводит к отрыжке (высокое давление в полости желудка стимулирует раскрытие сфинктера пищевода) и выбросу содержимого желудка в пищевод (причина изжоги).

Даже когда переваривание белков завершается, нерастворимая клетчатка впитывает в себя все еще активный желудочный сок и в таком состоянии попадает в двенадцатиперстную кишку, где кислота и желудочные ферменты продолжают свою агрессивную деятельность. По этой простой причине язва более «уязвимой» двенадцатиперстной кишки – болезнь молодых, желудка – пожилых.

Чем дальше, тем интереснее:

«*Важнейшим условием пищеварения в желудке является секреция желудочного сока, основными компонентами которого являются соляная кислота, слизь и ферменты. Объем желудочного сока зави-*

---

[1] Здесь и далее: *ММЭ* – Малая медицинская энциклопедия. В 6 тт., РАМН, Интернет-издание; *www.rubricon.ru/mme_1.asp*.

сит от количества функционирующих железистых клеток и их состояния, а также от характера раздражителя. В среднем у человека при обычном пищевом рационе вырабатывается около 2 л желудочного сока в сутки. Натощак pH содержимого Ж. равна 6,0. На фоне стимуляции желудочной секреции pH понижается до 1,0–1,5 [увеличивается кислотность. – К.М.*], что в основном обусловлено секрецией соляной кислоты и в меньшей степени других кислот (угольной, молочной, масляной), имеющихся в желудочном соке. Соляная кислота разрушает волокнистые компоненты пищи, способствует максимальной активности желудочных пептидаз и обеспечивает бактерицидное свойство желудочного сока*».

Напрашиваются интересные выводы:

- Во-первых: чтобы выработать два литра желудочного сока и соляной кислоты (HCl), необходимо изрядное количество хлора, т. е. пищевой соли NaCl, и воды. Но не два литра – большая часть воды поступает из резервов организма и затем рециркулируется обратно в кровяное русло через желудок и кишечник.
- Во-вторых: оказывается, повышенная кислотность необходима не только для полноценного переваривания пищи, но еще и для защиты от патогенных бактерий. Получается, что когда мы «гасим» кислотность, будь то лекарствами по рецепту, будь то питьевой содой, будь то про помощи *Maalox*, *Rolaids*, *Mylanta*, *Pepto-Bismol*, *Alka-Seltzer*, мы не только нарушаем пищеварение, но еще и открываем ворота в наш организм бессчетному количеству бактерий из пищи[1].
- В-третьих: диагностический термин «повышенная кислотность» подразумевает не pH желудочного сока, а объем (количество) соляной кислоты, выделяемой за единицу времени (*мэкв/ч*, миллиэквивалент в час), по сравнению с так называемым *базальным* уровнем. Как вы, наверное, сами прекрасно понимаете, количество секретируемой соляной кислоты во многом зависит от времени дня, стиля питания, выбора пищи, количества соли и воды в диете, качества жевания и массы других факторов. Несомненно, «пониженная кислотность» куда хуже для желудка и пищеварения, чем «повышенная».

Теперь давайте разберемся с вопросом, что же, собственно, воспаляется. Вот как *ММЭ* описывает слизистую желудка:

«*Стенка* желудка, *как и всего пищеварительного тракта, состоит из 4 слоев – слизистой оболочки, подслизистой основы, мышечной и серозной оболочек. Наиболее сложное строение имеет слизистая*

---

[1] См. подробности в разделе *Изжога,* «Функциональное питание».

оболочка желудка. *[...] Обволакивая внутреннюю поверхность* желудка, *слизь защищает ее от повреждающего действия различных факторов, в первую очередь, желудочного сока. Покровный эпителий желудка быстро восстанавливается благодаря миграции молодых клеток из зоны перешейка желудочных желез*».

Из этого описания мы можем сделать два важных вывода:

- Во-первых, желудок нуждается в защите от самого себя – компоненты желудочного сока переваривают не только пищу, но и собственные стенки, если они не защищены слизистой.
- Во-вторых, желудок, как и следовало ожидать от такого важного органа, способен к регенерации и восстановлению слизистой до тех пор, пока не повреждены желудочные железы.

В контексте этой книги, нас интересует полностью предотвратимый и в некоторой степени устранимый *хронический гастрит*, которому часто предшествует и за которым часто следует *острый гастрит*. Острый гастрит – отчасти болезнь от беды (не повезло), отчасти – от еды.

В российской классификации описано четыре типа острого гастрита: *катаральный* (он же *простой* или *банальный*), *фибринозный*, *коррозивный* и *флегмонозный*. Из основных в американской – *острый эрозивный*, *хронический эрозивный*, *хронический неэрозивный*, *системный* (следствие болезней), *травматический* и *инфекционный*.

Параллели между русской и американской классификацией прослеживаются относительно легко, так как, по сути, желудки американцев мало чем отличаются от русских, разве что гораздо больнее.

Мне нравятся синонимы *катарального* гастрита – *простой* или *банальный*, т. е. возникающий исключительно по банальным (глупым, тривиальным) резонам. Кстати, раньше гастрит назывался *катаром желудка*, а само слово *катар* обозначает воспаление слизистой оболочки какого-либо органа, будь то желудок, будь то верхние дыхательные пути. Катар в переводе с греч. *katarrheo* значит «стекать, истекать», что, собственно, и происходит с воспаленной слизистой больного желудка. Вот что по этому поводу пишет *ММЭ*:

«*Катаральный гастрит развивается в результате острой кишечной инфекции (пищевая токсикоинфекция, сальмонеллез, эшерихиоз и др.); при употреблении раздражающих слизистую оболочку желудка продуктов (стручкового перца, горчицы, корицы, уксуса, этилового спирта и его суррогатов), некоторых лекарственных средств (салицилатов, атофана, бутадиона, препаратов наперстянки, фенацетина, эуфиллина и др.). Причиной заболевания может стать аллергическая реакция на пищевые продукты (например, яйца, некоторые сорта рыб, клубнику, цитрусовые, молоко и др.) или на лекарственные препараты (антибиотики, белковые гидролизаты и др.)»*.

До банального просто – пищевые инфекции из-за недоброкачественных продуктов, не в меру острая пища, алкоголь, лекарства, пищевые аллергии и опять лекарства. Предупреждение катарального гастрита, как и его возникновение, тоже до банального простое – личная гигиена, элементарные меры предосторожности в выборе продуктов и методов приготовления, исключение раздражающей пищи, алкоголя, аллергенов и устранение лекарств. Собственно, все то, чему посвящена эта книга.

Далее идут более экзотические виды гастритов, классификация которых базируется на их различном воздействии на слизистую желудка, – *фибриоз*, *коррозия* и *флегмоз*:

«Фибринозный гастрит возникает при таких инфекционных заболеваниях, как сепсис, скарлатина, корь, брюшной тиф, и характеризуется образованием на поверхности слизистой оболочки желудка фибринозных или фибринозно-гнойных пленок.
Коррозивный гастрит является следствием попадания в желудок высококонцентрированных растворов щелочей и кислот, а также радиоактивных веществ. Флегмонозный гастрит – диффузное гнойное воспаление стенки желудка, развивающееся в результате инфицирования при внедрении в нее инородного тела (рыбьей или куриной кости, иголки и др.), а также при общей стрептококковой или стафилококковой инфекции. Иногда возникает как осложнение язвы или распадающегося рака желудка».

Это, конечно же, *болезни от беды* (невезения), но и из этого можно извлечь несколько важных уроков:

- Большинство инфекционных болезней способствуют воспалению слизистой желудка. Соответственно, режим питания во время любой инфекционной болезни должен быть особенно щадящим и тщательно продуманным.
- Выбранная вами техника приготовления пищи, особенно рыбы и мяса, должна учитывать свойство костей наносить механические повреждения слизистой. Рассчитывать на осторожность ребенка во время еды так же целесообразно, как доверять лисе охранять курятник.
- Кухня и ванная – не место для хранения токсичных жидкостей (щелочей, кислот, фотохимикатов, перекиси водорода и т. п.). Уверяю вас, химики в лаборатории не пьют кислоту из колбы – несчастные случаи в основном происходят дома и в основном с детьми.

Все острые (acute) заболевания, в том числе острый гастрит, требуют немедленного вмешательства квалифицированных врачей в условиях стационара. Так как фокус этой книги – устранение *причины* болезни, а не «лечение», позвольте не вдаваться в подробности и сразу же перейти к более прозаическому *хроническому гастриту.* Читаем:

«*Хронический гастрит может развиться первично (экзогенный гастрит) или возникает вторично на фоне какой-либо патологии (эндогенный гастрит). Наиболее частой причиной гастрита является нерегулярное и неполноценное по составу питание, еда всухомятку, плохое пережевывание пищи, злоупотребление острой, горячей пищей, алкоголем. Определенное значение для развития заболевания имеют курение (так называемый гастрит курильщика), поражение слизистой оболочки желудка грибками, кампиллобактерподобными микроорганизмами, длительный прием некоторых лекарственных препаратов (салицилатов, препаратов калия, наперстянки, резерпина и др.), повторная пищевая аллергия, профессиональные вредности (работа со свинцом, радиоактивными веществами, вдыхание паров концентрированных растворов кислот и щелочей, жирных кислот, пестицидов и др.). Он может возникнуть у работников горячих цехов в связи с систематическим употреблением большого количества соленой и газированной воды*».

Как видите, опять абсолютно заурядные, легко устранимые на первых порах причины – питание, режим, жевание, острое, горячее, алкоголь, курение, лекарства и профессия. Все то, о чем идет речь в этой книге. Но это еще не все:

«*Хронический гастрит может быть исходом острого гастрита; причиной его могут стать заболевания других органов пищеварения (перенесенная дизентерия, острый и хронический гепатит, хронический холецистит, хронический аппендицит, хронический панкреатит, хронический колит), глистные инвазии, заболевания сердечно-сосудистой системы (ревматизм, хроническая сердечная недостаточность), органов дыхания (хронический бронхит, эмфизема легких, пневмосклероз), почек (хронический гломерулонефрит, пиелонефрит), болезни крови, протекающие с анемией, заболевания эндокринной системы (сахарный диабет, тиреотоксикоз, надпочечниковая недостаточность, гиперпаратиреоз), сифилис и др. Кроме того, в качестве этиологических факторов выделяют иммунодефицитные состояния, в т.ч. ВИЧ-инфекцию, а также дуоденогастральный рефлюкс. Предрасполагающими факторами при вторичном гастрите являются длительные расстройства функции желудка, плохое состояние жевательного аппарата, наруше-*

ния в питании, несоблюдение диеты после перенесенных острых заболеваний органов пищеварения, частое нервно-эмоциональное перенапряжение, злоупотребление алкоголем, курение, неблагоприятная наследственность (наличие в семье больных хроническим гастритом, язвенной болезнью, раком желудка)».

И опять замкнутый круг – классические *болезни от еды* еще больше усугубляют проблему с пищеварением, что влечет за собой еще больше болезней, что еще больше усугубляет хронический гастрит.

Как вы понимаете, обращаться к врачу за «лечением» хронического гастрита так же эффективно, как к стекольщику заменить прохудившуюся крышу. Хронический гастрит – болезнь от еды, и только изменив стиль питания, вы можете избавить себя полностью или частично от хронического гастрита.

Несомненно, врачи (особенно в США) – великолепные диагносты благодаря громадному опыту (здоровых почти нет), потрясающей диагностической аппаратуре и технологиям, уникальным возможностям клинических лабораторий и щедрым страховкам. За несколько тысяч долларов вам всегда подтвердят очевидное. А что дальше? Есть только два варианта:

- Первый – ничего не менять в стиле питания и образе жизни и маскировать проблемы за счет *lifestyle drugs*. До поры до времени болезнь будет замаскирована. Авось в будущем изобретут более мощное лекарство, научатся пересаживать желудок или что-то в этом роде.
- Второй – изменить стиль питания и привычки в соответствии с вашим возрастом, состоянием здоровья, нуждами организма и медленно, но верно реабилитировать органы пищеварения до максимально возможного выздоровления. (Я не говорю о полном исцелении потому, что степень восстановления зависит в большой мере от степени повреждения.)

Далее остается только задуматься о будущем ваших детей и внуков, за которых вы решаете что, где, как и когда пить и есть. Даже если, «выпорхнув из гнезда», они будут полностью игнорировать ваш пример, по крайней мере, вы заложите в их организмы резервы мощности, которые продержат их, будем надеяться, до зрелости мышления.

ГАСТРИТ ГАСТРИТУ РОЗНЬ

Правильная профилактика и устранение *хронического гастрита* во многом зависят от *секреторной* функции желудка, которая может быть нормальной, повышенной или недостаточной.

Желудочный сок – бесцветная жидкость (секрет), вырабатываемая специальными желудочными железами и клетками в слизистой оболочке желудка. В состав желудочного сока входят гормоны, ферменты, слизь, «внутренний фактор» и соляная кислота.

Соляная кислота первична для полного переваривания белковой пищи. В кислотной среде происходит сначала набухание, затем расщепление белков (денатурация). Соляная кислота активирует ферменты протеазы, которые в свою очередь расщепляют денатурированные белки.

Как я уже писал выше, благодаря своим бактерицидным свойствам, соляная кислота подавляет гниение углеводов. Соответственно, отрыжка (газы в желудке) – первый индикатор гниения из-за избытка углеводов в пище, кислотной недостаточности или, чаще всего, того и другого.

Количество соляной кислоты в желудке варьируется в зависимости от типа пищи, состояния желудка и… адекватного количества хлора (Cl) в организме. Хлор, как я уже писал выше, попадает в организм преимущественно с пищевой солью (в чистом виде или в продуктах). Сами понимаете, что бессолевая диета рано или поздно приведет к дефициту хлора в организме и, следовательно, к болезни, которая называется *ахилия* – полное отсутствие соляной кислоты. Нет кислоты – белки не перевариваются со всеми вытекающими отсюда последствиями: недостатком энергии, дегенерацией тканей, токсикозами от гниющих непереваренных белков в кишечнике и т. д. Нетрудно догадаться, чем может закончиться «лечение» бессолевой диетой той же гипертонии.

Очень интересна взаимосвязь между гастритом и анемией (малокровием, низким уровнем гемоглобина) не из-за дефицита железа, а из-за дефицита витамина B_{12}. Так как витамин B_{12} содержится только в продуктах животного происхождения (мясе, печени, яйцах и молочных продуктах), дефицит наступает из-за атрофии слизистой оболочки желудка (вследствие хронического гастрита), секреторной недостаточности или из-за обоих факторов, которые, в свою очередь, блокируют секрецию так называемого *внутреннего фактора (intrinsic factor*) – специализированного компонента пищеварения, необходимого для последующего усвоения витамина B_{12} в кишечнике. Это состояние называется *пернициозная анемия* или *злокачественное малокровие* (англ. *pernicious anemia*).

Предупреждение гастрита – ваша собственная задача и ответственность на протяжении всей жизни. Чтобы начать, вам необходимо понять разницу между подвидами хронического гастрита, функциональными расстройствами желудка (диспепсией), язвенной болезнью и, не приведи Господь, злокачественными опухолями:

- При хроническом гастрите с нормальной или повышенной секреторной функцией желудка сохранен аппетит, характерны изжоги, склонность к запорам и схваткообразные боли спустя 60-90 мин. после еды и натощак.
- При хроническом гастрите с секреторной недостаточностью аппетит сохранен или понижен, изжоги может не быть, характерны тупые,

ноющие боли сразу или через 15-20 минут после еды, склонность к поносам из-за несварения и нередко отмечается анемия.

- При функциональных расстройствах желудка (первые ласточки гастрита) аппетит сохранен, характерны изжоги, боли не зависят от приема пищи, функция толстого кишечника, как правило, не нарушена.
- При язвенной болезни аппетит сохранен, изжога остро выражена, боли схваткообразные спустя 60-90 мин. после еды, ночью и натощак, характерны запоры.
- При опухоли в желудка аппетит резко снижен, изжоги может не быть, характерны постоянная тупая, ноющая или жгучая боль и ощущение тяжести, склонность к поносам и анемия.

Несколько пояснений:

- Гастрит с секреторной недостаточностью чаще развивается у пожилых людей, вегетарианцев и энтузиастов лечебного голодания и длительных постов.
- Потеря аппетита – признак секреторной недостаточности, острого гастрита, злокачественной опухоли. (Стресс, депрессия, переутомление, болезни и подобные состояния часто влекут за собой потерю аппетита как раз из-за понижения, вплоть до полного отсутствия, секреторной деятельности органов пищеварения.)
- Сезонность обострений, характерная при язве желудка и повышенной или нормальной секреторной функции желудка, отражает сезонное изменение ежедневного набора продуктов.
- При нормальной или повышенной секреторной деятельности склонность к запорам объясняется тем, что пища переваривается с минимальным остатком. Имейте в виду, что запоры – следствие целого ряда других причин, а вовсе не результат хорошего переваривания.
- При секреторной недостаточности пища до конца не переваривается. Интенсивные процессы гниения и брожения непереваренной пищи в толстом кишечнике влекут за собой поносы.

Не спешите с вашим собственным «диагнозом» к американскому врачу – в США (в отличие от России) диагноз *гастрит* ставится после явных, необратимых изменений слизистой желудка, т. е. когда уже поздно что-либо предпринять для полноценной реабилитации:

«Диагноз «гастрит» используется эндоскопистами на основании внешнего вида слизистой желудка; патологоанатомами – по гистологическим особенностям; рентгенологами – по макроскопическим изменениям профиля слизистой; клиницистами – в отсутствии объективных методов исследования при диспепсии или кровотечении в верхних отделах желудочно-кишечного тракта на соответствующем клиническом фоне (алкоголизм, использование не-

стероидных противовоспалительных препаратов, тяжелая болезнь и др.)»[1].

Согласитесь, профилактической пользы от такого диагноза мало. В главе о гастрите в *The Merck Manual* лечению посвящаются два коротких параграфа. Первый цитировать бессмысленно, так он описывает лечение острого гастрита в отделении интенсивной терапии, второй – где речь идет о *неэрозивном гастрите* – читается как анекдот:

«*Четких указаний по поводу лечения гастрита, связанного с H.pylori, не имеется. Этот микроорганизм специфически чувствителен к висмуту, но полностью ликвидировать его трудно, даже комбинируя висмут с антибиотиками (например, амоксициллином)*»[2].

Вот и все. Ни слова о питании, как будто бы оно вовсе не существует. Как видите, для врачей общего профиля, которые в основном полагаются на медицинские справочники для диагностики, – гастрит не болезнь до тех пор, пока алкоголик не рвет кровью, а для специалиста-гастроэнтеролога – до тех пор, пока гастроскоп, рентген или биопсия не покажут *необратимые* изменения слизистой.

Впрочем, врачей можно понять – так устроена система. Ожидать от гастроэнтерологов, что они будут «пасти» содержимое ваших тарелок, так же разумно, как мечтать о скатерти-самобранке. Когда речь идет о вашем желудке, принцип *я пожру – они подлечат*, извините, «не канает»…

Вот почему, повторяю, предупреждение гастрита – т. е. необратимых изменений слизистой оболочки желудка – исключительно ваша собственная задача и ответственность на протяжении всей жизни и обязательное условие устранения нарушений углеводного обмена, эффективного похудения, здоровья и долголетия.

Если у вас есть признаки (симптомы) хронического гастрита – пониженный или повышенный аппетит, изжога, «ком в горле», боли в желудке, сезонные обострения, запоры или поносы, анемия, не говоря уже о язвенной болезни желудка или о результатах гастроскопии, рентгена или анализов, – информация и рекомендации в моей книге «Функциональное питание» помогут вам обуздать одно за другим последствия гастрита и остановить или в какой-то мере обратить вспять сам процесс необратимых дегенеративных изменений слизистой желудка.

---

1 The Merck Manual. Том 1, стр. 518.
2 The Merck Manual. Том 1, стр. 521.

Хронические и спорадические запоры

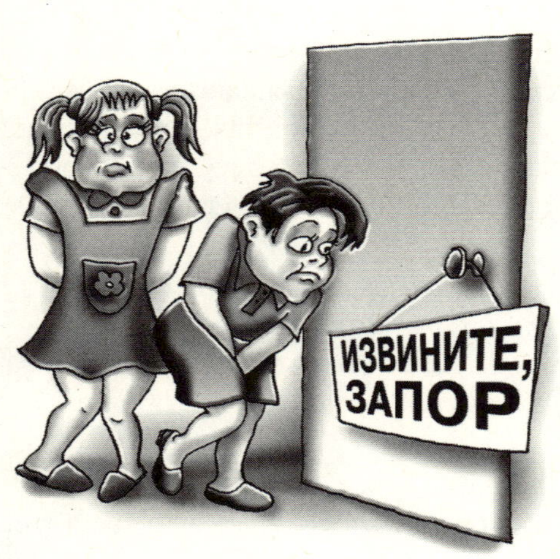

Запоры – «побочное явление» переходного периода на функциональный стиль питания, который рекомендуется для похудения и устранения нарушений углеводного обмена. Не по вине функционального питания, конечно же, а из-за изменения композиции вашей диеты: перехода с продуктов с высоким содержанием клетчатки, которые плохо или вообще не перевариваются (*high density*), на продукты, которые легко и полностью перевариваются и усваиваются практически без остатка (*low density*). Соответственно, объем, состав и плотность массы перевариваемых продуктов резко сокращается и вместе с этим уменьшается объем стула.

Начнем с того, что к числу плохо перевариваемых или вообще не перевариваемых продуктов относятся богатые углеводами растительные (фрукты, овощи, качанные, бобовые и злаковые) и обработанные (хлеб, крупы, каши) продукты. Простые и сложные углеводы ферментируются в глюкозу, фруктозу и галактозу, а целлюлоза, она же нерастворимая клетчатка (dietary fiber), остается непереваренной на всем протяжении пищеварительного тракта. Хорошо это или плохо? Судите сами:

- Ни желудок, ни кишечник человека не приспособлены эволюцией к регулярному употреблению неперевариваемых продуктов. Как следствие, у современного человека появились болезни, не известные ни нашим предкам, ни диким животным, пища которых близка к функциональной.
- *Изжога*, *гастрит* и *язвенная болезнь желудка* – последствия употребления плохо перевариваемых продуктов, так как они требуют большего количества желудочного сока и пищеварительных ферментов и увеличивают время нахождения пищи в желудке. Длительный контакт деликатной слизистой желудка с непереваренной клетчаткой, кислотой и ферментами неизбежно приводит к ее механической и химической травме.
- *Дуоденит* (воспаление слизистой двенадцатиперстной кишки), *энтерит* (воспаление слизистой тонкого кишечника) и *язвенная болезнь двенадцатиперстной кишки* – тоже последствия контакта деликатной слизистой кишечника с непереваренной пищей и желудочными соками и ферментами, абсорбируемыми клетчаткой, как губкой. Дуоденит

– одна из наиболее распространенных причин закупорки протоков желчного пузыря и поджелудочной железы и, как следствие, одна из основных причин острых холецистита (воспаления желчного пузыря) и панкреатита (воспаления поджелудочной железы). Острый панкреатит может стать причиной нарушения или остановки секреции инсулина и спровоцировать диабетический кризис, характерный для диабета I типа. Это особенно вероятно у маленьких детей при переходе на «твердое» питание с избытком клетчатки: миниатюрный детский кишечник не в состоянии протолкнуть объемную грубую массу, что неизбежно ведет к кишечной непроходимости и воспалительным процессам. По моему мнению, это и есть одна из основных причин возникновения диабета I типа у детей (juvenile diabetes).

- *Грыжа* (*hernia*) *кишечника* – выпячивание кишечника под кожу, между мышцами или во внутренние карманы и полости через естественные или искусственные анатомические отверстия. Физиология тонкого кишечника рассчитана исключительно на передвижение *химуса* – жидкого остатка переваренной пищи. Непереваренная пища перистальтикой продвигается с трудом, особенно с возрастом. Продвижение непереваренной пищи по кишечнику происходит в основном благодаря гравитации (земному притяжению) и давлению сверху вновь поступающей пищи, нечто подобное продвижению колбасного фарша по кишке. Напряжение брюшины, неудобная поза, даже сидячая работа могут привести к временному блокированию продвижения пищи и образованию грыжи или дивертикулы.
- *Дивертикулез* – грыжеподобное выпячивание (дивертикула) стенок толстого и тонкого кишечника – происхождение (этиология) аналогично грыже, но повреждения не настолько значительны. Интересно отметить, что американских врачей учат совершенно наоборот: дивертикулез – это следствие недостатка клетчатки: «*Хотя это не доказано, преобладает теория, что диета с малым содержанием клетчатки – основная причина дивертикулеза. Эта болезнь впервые была обнаружена в США в начале 1900-х годов*»[1]. Именно в начале прошлого века в диете стало появляться все больше и больше продуктов, богатых клетчаткой. Страшно подумать, что происходит с дивертикулами и грыжами, когда их начинают «лечить» клетчаткой, как это рекомендует Национальный институт здоровья США врачам, а врачи – больным. Трудно даже себе представить, как любой человек, хоть мало-мальски знакомый с физиологией и анатомией кишечника, мог додуматься до такой глупости. Вот и получается, согласно этому же ис-

---

[1] National Institute of Diabetes and Digestive and Kidney Diseases («Though not proven, the dominant theory is that a low-fiber diet is the main cause of diverticular disease. The disease was first noticed in the United States in the early 1900s); *http://www.niddk.nih.gov/health/digest/pubs/divert/divert.htm*

точнику, что «*около половины американцев от 60 до 80 и практически все старше 80 лет имеют дивертикулез*». Ничего удивительного!

- *Колит, язвенный колит* (Crohn's disease, IBS, ulcerative colitis, spastic colitis) – хроническое воспаление толстого кишечника. Следствие всех вышеперечисленных факторов, преимущественно из-за постоянного контакта слизистой кишечника с непереваренными остатками пищи и из-за большого объема стула.
- *Геморрой* – гиперплазия (буквально – разрастание) кавернозной ткани подслизистого слоя дистального (буквально – отдаленного, периферического) отдела прямой кишки. Наружные узлы формируются из сплетения геморроидальных сосудов, внутренние – группируются в соответствии с расположением сосудов в дистальном отделе прямой кишки. К 50 годам от геморроя страдает более половины американцев. Причины геморроя? «*Геморрой может возникнуть в результате напряжения во время опорожнения. Другие способствующие факторы: беременность, возраст, хронические запоры или поносы и анальный секс*»[1], – сообщает Национальный институт здоровья. А отчего возникает «напряжение во время опорожнения»? Да оттого что объем и консистенция стула с непереваренной клетчаткой во много раз больше и намного жестче, чем без нее.
- Ну, и наконец, *запоры*. Словами *ММЭ*: «*Запоры возникают в результате нарушения процессов формирования и продвижения кала по кишечнику*»[2]. Если вы подзабыли анатомию толстого кишечника, напомню, что он похож на большую букву «П» и начинается с левой нижней ножки (со слепой кишки), куда попадает содержимое тонкого кишечника (вода, желчь, отходы клеточного метаболизма, мертвые клетки, непереваренная пища, клетчатка и неусвоенные компоненты химуса). Непереваренная клетчатка увеличивает объем стула в 3-5 раз по сравнению с нормой. Это затрудняет прохождение сформированного стула по толстому кишечнику и естественную эвакуацию через анальный канал, поскольку размеры стула часто превышают максимальный диаметр анального отверстия. Задержка ведет к уплотнению и высыханию стула, что еще больше затрудняет эвакуацию уже из-за болевых ощущений и неизбежно ведет к образованию геморроя, зависимости от слабительных и массе других неприятностей[3].

Надеюсь, теперь вы на 100% убеждены в порочности клетчатки в ва-

---

[1] *National Institute of Diabetes and Digestive and Kidney Diseases.* «Hemorrhoids may result from straining to move stool. Other contributing factors include pregnancy, aging, chronic constipation or diarrhea, and anal intercourse»; *www.niddk.nih.gov/health/digest/pubs/hems/hemords.htm*

[2] Малая медицинская энциклопедия. В 6 тт., РАМН, статья «*Запоры*». Интернет-издание; *www.rubricon.ru/mme_1.asp.*

[3] Все эти процессы – предмет моей книги на английском языке «Fiber Menace».

шей диете и вашем кишечнике и понимаете, что проблемы в туалете начинаются в вашей тарелке. Конечно, убрать клетчатку из тарелки куда проще, чем переучить и перетренировать толстый кишечник на пищу с минимальным остатком и не иметь запоров. Мне известно гораздо больше причин запоров, чем вы, возможно, догадываетесь, и на порядок больше, чем перечислено в специализированных медицинских пособиях, справочниках и рекомендациях для врачей. (И это с клетчаткой-то в диете!..) Давайте теперь познакомимся с основными (в скобках – краткие рекомендации, *что делать*):

- *Возраст.* Чем старше человек, тем больше накапливается проблем и тем жестче запоры. Все нижеперечисленные факторы ужесточают ситуацию. (Что делать: низкоуглеводное функциональное питание – единственная известная мне стратегия «вечной молодости».)
- *Пол.* Женщины начинают страдать от запоров раньше из-за психологических факторов, диет, лекарств, беременностей; мужчины – позже, но сильнее из-за тенденции их игнорировать. (Что делать: если принять за основу, что пол необратим, наиболее целесообразная стратегия – придерживаться рекомендаций в моих книгах смолоду.)
- *Атония кишечника.* Благодаря перистальтике гладкой мускулатуры, отходы передвигаются по кишечнику к выходу. При дистрофии гладкой мускулатуры из-за белкового дефицита и нарушения циркуляции крови естественное продвижение содержимого кишечника к выходу прекращается. (Что делать: переходите на функциональное питание для устранения белкового дефицита и улучшения циркуляции.)
- *Дисбактериоз*. Отсутствие или недостаточность кишечной микрофлоры, которая составляет от 30% до 50% объема стула, – следствие приема антибиотиков и других лекарственных препаратов антибактериального характера, пищевых отравлений с поносами, удаленного аппендикса (червеобразного отростка слепой кишки) и других факторов. На мой взгляд, аппендикс – это резервуар-питомник для микрофлоры, а не атавизм, как принято считать. (Что делать: принимать ацидофильные добавки и использовать натуральные кисломолочные продукты.)
- *Деминерализация.* Дефицит минералов в воде, пище и в резервах организма (костях) лишает кишечник минеральных солей, особенно калия, которые необходимы для удержания воды в стуле. (Что делать: пить огуречный сок, минеральную воду, принимать качественные минеральные добавки.)
- *Невропатия* (*атрофия*) *анальных рецепторов.* Человек может не испытывать позывов даже при нормальной композиции стула. Это следствие многолетних механических повреждений клетчаткой и слабительными, а также результат авитаминоза, гиперинсулинемии, геморроя, оперативных вмешательств и других факторов. (Что делать: перейти на функциональное питание, принимать поливитамины с В-

группой, использовать глицериновые свечи, чтобы вызвать позыв.)

- *Геморрой.* Геморроидальные узлы препятствуют нормальной эвакуации стула, меняют морфологию анального отверстия, создают болевые ощущения и приносят массу других мелких и крупных неудобств. Профилактика запоров, мягкий стул один-два раза в день без потуг (не напрягая мышцы брюшины) и полное исключение клетчатки – самые эффективные из безоперационных способов контроля геморроя. (Что делать: перейти на низкоуглеводное функциональное питание и соблюдать все остальные рекомендации по профилактике запоров.)
- *Позиция на унитазе.* Человек, как и животные, всегда опорожнялся сидя на корточках. Позиция на высоком унитазе – физиологически не естественна для опорожнения кишечника без напряжения. (Что делать: попробуйте решить эту нелегкую задачу, исходя из ваших обстоятельств и возможностей.)
- *Дисфункция желчного пузыря, болезни печени, недостаточное содержание жиров в питании.* Жиры стимулируют выделение желчи, желчь стимулирует перистальтику кишечника и в какой-то мере дефекацию. Жиры критически необходимы для поддержания здоровой слизистой кишечника, кишечной микрофлоры и, в меньшей мере, здоровой композиции стула. (Что делать: функциональное питание и пищеварительные ферменты.)
- *Неподвижный образ жизни.* В принципе, у здорового человека всегда нормальный стул, даже в невесомости и лежа в кровати: эвакуацию стула обеспечивает перистальтика кишечника, а не развитые мышцы брюшины или бег трусцой. Неподвижный образ жизни влияет на качество и скорость пищеварения лишь косвенно, непосредственно же страдает энергетическое обеспечение гладкой мускулатуры кишечника питательными элементами из крови. (Что делать: функциональное питание, ежедневные прогулки быстрым шагом, эллиптический тренажер.)
- *Неадекватное жевание.* Пищеварение начинается с жевания. Чем тщательнее и дольше жевание, тем быстрее насыщение и лучше пищеварение. Чем лучше пищеварение, тем меньше организму необходимо энергии, желудочных соков, ферментов, соков поджелудочной железы и времени для полного и быстрого усвоения пищи. Не забывайте, в желудке нет зубов, чтобы размельчать непережеванные кусочки пищи. (Что делать: здоровые зубы, качественные протезы, функциональное питание, концентрация на процессе жевания.)
- *Обезвоживание.* Где сухость во рту, типичная для сахарного диабета, там и сухой стул и запоры. Много питьевой воды – не решение: пищеварительный канал – не водопровод! Выпитая вода всасывается в тонком кишечнике задолго до того, как попадает в толстый. Как это ни парадоксально, чем больше воды, тем быстрее обезвоживание.

(Что делать: соблюдать правильный режим приема жидкостей – подробная информация в моей книге «Функциональное питание».)

- *Психологические причины, коммунальные условия.* Для многих (очень многих!) дефекация связана со стыдом и неудобством перед окружающими. Там где стыд, там отсрочка, где отсрочка – там рано или поздно запоры. Корни проблемы уходят в детство. Имейте это в виду, воспитывая ваших детей. (Как избавиться от этой проблемы? Что делать? Когда вам хочется в туалет, напоминайте себе, что весь мир делает то же самое, и те, у кого нет запоров – самые счастливые…)
- *Изменение режима.* Перелеты, особенно в другие часовые зоны, нарушают привычный режим и часто приводят к запорам. Если ваша поездка длится не больше 8–10 дней – не меняйте ваш режим: спите, ешьте и ходите в туалет, как дома. Это не только поможет вам избежать серьезных нарушений пищеварения и запоров, но и не потребует никакой перестройки после возвращения домой.
- *Лекарства.* Запор – одно их распространенных побочных явлений от лекарств. И неудивительно! Многие лекарства так или иначе влияют на функциональность гладкой мускулатуры толстого кишечника. (Что делать: изучайте аннотации к лекарствам, избегайте *life-style* лекарства, читайте об этом в «Функциональном питании».)
- *Стресс.* Одни авторы связывают со стрессом запоры, другие – поносы. С тем, что стресс нарушает пищеварительные функции, согласны все. Избыток углеводов в питании и, как следствие, высокий уровень инсулина и глюкозы в крови обуславливают эмоциональную реакцию человека на ситуацию. Чем вы больше «подогреты», тем ярче реакция, тем сильнее «стресс». Один и тот же человек реагирует на одну и ту же ситуацию абсолютно по-разному в зависимости от того, на функциональном он питании или же – на углеводах! (Что делать: жизнь не бывает без проблем, однако управлять своими реакциями вам поможет низкоуглеводное функциональное питание.)
- *Обструкция.* Запоры классифицируются по трем стадиям: *запор* (*constipation*); чрезмерное *уплотнение* стула, или обстипация (*impaction*); и *непроходимость*, закупорка, или обструкция (*bowel obstruction*). Обструкция может быть следствием опухоли и требует немедленного вмешательства врача. (Что делать: надо срочно бежать к врачу, а потом переходить на функциональное питание, чтобы история не повторилась.)

Чем больше причин из вышеперечисленных вам удастся устранить, тем выше вероятность успеха. Согласитесь, есть над чем поработать!

В процессе анализа существующей медицинской информации для своих книг, я просто понял, что запорами никто и никогда серьезно не занимался. На вопрос «почему», я затрудняюсь ответить. Начнем с того, что запоры не ведомы диким животным (в отличие от домашних) и, вероятно, не были известны нашим не столь далеким предкам, не говоря уже об очень далеких, образ жизни которых был ближе к хищнику, чем к горожанину. Нам от этого не легче: с «запертыми» кишками и здоровье, и похудение так же вероятны, как туман в пустыне.

Клетчатка, слабительные лекарств, клизмы, ирригация кишечника (*colonics*) – все это лишь полумеры с тенденцией к зависимости и с неизбежными побочными явлениями: от геморроя до колита, от полипов до рака. Эти меры не устраняют причины запоров, а лишь «атакуют» какие-то аспекты проблемы. Клетчатка увеличивает объем стула за счет нерастворимых компонентов, лекарства – раздражают слизистую кишечника, клизмы – дают временное облегчение и т. д. Так что давайте разбираться дальше.

ПРИНЦИПЫ ПИТАНИЯ «БЕЗ ОСТАТКА»

Эволюция адаптировала органы абсорбции (желудок и тонкий кишечник) и выделения (толстый кишечник и прямая кишка) в основном к пище, способной перевариваться «без остатка». В стуле здорового человека переваренная пища составляет менее 10%, а остальной объем приходится на симбиотические бактерии (30%-50%), отмершие клетки, кровь и желчь (20%-30%), невостребованные жиры и воду (15%-30%).

С момента попадания химуса из тонкой кишки в слепую (первый сегмент толстого кишечника) до момента формирования стула и его эвакуации проходит от 24 до 48 часов при условии, что ваш кишечник, как это должно быть в идеале, опорожняется после каждой еды. В этом случае объем выведенного (в унитазе) стула составляет 100-200 *г* в день. В толстом кишечнике в транзите постоянно находится около 1 *кг* каловых масс (вода в слепой кишке + несформированный стул в восходящей и обводной кишке + сформированный стул в нисходящей кишке).

При уплотнении стула цикл его выведения растягивается на 72-96 часов. В этом случае в толстом кишечнике в транзите находится от 2 до 5 *кг* каловых масс в разной степени «готовности».

При запущенных длительных запорах в толстом кишечнике в транзите может постоянно находиться от 5 до 10 *кг* каловых масс. Имейте в виду, что даже в такой ситуации у человека может быть «регулярный», т. е. ежедневный, стул, который выходит под давлением накопленного «выше» кала (то же самое происходит при «лечении» запоров неперевариваемой клетчаткой).

Еще раз хочу обратить ваше внимание на одну важную деталь: если во время ежедневной дефекации вам приходится тужиться, «технически» у вас нет запоров, т. е. нерегулярного стула. В реальности же – у вас серьезно нарушена нормальная работа толстого кишечника. Я отношу такие состояния к *латентным* (*скрытым*) *запорам.*

Крайняя степень запущенности при запорах характеризуется «парадоксальными поносами». В этой ситуации в прямой кишке происходит «каловый завал», т. е. скопление, затвердение и окаменение каловых масс. В результате только жидкое содержимое кишки в состоянии просочиться «к выходу», так и не сформировавшись в стул, и вся ситуация расценивается как понос. В таком запущенном случае необходимо вмешательство гастроэнтеролога для мануального (руками) удаления калового камня (manual disimpaction).

Последствия скопления каловых масс известны всем страдающим от хронических запоров: раздражительность, утомляемость и тошнота из-за проникновения в кровь продуктов гниения в толстом кишечнике; вспучивание, дискомфорт и боли в брюшине из-за газов, которые образуются в результате брожения непереваренной клетчатки; гинекологические боли, простатит и частые мочеиспускания из-за давления содержимого кишечника на матку, предстательную железу или мочеполовые органы. И это уже не говоря о геморрое, свищах, дивертикулезе, полипах и всех остальных «прелестях» многолетних запоров.

Концепцию питания «без остатка» проще всего понять на примере грудного младенца, который питается только молоком матери. Несмотря на отсутствие каких-либо нерастворимых компонентов и клетчатки в грудном молоке, у здорового ребенка обильный мягкий стул один-два раз в день. Кроме того, в этот период у ребенка еще не развиты мышцы живота, чтобы выдавливать из себя что-либо.

В идеале так должно быть и у вас, если вы едите продукты, которые усваиваются без остатка. Вот почему у людей даже во время голодания регулярный стул (разумеется, у здоровых) – отсутствие пищи не может существенно повлиять на функциональность кишечника, так как в нормальном стуле должно содержаться лишь 10% остатков переваренной пищи!

В чем же проблема с клетчаткой? Почему «эксперты» и врачи рекомендуют питание, богатое клетчаткой? Поможет ли вам клетчатка избавиться от запоров? Чисто механически, несомненно – да! Позволю себе повторить, что *водонерастворимая* клетчатка в полном смысле слова набивает кишки водоабсорбирующей массой (bulking agent), как фарш колбасу, пока давление сверху не вытолкнет содержимое через тот конец, который ниже. Элементарная физика… Это с одно стороны. С другой – *водорастворимая* клетчатка еще хуже для кишечника, так как она блокирует всасывание (osmotic agent) воды в кишечнике (а заодно с водой – и белков, и жиров, и витаминов, и минералов), что вызывает поносы даже у здоровых людей или размывает застоявшийся стул у страдающих от запоров.

К сожалению, помимо «выдавливания» или «вымывания» экскрементов, постоянное присутствие клетчатки в ваших кишках приносит немало вреда. Нерастворимая клетчатка (целлюлоза) стимулирует обильное выделение желудочного сока и ферментов, потому что желудочно-кишечный тракт не терпит необработанной пищи. Беспрерывное переваривание перегружает пищеварительные железы, ведет к чрезмерной потере минералов, обезвоживанию и повышенной кислотности.

Кроме того, нерастворимая клетчатка – идеальная среда для процветания миллиардов патогенных бактерий, которые попадают в кишечник с пищей. Там где бактерии, там брожение и гниение. Где брожение, там газы и кислотность. Где кислотность – там плохое усвоение, идеальная среда для разъедания слизистой кишечника, прохождения в кровь патогенов, образования язв, полипов и злокачественных опухолей.

Французы и итальянцы, любители поесть до отвала, зная эти пагубные характеристики клетчатки, веками снимают шкурку с помидоров и перцев перед подачей на стол. Это и позволяет им поглощать за обедом пять-шесть блюд без отрицательных последствий для желудка, кишечника, печени и талии!

Здесь уделено так много внимания диетической клетчатке (dietary fiber) в контексте питания и запоров по следующим соображениям:

- Во-первых, чтобы вы не боялись убрать клетчатку из вашей диеты вопреки истеричным призывам «доброжелателей» и «пожертвователей».
- Во-вторых, чтобы изрядно напугать вас последствиями для ваших внутренних органов от богатой клетчаткой диеты. Ладно, не напугать, а хотя бы предупредить.
- В-третьих, чтобы вы были вооружены информацией, необходимой для самоконтроля, и сумели бы ее использовать не только для себя, но и для ваших детей и близких.
- В-четвертых, пациенты верят в своих врачей и боятся действовать вопреки их рекомендациям. В реальности, большинство врачей охотно знакомятся с информацией, предоставляемой пациентами, даже если она противоречит их собственным методам. Врачи – тоже люди, и запоры не чужды ни им, ни членам их семьей.

Консистенция (немного более плотная), цвет и запах стула у ребенка на грудном молоке – надежный ориентир. Если у вас такой же, это означает, что вы великолепно перевариваете пищу, она усваивается практически без остатка, и в вашем кишечнике достаточно симбиотической микрофлоры. Конечно, чем вы старше, тем труднее добиться такого идеального стула, но даже не совсем идеальный стул гораздо лучше, чем хронические запоры.

Теперь давайте подробнее познакомимся с двумя наиболее существенными факторами хронических запоров – *атония кишечника* и *дисбактериоз*.

АТОНИЯ КИШЕЧНИКА

Фекальные массы продвигаются по кишечнику благодаря трем факторам: давлению вновь поступающих отходов жизнедеятельности организма и пищи, перистальтике стенок кишечника (автономным сокращениям гладкой мускулатуры) и на самом последнем этапе – гравитации (земному притяжению). Перистальтика стенок кишечника – функция гладкой мускулатуры (непроизвольной) и вегетативной нервной системы (не контролируемой сознанием). К сожалению, мы не в состоянии упражнять и развивать гладкую мускулатуру кишечника или сознательно управлять вегетативной нервной системой.

Как и в случае с клетчаткой, американские гастроэнтерологи нашли «мудрое» решение и этой проблемы – укреплять и упражнять мышцы живота. Их словами (из публикации о том, как лечить запоры):

> «*Специальные упражнения могут быть необходимы для укрепления мышц брюшины после беременности или когда они слабые*». (В оригинале: «*Special exercises may be necessary to tone up abdominal muscles after pregnancy or whenever abdominal muscles are lax*»[1]).

К сожалению, это, мягко говоря, глупость. И у младенцев, и у маленьких детей, особенно девочек, тоже очень слабая мускулатура брюшины, но никаких запоров. до поры до времени. А молодых мужчин и девушек с крепкой брюшиной и с запорами – пруд пруди.

Откуда же взялась эта глупость? Да из того простого наблюдения, что привычка «тужиться», т. е. напрягать мышцы брюшины, чтобы стимулировать дефекацию (один из ранних симптомов запоров) – вынужденная мера для большинства американцев, в том числе врачей, которые пишут эти нелепости. Тот, кто страдает от геморроя, хорошо знает, к чему это ведет (увеличению или выпадению геморроидальных узлов), а тот, кто еще не страдает – скоро узнает: наряду с другими «прелестями» хронических запоров, привычка «тужиться» – одна из основных причин геморроя, симптом латентных (скрытых) запоров и индикатор большого или уплотненного стула.

Геморрой после беременности – это как раз следствие патологической беременности, требовавшей от роженицы все тех же сильных потуг. Крепкие и выносливые крестьянки, которые рожали «где стояли», разрешались от бремени быстро и спокойно именно благодаря хорошо развитой гладкой мускулатуре матки, а не напряжению брюшины.

Что делать? Нетрудно догадаться. Сначала давайте обратимся к *ММЭ* за описанием *гладкой* (*непроизвольной*) мускулатуры:

---

[1] What Is The Treatment For Constipation? American Gastroenterological Association, (March 24, 2002); *www.gastro.org/public/constipation.html*

«Непроизвольная мускулатура образована гладкой (неисчерченной) мышечной тканью. Она формирует мышечные оболочки полых органов, стенок кровеносных и лимфатических сосудов. Структурной единицей гладкой мышечной ткани является миоцит, в цитоплазме которого находятся тонкие волокна – миофибриллы. Гладкая мышечная ткань обеспечивает перистальтику полых органов, тонус кровеносных и лимфатических сосудов. Произвольная мускулатура образована поперечнополосатой (исчерченной) мышечной тканью, которая составляет активную часть двигательного аппарата и обеспечивает перемещение тела в пространстве. […] Тонкие миофиламенты построены из белка актина, а толстые – из миозина. При взаимодействии этих белков происходит укорочение миофибриллы, и, как следствие этого процесса, синхронно протекающего почти во всех миофибриллах, возникает сокращение мышечного волокна. В мышечных волокнах содержится специфический белок миоглобин, который осуществляет накопление кислорода, поступающего в процессе дыхания в мышцы, и отдает его по мере необходимости при сокращении мышц»[1].

Все ясно? Тот *белок*, этот *белок*, специфический *белок* да *кислород*. Мало белков в пище, дышим с возрастом все поверхностней и поверхностней. Откуда взяться крепким гладким мышцам, будь то кишечника, будь то матки, будь то сосудов, будь то сердца! Все связано. Даже если попытаться выдавливать стул мышцами брюшины – они тоже состоят из белков и тоже требуют кислорода (при полноценной циркуляции крови).

Так что же делать? В первую очередь – функциональное питание, чтобы удовлетворить нужды организма в белках, во вторую – частая, быстрая ходьба или эллиптический тренажер и дыхательные упражнения, чтобы увеличить объем и функциональность легких. Помогает не только от запоров!

ДИСБАКТЕРИОЗ

Как уже отмечалось выше, в стуле здорового человека от 30% до 50% объема приходится на живые и мертвые симбиотические бактерии. Ситуация, когда столько бактерий «исчезают» из стула сравнима с мотором без масла – стул (мотор) клинит. Это состояние называется *дисбактериоз* (от греч. *dys-*, лат. *dis-* – *расстройство, затруднение*). Дисбактериоз определяется функциональным анализом кала или, что не менее

---

[1] Малая медицинская энциклопедия. РАМН, 2001 г., статья «*Мышцы*»; Интернет-издание; *www.rubricon.ru/mme_1.asp.*

надежно, опросом пациента.

Основные симптомы дисбактериоза – запоры, поносы, несварение, хроническая усталость, дрожжевые влагалищные инфекции (yeast infection), хронические респираторные заболевания, пониженный иммунитет, нарушение свертываемости крови и целый ряд симптомов недостаточности витаминов группы В и витамина К, который отвечает за свертывание крови и усвоение минералов костями (предупреждение остеопороза и остеомаляции).

Дисбактериоз, согласно *ММЭ*, «*характеризует изменение видового состава и количественных соотношений нормальной микрофлоры органа (главным образом кишечника), сопровождающееся развитием нетипичных для него микробов. Наступает под влиянием конкурирующих микроорганизмов, антибиотиков, изменения питания*». Увы, болезнь *disbacteriosis* (она же *dysbacteriosis*, *disbiosis*) известна вашему американскому врачу только понаслышке. В США дисбактериоз вообще не входит (!!!) в список «признанных» болезней, несмотря на то, что, по мнению экспертов, более 90% населения земного шара в той или иной форме страдает от дисбактериоза, особенно остро – грудные дети на формуле и основательно «залеченные» пожилые.

Когда практически вся страна страдает от *одной* болезни, с точки зрения эпидемиологов, – это уже не *болезнь*, а *состояние*. А раз *состояние*, а не *болезнь*, значит не *лечится*. Надо отметить, не без доли цинизма, что такое положение дел необычайно прибыльно и для производителей «кормов» с высоким содержанием клетчатки и для «целителей»: хронический дисбактериоз у абсолютного большинства американцев и, соответственно, плохое состояние здоровья еще больше подстегивают их полагаться на клетчатку, слабительные и… на лечение от сопутствующих болезней. Все при деле, всем выгодно: и производителям, и продавцам, и всему медицинскому сектору.

Первое правило здорового кишечника и хорошего иммунитета – устранение дисбактериоза и поддержание кишечной микрофлоры в оптимальном состоянии. Неспецифическая защита организма осуществляется клетками-фагоцитами, которые «поглощают» вирусы и патогенные бактерии. Способностью к фагоцитозу обладают клетки крови и различных органов. Активизация этих клеток осуществляется в основном микроорганизмами в вашем кишечнике.

Вот почему маленькие дети и домашние животные подбирают и съедают кал (собаки, человека) – таким образом не обремененное социальными формальностями подсознание направляет их к тому ресурсу, которого не хватает в их организме. «К счастью» (для этих детей и их собачек), хоть у кого-то в США еще есть «здоровый» (т. е. богатый бактериями) стул.

Кстати, в Англии в последнее время так и лечат астму у детей: родителям «прописывают» отправлять детей играть в песочнице и не мыть руки. Как вы знаете, кроме детей, привязанность к песочнице, но уже как к «общественной» уборной, разделяют армии уличных котов… Я не шучу[1]. Согласитесь, ради здоровья ребенка выбор между грязной песочницей и астмой – очевиден.

НЕСКОЛЬКО ПРАКТИЧЕСКИХ СОВЕТОВ ПРИ ЗАПОРАХ

Так что же делать, если не играться с детьми в песочнице? К той информации, которую вы почерпнули на этих страницах, добавьте раздел «*Запоры*» из книги «Функциональное питание» и следуйте всем этим рекомендациям. Затем начинайте поэтапный переход на функциональное питание, но имейте в виду, что каждый этап требует своей стратегии. Общее для всех этапов:

- *Ageless Hydro-C* – эффективный препарат для поддержания регулярного и мягкого стула без слабительных и лекарств практически на любой стадии хронических запоров. В этот препарат входят синергические аскорбаты (соли кальция, магния и калия с витамином С). В дополнение к регуляции деятельности кишечника, этот препарат эффективен для реминерализации костных тканей и предупреждения остеомаляции и остеопороза, укрепления иммунитета, синтеза коллагена для профилактики атеросклероза, стабилизации кровяного давления, устранения аритмии, улучшения деятельности легких, а также для профилактики и устранения других патологий, связанных с дефицитом минералов кальция, магния и калия и витамина С. Эффективность этого препарата основана на высокой степени усвоения минералов, необходимых для удержания воды (гидратации) в стуле, и на размягчающем стул действии витамина С. В отличие от аскорбиновой кислоты, *Ageless Hydro-C* имеет щелочную реакцию и не раздражает стенки желудка. Он не токсичен и приемлем (в соответствующей дозе) в любом возрасте.
- Начните регулярный прием любой доступной вам кишечной микрофлоры. Если возможно, регулярно меняйте сорта и производителей[2]. Один из хорошо зарекомендовавших себя сортов в США – *PB-8* фирмы *Nutrition Now*[3].
- Исключите все овощи, богатые нерастворимой клетчаткой (листовые салаты, капусту, цветную капусту, брокколи, морковь, редьку, редиску, сельдерей, горох), и снимайте шкурки (целлюлозу) с огурцов и помидоров.

---

[1] Dirt Bugs Could Protect Babies Against Asthma by Georgina Kenyon, London, *Reuters Health*, May 18, 2000.

[2] Подробнее см. разделы *Дисбактериоз* и *Запоры* в книге «Функциональное питание».

[3] *www.NutritionNow.com*

- Замените богатые клетчаткой и крахмалом овощи на *баклажаны* (обычные, итальянские, японские), *кабачки* (желтые, зеленые и белые – squash, zucchini) и «сладкий» *перец*. Снимайте картофелечисткой все шкурки. В одном очищенном баклажане (eggplant, 458 *г*) – 28 *г* углеводов и 11 *г* нерастворимой клетчатки (в неочищенном – 14 *г*). Небольшое количество углеводов необходимо для жизнедеятельности кишечной микрофлоры.
- В тех ситуациях, когда требуется полное исключение углеводов, я рекомендую препарат *FOS* (fructooligosaccharide) – натуральный углевод, получаемый из органически выращенной свеклы или цикория. Он дает оптимальное питание для размножения в кишечнике симбиотических ацидофильных бактерий. FOS не поощряет рост грибка (yeast) и патогенных бактерий. Он входит в состав препарата *Ageless GI Recovery* фирмы *Ageless Nutrition*[1]. Его также можно приобрести в специализированных магазинах здоровья.
- Замените обычную питьевую воду на минеральную. Регулярно меняйте сорта, так как каждый содержит специфический, несбалансированный набор минералов. Имейте в виду, что сильно щелочные минеральные воды (pH > 7) нежелательно пить во время или после еды, кислотные (pH < 7) – на пустой желудок. Определить кислотность воды можно по этикете или лакмусовой бумагой.
- Принимайте ежедневно две чайные ложки (для взрослых, детям – в зависимости от возраста и веса) рыбьего жира, точнее *cod liver oil* – жира печени трески (не fish oil – обычно salmon oil). Жир печени трески содержит натуральные витамины A и D. Последний необходим для регуляции минерального обмена в организме[2]. Капсулы не подходят – необходимо выпить 10 капсул по 500 *мг*, чтобы получить эквивалент чайной ложки.
- Регулярно принимайте качественные витамины и минералы, аналогичные рекомендуемым в конце книги. Если у вас проблемы с кишечником (вздутия, газы, боли) и запоры одновременно, целесообразно воспользоваться курсом *реабилитации желудочно-кишечного тракта* фирмы Ageless Nutrition[3].

---

1 См. приложение в конце книги или на *www.AgelessNutrition.com*.

2 См. раздел *Чем больше трески́ – тем меньше тре́ска* в книге «Функциональное питание».

3 Подробнее об этом см. в разделе *Пищевые добавки* в конце книги.

ДРУГИЕ СПЕЦИФИЧЕСКИЕ СИТУАЦИИ

Первая. У вас нет истории запоров. После перехода на функциональное питание у вас резко уменьшился объем стула, вы бываете в туалете каждый второй-третий день, и у вас мягкий, светлый, однородный стул, без трудностей и резкого запаха гниения:

- Это нормально для переходного периода. Очевидно, раньше остатки пищи, включая клетчатку, составляли существенный объем вашего стула. В принципе, у вас нет повода для волнений.
- Если такой режим вызывает у вас дискомфорт, увеличьте количество кисломолочных продуктов и при приготовлении мяса, рыбы или птицы добавляйте баклажаны и кабачки к вашему блюду[1].
- Если вам показана диета с нулевым содержанием усваиваемых углеводов, используйте препарат *Ageless Hydro-C*.

Вторая. У вас нет истории запоров. После перехода на функциональное питание у вас резко уменьшился объем стула, вы бываете в туалете каждый второй-третий день, но у вас жесткий стул, его мало, по консистенции он напоминает козлиный помет (маленькие твердые шарики):

- Это не нормально. До перехода на функциональное питание ваш стул формировался в основном за счет неусвоенной пищи. Подобная консистенция стула свидетельствует о дисбактериозе, обезвоживании и деминерализации организма.
- Проделайте шаги, указанные выше, плюс препарат *Ageless Hydro- C*.

Третья. У вас нет истории запоров. После перехода на функциональное питание у вас резко уменьшился объем стула и нет позывов:

- Это не нормально. У вас частично атрофировались нервные рецепторы анального кувшина, и при небольшом объеме стула вы не испытываете позывов.
- Проделайте все шаги, указанные выше, плюс *глицериновые свечи*. Вставляйте свечу как только вы проснулись и выпили стоя стакан воды комнатной температуры. Глотание стимулирует перистальтику кишечника. Глицериновые свечи стимулируют рецепторы ректального кувшина и вызывают позывы. Ту же процедуру можно проделать сразу после завтрака.
- Если вам не помогает одна свеча, используйте сразу две (если есть необходимость – три). В большинстве случаев реакция почти немедленная. Если нет реакции, подождите, пока свечи растают, немного размоют твердый стул, и вы почувствуете позывы.
- На упаковке свечей обычно указано, что ими нельзя пользоваться больше 7–14 дней без консультации с врачом. Сами по себе свечи не

---

[1] См. раздел *«Примеры рецептов на каждый день»,* стр. 300.

опасны, и к ним не происходит привыкания, а это предостережение существует для того, чтобы не пропустить непроходимость (обструкцию) и запор из-за опухоли в кишечнике.

Четвертая. Вы склонны к запорам. У вас в питании всегда было много клетчатки и углеводов. Вы *резко* перешли на функциональное питание. В течение нескольких дней у вас не было стула. Несомненно, эта ситуация связанна с резким изменением композиции пищи. Что делать?

Самое главное – не делайте резкого перехода. Проанализируйте вашу привычную еду и в первую очередь выявите богатые клетчаткой продукты. Клетчатка всегда указана на этикетке как ***dietary fiber***. Начните *постепенно* сводить на нет эти продукты, особенно процессированные – каши (cereal), хлеб и т. п. И конечно же, воспользуйтесь всеми шагами, перечисленными выше.

Пятая. Самая пренеприятная ситуация, когда стула не было несколько дней. Грубейшая ошибка (глупость) в такой ситуации – «пробивать» запор клетчаткой. Если уже «заперло», добавлять сверху все больше и больше массы – ни к чему хорошему не приведет. А вот проблем добавит: дивертикулез, грыжа, прободение кишечника, непроходимость и т. д. Тут, как говорится, надо действовать наверняка – забыть о клетчатке и воспользоваться препаратом *Ageless Hydro-C*.

Что касается детей – методы те же, только все должно быть в меньших количествах, плюс категорически запрещается терпеть. Самое большое, что вы можете подарить вашему ребенку – это гигиена стула (*когда хочу, где хочу, без стыда*), функциональное питание и будущее без запоров и геморроя. При запорах, характерных для детей на формуле, лишенной специфических, как в молоке матери, бактерий, воспользуйтесь препаратом *Children's PB-8* фирмы *Nutrition Now* – специальной формулой для детей. Этот препарат поставляется в порошке, который можно смешать с любой жидкой пищей.

Стерильный кишечник новорожденного «заселяется» бактериями из молока матери. Если у младенца, которого кормят грудью, возникают запоры или поносы, наиболее вероятная причина – дисбактериоз у кормилицы, обычно связанный с приемом антибиотиков. В такой ситуации воспользуйтесь всеми вышеприведенным рекомендациями и для матери, и для ребенка.

Теперь я не сомневаюсь, что, прочитав эту главу, вы знаете больше самого титулованного гастроэнтеролога, как *усмирять гастриты* и *отпирать запоры*. По крайней мере, на *входе* и *выходе* ваш переход на функциональное питание будет приятным и легким.

Принципы и цели реабилитации

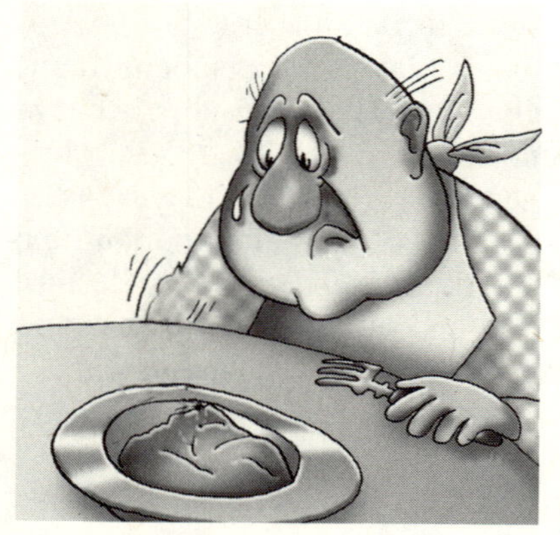

Реабилитация желудочно-кишечного тракта показана при хронических расстройствах пищеварения и при переходе на функциональное низкоуглеводное питание с целью похудеть или устранить нарушения углеводного обмена. Реабилитация преследует следующие цели:

- Устранение функциональных расстройств желудочно-кишечного тракта, таких как изжога (GERD), гастрит, энтерит, целиакия, пищевые аллергии, запоры и другие. Это позволит оптимизировать усвоение белков, жиров, витаминов и минералов, что в свою очередь приведет к общему улучшению пищеварения, теплообмена, метаболизма, энергии и здоровья.
- Устранение приема препаратов, понижающих кислотность желудочного сока (препараты типа Prevacid, Prilosec, Zantac, Nexium и аналоги), которые компрометируют пищеварение белков в желудке и имеют широкий спектр негативных побочных воздействий на желудок, кишечник, печень, регенерацию тканей, состояние костей и суставов, теплообмен, метаболизм и общее состояние здоровья.
- Предупреждение возрастного или функционального несварения и воспалительных процессов в желудке и кишечнике (гастрит, дуоденит, энтерит, IBS, целиакия и т. п.).
- Улучшение пищеварения и усвоения (при помощи диеты или ферментов). Чем лучше усвоение пищи, тем меньше необходимо съесть, чтобы почувствовать насыщение и не повредить здоровье.
- Стягивание желудка. Наряду с нормализацией углеводного обмена, эта мера позволяет обуздать сильный аппетит и насыщаться меньшим количеством пищи.
- Нормализация деятельности толстого кишечника и профилактика запоров. Нормально функционирующие органы пищеварения особенно важны на низкоуглеводной диете, так как в ней практически нет клетчатки.

Специфика переходного периода обуславливается физиологическим фактом *адаптации кислотно-ферментативной деятельности желудка к доминирующему стилю питания.* Это важно для всех, особенно для вегетарианцев, пожилых люди с ферментативной недостаточностью, пациентов после вынужденного голодания (операция, травма) или ограничительных диет, больных с хроническим гастритом, и означает для вас следующее:

- Ваш желудок из-за отсутствия белков в диете практически не вырабатывает ферменты и компоненты желудочного сока, необходимые для переваривания белков.
- Мягкая, преимущественно углеводная пища практически не требовала жевания, поэтому навык тщательно пережевывать мясную пищу у вас отсутствует.
- Чувство насыщения на функциональном питании приходит гораздо позднее, так как ваш желудок адаптировался к большому объему растительной пищи. Аппетит не угасает, пока не происходит привычное наполнение желудка.
- Пониженная кислотность не в состоянии нейтрализовать и уничтожить патогенные микроорганизмы, занесенные в желудок с пищей и через слизистую рта.
- Общее ослабленное состояние организма, неадекватная эндокринная деятельность, нарушения белкового, жирового и углеводного обменов дополняют картину.

У этой группы лиц при резком переходе на белковую пищу животного происхождения очень высокая вероятность развития гастрита и несварения. Поэтому воспользуйтесь рекомендациями ниже.

УГЛЕВОДЫ В ПЕРИОД РЕАБИЛИТАЦИИ

Да, вы не ошиблись – углеводы! В данном случае цель оправдывает средства. Но углевод углеводу рознь, поэтому обратите внимание на один интересный и важный аспект реабилитационной диеты – рекомендацию есть на завтрак и/или ланч *отварной рис со сливочным маслом*. На первый взгляд у вас может создаться впечатление, что эта рекомендация не соответствует принципам функционального питания. Это не так, и вот почему:

- Во-первых, функциональное питание подразумевает исключение не всех углеводов, а только их избытка, а также исключение прошедших обработку углеводов (сахаров, крахмалов и т. п.) и неперевариваемой клетчатки (целлюлозы).
- Во-вторых, суть этой рекомендации сводится к тому, чтобы минимизировать кислотно-ферментативную (белковую) стадию переваривания в желудке до одного раза в день. Ни рис, ни масло практически не содержат белков и покидают желудок через короткое время, не запуская полный желудочный пищеварительный цикл: и углеводы, и жиры перевариваются и усваиваются в кишечнике благодаря ферментам и желчи.

- В-третьих, использование риса в диете позволяет сократить нагрузку на желудок, уменьшить расход энергии и ресурсов (соляной кислоты и ферментов) и дает слизистой желудка максимум времени на восстановление до следующего приема белковой пищи.
- В-четвертых, если вам больше 50 лет или у вас есть история хронических желудочно-кишечных заболеваний, рекомендую всегда придерживаться этого правила – употреблять белковую пищу (мясо, птицу, рыбу, яйца, творог) только один раз в день и предпочтительно во время вашей последней еды (т. е. в обед или ужин).

Кроме того, у риса (в комбинации со сливочным маслом) есть следующие преимущества перед другими продуктами:
- *Низкое содержание клетчатки.* Белый рис содержит менее 0,5% клетчатки, т. е. практически нулевое количество.
- *Низкое содержание углеводов по отношению к объему.* 200 *г* разваренного риса содержит около 50 *г* углеводов – приемлемое количество в контексте наших целей, тем более – на целый день.
- *Низкая степень аллергенности.* Рис не содержит растительных жиров и практически не содержит растительных белков, что свидетельствует о его низкой аллергенности. Это особенно важно при хронических воспалительных процессах слизистой желудка и кишечника для предупреждения аутоиммунных реакций. Если у вас есть аллергия на рис, замените его другим приемлемым продуктом (например, гречкой или кукурузой, которые, как и рис не содержат глютен).
- *Быстрое насыщение.* Благодаря большому объему воды в разваренном рисе, он быстро и хорошо удовлетворяет «сенсорный» аппетит объемом («набивает брюхо»), а сливочное масло в нем – насыщает, так как присутствие жиров в кишечнике угнетает рефлекторный аппетит.
- *Удобство в приготовлении, хранении и использовании.* Приготовление риса очень быстрое и простое[1]. Отварной рис можно хранить день-другой даже при комнатной температуре и намного дольше – в холодильнике, его удобно взять с собой на работу, поскольку он разогревается в микроволновой печи без потери вкуса.
- *Постепенное усвоение.* Благодаря медленному усвоению в кишечнике, рис постепенно «отдает» углеводы в кровяное русло и резко не влияет на уровень сахара и инсулина в крови, как это происходит с простыми углеводами.
- *Рис не дает запоров.* Ошибочная точка зрения об обратном (что от риса бывают запоры) базируется исключительно на наблюдениях. Запоры, как уже не раз объяснялось, – следствие многочисленных нарушений функциональности толстого кишечника, а пища, которая усва-

---

[1] См. раздел *Примеры рецептов на каждый день,* стр. 300.

ивается практически без остатка, в том числе и рис, просто делает эти дисфункции явными, поскольку в этом случае резко уменьшается объем и вес стула.

И наконец, почему «рис со сливочным маслом»?

- Животные жиры, особенно качественное сливочное масло, очень важны для нормальной деятельность печени, желчного пузыря, слизистой кишечника, пищеварения и усвоения жирорастворимых витаминов (A,E, D, K) и минералов (кальций, магний и др.).
- Жир в комбинации с рисом быстрее насыщает и удовлетворяет аппетит, что особенно важно для похудения. Сливочное масло – самый подходящий для этой цели жир.
- В контексте европейских кулинарных традиций и привычек, рис со сливочным маслом вкуснее, чем просто отварной рис.

По этим же причинам рис играет такую важную роль в азиатских кухнях, особенно японской. Благодаря соблюдению традиций и умеренности в еде Япония сильно «отстает» от США или России по таким проблемам, как ожирение, сахарный диабет и желудочно-кишечные заболевания. Как видите, углевод углеводу рознь, и в «хорошей компании» и в меру не так страшен [углеводный] черт, как его малюют.

ПРАВИЛА РЕАБИЛИТАЦИИ

Большинство функциональных (обратимых) расстройств желудочно-кишечного тракта связаны с несоответствием нашей еды пищеварительным функциям желудка и кишечника. Возраст, лишний вес, переедание, питательный дефицит, алкоголь, лекарства, отравления, травмы, стресс, профессиональные факторы риска и некоторые другие усугубляют функциональные расстройства.

Эффективной медикаментозной реабилитации желудочно-кишечного тракта не существует, скорее наоборот: лекарства нарушают такие важные физиологические функции, как кислотность, ферментация, перистальтика, иммунитет, микрофлора и другие, чтобы всего-навсего устранить болевые ощущения на время приема этих препаратов.

Реабилитация по моей методологии полагается исключительно на изменения в диете и специализированные добавки. Модулируя состав, количество, время и частоту приема пищи и используя необходимые добавки, можно без риска для здоровья устранить практически все функциональные (от еды) расстройства и зависимость от лекарств.

Даже если у вас уже есть органические (необратимые) изменения в каком-либо сегменте желудочно-кишечного тракта, восстановление функциональности остальных его регионов окажет благотворное влияние на весь организм. Качественные добавки особенно эффективны в таких ситуациях, поскольку восполняют потерю естественных функций.

В этом смысле очень интересен и поучителен пример с витамином B_{12}, который незаменим для кроветворной деятельности и, по логической цепочке, для всех без исключения функций организма. К сожалению, после гастрита или язвенной болезни он фактически не усваивается из-за атрофии париетальных клеток слизистой желудка, которые секретируют специальный белок, так называемый внутренний фактор Кастла, необходимый для усвоения B_{12} в кишечнике. (Эти же клетки, кстати, вырабатывают и соляную кислоту.) В такой ситуации даже самое идеальное питание, но без «правильных» добавок, обрекает человека на болезни и раннее старение из-за расстройства кроветворения, газообмена, иммунитета и других важных функций, зависящих от витамина B_{12}.

Общие правила реабилитации желудочно-кишечного тракта сводятся к устранению причин функциональных расстройств пищеварения:

- *Сокращение продолжительности процессов пищеварения до возможного минимума.* Регенерация слизистой органов пищеварения происходит только в перерывах между перевариванием пищи. Если вы начинаете ваш день с завтрака в 8 утра и заканчиваете его ужином в 7 часов вечера, желудочное и кишечное пищеварение даже у абсолютно здоровых людей завершается в 4-5 часов утра следующего дня, т. е. у вашего организма остается только 3-4 часа на регенерацию. Если вы едите первый раз в 12 часов дня и последний – в 6 вечера, на регенерацию остается по крайней мере 8 часов.
- *Тщательное пережевывание пищи.* Плохо пережеванная пища, особенно белковая, удлиняет процесс переваривания, стимулирует аппетит и зачастую приводит к несварению в желудке и белковому токсикозу в кишечнике.
- *Адекватное употребление белков и жиров.* Белки и жиры необходимы и для регенерации слизистой желудка и кишечника, и для синтеза пищеварительных ферментов. Ни слизистая, ни ферменты не нуждаются в углеводах.
- *Устранение стимуляторов пищеварения и аппетита,* особенно до еды. Это касается кофе, чая, газированных напитков, конфет, фруктов, фруктовых соков, алкоголя, курения, жевательной резинки и т. п. Стимуляция пищеварения без пищи в желудке приводит к накоплению активных желудочных и кишечных соков и ферментов, которые при нормальных обстоятельствах быстро деактивируются и нейтрализуются соответствующей пищей. Если же пища не попала в систему, вы начинаете «переваривать» стенки желудка и кишечника.

- *Использование достаточного количества пищевой соли.* Соль необходима для создания полноценной кислотности в желудке. Соляная кислота в желудочном соке нейтрализует токсичные компоненты, убивает нежелательные бактерии, необходима для первичного переваривания белков, стимулирует выделение протеолитических ферментов и участвует в регенерации слизистой желудка. Пищевая соль (NaCl), а точнее хлор (Cl) в ней – критически важный компонент для образования соляной кислоты (HCl) в желудочном соке.
- *Адекватное употребление жиров для нейтрализации желчи.* Желчь – один из самых активных и реактивных компонентов пищеварения. Она выделяется через желчные протоки независимо от приема пищи. Жиры усваиваются с участием желчи и необходимы для ее нейтрализации, в противном случае желчь попадает в нижние отделы тонкого кишечника и в толстый кишечник, что приводит к раздражению и поражению слизистой.
- *Исключение клетчатки* (dietary fiber). Клетчатка – неперевариваемый компонент, она абсорбирует пищеварительные соки и воду, увеличивается в объеме, растягивает желудок, раздражает и часто закупоривает кишечник, является причиной брожения и образования газов в кишечнике и ведет к хроническим запорам, геморрою и дивертикулезу.
- *Исключение злаковых* (хлеб, сдоба, макароны, сухие мюсли/cereal, манная каша и т. п.). Злаковые содержат *глютен* – растительный белок (клейковина), который придает муке клейкость. Глютен – потенциальный кишечный аллерген и один из основных факторов нарушения всасывания в кишечнике, образования газов, вспучивания и воспалительных процессов (болезнь Крона, целиакия/спру, энтерит и т. п.).
- *Исключение молока и молочных продуктов* (кроме натуральных кисломолочных продуктов). Молочные продукты содержат лактозу (молочный сахар) и казеин (молочный белок). Организм взрослого человека не вырабатывает ферменты, необходимые для их переваривания, поэтому они могут вызвать брожение, гниение и пищевые аллергии со всеми вытекающими отсюда последствиями. Натуральные кисломолочные продукты (без суррогатов и добавок, в чем легко убедиться, изучив этикетки) лишены этих недостатков молока, так как лактоза и казеин ферментируются бактериями.
- *Исключение дробного приема пищи.* Частая еда небольшими порциями растягивает пищеварение на 14-18 часов, приводит к ферментативной недостаточности, лишает желудок и кишечник возможности регенерировать слизистую.
- *Исключение смешанной пищи.* Белки совместимы только с жирами, углеводы совместимы только с жирами, жиры совместимы с углеводами и белками. Когда же в желудок попадают углеводы вместе с белками, уходит больше времени, ресурсов и энергии на переваривание

белков, увеличивается объем содержимого желудка, затягивается опорожнение желудка, и в кислой среде желудка образуются газы из-за брожения углеводов. Все эти факторы нарушают желудочное пищеварение и способствуют возникновению изжоги и гастрита.

- *Сокращение количества жидкости, употребляемой во время и после еды.* Избыток жидкости увеличивает продолжительность пищеварения и повышает риск несварения, так как ослабляется концентрация желудочных соков, а также «протаскивает» пищеварительные соки в незащищенный кишечник.
- *Правильная последовательность питания.* Углеводы и жидкости никогда не должны употребляться после белковой пищи, поскольку они будут находиться в желудке пока не переварятся белки и будут неизбежно увеличивать продолжительность пищеварения.
- *Использование пищевых добавок.* При правильном подборе добавки способствуют регенерации слизистой желудка и кишечника, восстановлению ферментативно-кислотной среды, улучшению перистальтики, восстановлению кишечной микрофлоры и нормализации уровня важнейших электролитов.

Если некоторые из этих рекомендаций покажутся вам «спорными», имейте в виду, что ваша оценка полагается не на глубокие знания физиологии пищеварения, а на мифы и «народные мудрости», почерпнутые из пропаганды «здорового питания». Согласитесь, если бы и то и другое – мудрость и пропаганда – соответствовало действительности, вы были бы идеально здоровы и не читали бы эту книгу.

Физиологические принципы, на базе которых составлены эти рекомендации, более подробно описаны в моих книгах «Функциональное питание» и «Fiber Menace».

ЧТО ОЗНАЧАЮТ СЛЕДУЮЩИЕ СИМПТОМЫ

Исчезновение изжоги, отрыжки, вспучивания, запоров, болевых ощущений и тошноты до и после еды – критерии успеха реабилитации. Если у вас не проходят тошнота и боли в процессе реабилитации, немедленно обратитесь к врачу-гастроэнтерологу и пройдите соответствующее обследование, чтобы выявить и устранить такие серьезные причины, как кишечная непроходимость, опухоль, язвенная болезнь и другие.

Чтобы вам было легче ориентироваться в некоторых субъективных ощущениях, связанных с пищеварением и дисфункциями желудочно-кишечного тракта, обратите внимание на следующие менее известные симптомы:

- *Боль при глотании, трудности с глотанием* – болезни пищевода.
- *Ком в горле* – болезни пищевода, хронический гастрит.

- *Металлический привкус во рту* – хронический гастрит. Еще одна из вероятных причин – взаимодействие между различными стоматологическими материалами (металлами) во рту (как при гальваническом электрофорезе).
- *Тошнота или болевая сенсация* (*тяжесть*) *до еды* – хронический гастрит, язвенная болезнь, опухоль.
- *Тошнота или болевые ощущения* (*тяжесть, давление*) *через 4-5 часов после еды* (белковой) – воспалительный процесс или язвенная болезнь в тонком кишечнике. Боли и тошнота начинаются после поступления переваренной пищи в кишечник.
- *Желчь* (*горечь*) *в рвоте* – непроходимость (obstruction) в тонком кишечнике.
- *Кровь в рвоте* – язвенная болезнь пищевода, желудка или (менее вероятно) кишечника.
- *Вспучивание живота* – воспалительный процесс в тонком кишечнике. Вспучивание происходит из-за того, что воспаленная слизистая не в состоянии абсорбировать газы, которые естественно образуются в процессе пищеварения.
- *Черный, дегтеобразный стул* – кровоточащая язва в желудке или кишечнике. Свекла, некоторые лекарства и сброс песка из желчного пузыря могут дать стулу черный окрас. В аптеках продаются тесты (fecal occult blood test) на кровь в стуле (лакмусовая бумага, которая опускается в унитаз).
- *Следы алой крови в стуле* – трещина в анальном проходе, геморрой, язвенный колит в острой форме.
- *Уплотнение стенки живота* (*брюшины*) – асцит (водянка), воспаление брюшины. Ранние симптомы рака яичников, печени или брюшины (реже.) Важно сделать анализ крови на онкомаркер CA-125, который указывает на наличие рака яичников. Стенка живота уплотняется за несколько месяцев до появления явных симптомов, это позволяет вовремя ликвидировать источник рака и предупредить метастазы.
- *Затрудненный стул* (регулярный, но приходится тужиться) – внутренний геморрой, уплотненный стул (скрытые запоры), нарушение нормальной деятельности толстого кишечника.

Реабилитационная диета

Переход на низкоуглеводное функциональное питание осуществляется в два этапа – реабилитация желудочно-кишечного тракта и переходная диета. Такой подход продиктован физиологией организма, т. е. соматической (не контролируемой сознанием) адаптацией желудка к стилю и режиму питания.

Это особенно актуально после 40-50 лет, поскольку организм требует больше времени на «перестройку». Цели переходного периода достаточно очевидны – избежать нарушений пищеварения, резких колебаний уровня сахара (гипогликемии), устранить высокий уровень инсулина, улучшить усвоение пищи, понизить аппетит, стянуть желудок, предупредить запоры и, безусловно, оздоровиться.

Если вы еще не достигли этого возраста и/или ваш желудочно-кишечный тракт работает без сбоев, вы можете пропустить этот раздел и сразу начать с переходной диеты.

Итак…

РАЗНОВИДНОСТИ РЕАБИЛИТАЦИОННЫХ ДИЕТ

Полноценная реабилитация желудочно-кишечного тракта происходит за счет тщательного соблюдения вышеизложенных принципов и соответствующей диеты во время реабилитации. Здесь описаны три варианта реабилитационной (далее сокращенно – Р) диеты:

- Диета Р-1, которая рекомендуется, если у вас нет острых расстройств желудка или кишечника. Ее цель – обеспечить плавный переход на функциональное питание, понизить аппетит и предупредить значительные модуляции уровня сахара в крови.
- Диеты Р-2 и Р-3, которые показаны во время острых желудочно-кишечных расстройств. Цели – аналогичные диете Р-1, плюс понизить секрецию соляной кислоты и ферментов натуральными способами и устранить лекарства, понижающие кислотность.

Так как все три диеты по определению содержат неадекватное количество белков, витаминов и минералов из-за ограниченного круга продуктов и меньших порций, в время этих диет необходимо принимать пищевые добавки, чтобы не только компенсировать дефицит, но и воспользоваться их терапевтическими свойствами.

Рекомендуемые добавки, в том числе спектр их действия, состав, дозы и стоимость, детально описаны на сайте www.AgelessNutrition.com. На основании этой информации аналогичные по составу добавки можно подобрать и приобрести в специализированных магазинах.

ПИТАНИЕ И ДОБАВКИ В ПЕРИОД РЕАБИЛИТАЦИИ ЖЕЛУДОЧНО-КИШЕЧНОГО ТРАКТА (ДИЕТА Р-1)

На период реабилитации желудочно-кишечного тракта я рекомендую следующий режим питания:

- ***Утром натощак***. Стакан теплой питьевой воды без газа вместе с одной дозой *Ageless GI Recovery*. Этот препарат содержит аминокислоту L-Glutamine, которая необходима для регенерации слизистой желудка и кишечника.

- ***Завтрак*** (*первый прием пищи, как можно позднее, когда появился аппетит*). Отварной рис со сливочным маслом[1]. Добавки: утренние пищевые добавки (*Ageless IntestiPack*) сразу после еды. Если у вас есть история язвенной болезни – дополнительно один грамм витамина С (две таблетки *Buffered C-500*), за исключением тех дней, когда вы принимаете натуральное слабительное, содержащее витамин С (*Hydro-C*). Если у вас есть история yeast infection (молочница) – дополнительно одну таблетку цинка и селена (*L-OptiZink* и *Selenomax*).

- ***Ланч*** (*второй прием пищи, факультативно, только если есть аппетит*) не позднее чем за 2 часа до обеда. Если нет никаких функциональных расстройств, можно съесть легкопереваримаемые белки, такие как молодой сыр со сливочным маслом, одно-два яйца всмятку или натуральный творог. Если есть функциональные расстройства – отварной рис со сливочным маслом (разделите утреннюю порцию на две части и съешьте вторую часть на ланч).

- ***Перед обедом.*** Выпейте стакан питьевой воды (желательно без газа) за 30-60 минут до обеда. На стадии реабилитации – лучше воду со второй порцией *Ageless GI Recovery*. Если вы к этому времени уже испытываете сильное чувство голода, не пейте до еды, чтобы не «смыть» желудочные соки в кишечник. В данном случае жидкости в умеренных количествах (не более стакана) лучше употреблять во время или после приема пищи (не забывайте, что супы и бульоны – тоже жидкости).

- ***Обед*** (*последний прием пищи*). Выберите один из мясных/рыбных рецептов[2]. Старайтесь жевать как можно тщательнее и дольше. Тщательное жевание сокращает время пищеварения и ускоряет насыщение. Во время обеда общий объем жидкости, включая ту, которой запиваются витамины, не должен превышать одного стакана (200-250 *мл*). Добавки: вечерние пищевые добавки (*Ageless IntestiPack*) принимаются вместе с обедом. При ферментативной недостаточности (ха-

---

[1] См. раздел *«Примеры рецептов на каждый день»,* стр. 300.

[2] Там же.

рактеризуется медленным перевариванием) целесообразно принимать пищеварительные ферменты (*Superzymes* и *Bromelain*). Эти препараты принимаются вместе с белковой едой. Пищеварительные ферменты нельзя принимать при диетах Р-2 и Р-3 (т. е. при острых ж.-к. расстройствах).

Если вы не чувствуете насыщения после обеда, разделите на четыре части таблетку *глюкозы* и рассосите каждую порцию отдельно под языком. Таблетки глюкозы не надо жевать или глотать, так как это делает их неэффективными. Категорически нельзя использовать десерты, конфеты, фруктовые компоты и т. п., поскольку это приводит к брожению в желудке, особенно при ферментативной недостаточности.

Еще раз напомню, что в вашем рационе должны постоянно присутствовать качественные жиры, необходимые для удовлетворения аппетита (насыщения), нормальной деятельности печени и желчного пузыря, регенерации слизистой кишечника, нейтрализации и реабсорбции желчи, усвоения жирорастворимых витаминов и минералов, стимуляции перистальтики тонкого и толстого отделов кишечника, предупреждения запоров, а также для реализации многих других физиологических функций организма.

Под термином «качественные жиры» подразумевается сливочное масло (предпочтительно органическое или не содержащее растительных и других наполнителей), натуральные жиры в мясе, птице, рыбе и в кисломолочных продуктах. Избегайте использовать растительные жиры, в том числе орехи и семечки, так как они не соответствуют физиологическим потребностям человеческого организма, не говоря уже о том, что при термической обработке и хранении они трансформируются в токсичные, канцерогенные трансжиры.

ПИТАНИЕ В ПЕРИОД ОБОСТРЕНИЯ ЖЕЛУДОЧНО-КИШЕЧНЫХ РАССТРОЙСТВ (ДИЕТЫ Р-2 И Р-3)

Во время любых желудочно-кишечных обострений (в том числе при пищевых отравлениях, поносах, инфекционных заболеваниях, госпитализации и даже во время стрессовых ситуаций) целесообразно исключить из диеты все пищевые белки до полного выздоровления.

Без белков в пище быстро уменьшается выделение соляной кислоты и ферментов, необходимых для их переваривания. Так как секреция кислоты и ферментов частично рефлекторный процесс (т. е. зависит не только от композиции пищи, но и от режима), снижение их уровня занимает несколько дней.

В концепции диеты без белков на время обострения нет ничего сверхъестественного или удивительного: когда вы, к примеру, съедаете завтрак без белков, желудок не выделяет кислоту и ферменты, поскольку ни банан, ни каша, ни чай в переваривании в желудке не нуждаются. Этот же принцип лежит в основе «раздельного питания» и применяется при лечебном голодании для постепенного входа и выхода.

Стабильно низкий уровень кислоты и ферментов купирует болевые ощущения, возникающие из-за их контакта с пораженными участками слизистой пищевода, желудка и кишечника, и способствует их регенерации. Эта тактика эффективнее и надежнее лекарств, потому что:

- Она понижает уровень секреции не только кислоты, но и протеолитических ферментов, действие которых на пораженные участки слизистой еще сильнее, чем кислоты.
- Она не оставляет гнить непереваренные белковые продукты в желудке и кишечнике.
- Она ни в какой мере не нарушает нормальные физиологические процессы, происходящие в желудке.
- Она эффективно и надежно понижает сильное чувство голода, возникающее под влиянием кислоты, и способствует быстрому утолению аппетита и стягиванию желудка.
- И наконец, она не вызывает побочных явлений, которые есть у лекарств, и не требует никаких дополнительных расходов.

Такой гибкий подход близок по сути к методу, обычно применяемому к больным с кровоточащей язвой – переходу на жидкую диету в комбинации с понижающими кислотность лекарствами.

Несомненно, вы всегда можете воспользоваться лекарствами в этот период, чтобы ускорить процесс, но имейте в виду, что после нескольких дней на диете без белков применение лекарств бессмысленно, так как организм сам сокращает выделение кислоты и ферментов и в лекарствах больше не нуждается.

В любом случае, следуйте резонным указаниям вашего лечащего врача, держите его в курсе, что вы придерживаетесь определенного режима питания, и не занимайтесь самолечением при обострении язвенной болезни из-за высокого риска в случае кровотечения. Никогда не забывайте: эти рекомендации не о том, как лечиться, а о том, как *не болеть*.

В период обострений и перехода на диету без пищевых белков критичны для успеха сливочное масло и препарат *Ageless GI Recovery*, чтобы предотвратить атрофию слизистой и ускорить ее регенерацию. Исчезновение изжог, болевых сенсаций и тошноты – критерии вашего успеха.

Диета без пищевых белков также показана после острого пищевого отравления, при острых инфекционных заболеваниях, острой ферментативной недостаточности, после травмы, до и после операции, во время химиотерапии, при беременности с симптомами «токсикоза» и в других подобных ситуациях. Медицинское название такой диеты – *диета низкой плотности* (low-density diet). В более острых ситуациях применяется исключительно жидкая диета или парентеральное (через вену) питание.

И последнее: при очень острых расстройствах ж.-к. тракта, а также лежачим больным и лицам с нарушенной функцией жевания, рекомендую пропустить рис с маслом через блендер (добавляя немного воды, до консистенции густой сметаны), чтобы еще больше облегчить его прохождение через пищевод, желудок и кишечник и улучшить последующее переваривание и усвоение в кишечнике. Размельченный таким образом рис можно запивать теплой водой, чтобы не возникло ощущения, что он «залипает» на стенках пищевода.

Первая неделя (диета Р-2):

- Препарат *Ageless GI Recovery* перед каждым приемом пищи.
- Если показано, витамин B_{12} перед завтраком.
- Если вы бросаете пить чай или кофе, таблетки с кофеином желательно принимать с едой.
- ***Завтрак.*** Следуйте режиму Р-1 на завтрак. Добавки: *Buffered-C* (4 таблетки), *L-OptiZink* (1 таблетка) и *Selenomax* (1 таблетка).
- ***Ланч*** повторяет завтрак. Исключите все белки. Ешьте только разваренный рис со сливочным маслом.
- ***Обед.*** Исключите все белки. Для разнообразия, с рисом можно чередовать отварной картофель и гречневую кашу (если не вызывает чувства тяжести) со сливочным маслом. Добавки: *Buffered C-500* (4 таблетки), *L-OptiZink* (1 таблетка).
- ***Перед сном***. Добавки: *Calcium/Magnesium* (2 таблетки).

Вторая неделя (диета Р-3):

- Препарат *Ageless GI Recovery* перед каждым приемом пищи.
- Если показано, витамин B_{12} перед завтраком
- Если вы бросаете пить чай или кофе, таблетки с кофеином желательно принимать с едой.
- ***Завтрак.*** Следуйте режиму Р-1 на завтрак. Добавки: *Buffered-C* (4 таблетки), *L-OptiZink* (1 таблетка) и *Selenomax* (1 таблетка).
- ***Ланч*** повторяет завтрак. Исключите все белки. Ешьте только разваренный рис со сливочным маслом.

- ***Обед.*** В первые два дня недели: отварной картофель или гречневая каша со сливочным маслом и с чистым бульоном без мяса. Последующие дни: исключите каши, добавьте отварную курицу, говядину или мясные муссы. Добавки: *Buffered-C* (4 таблетки), *L-OptiZink* (1 таблетка).
- ***Перед сном***. Добавки: *Calcium/Magnesium* (2 таблетки).

Третья неделя:

- Диета Р-1.
- Если на этой стадии у вас возникли или продолжаются изжоги или болевые ощущения в желудке, возвращайтесь к диете Р-3 и придерживайтесь ее до исчезновения симптомов.

Еще раз хочу напомнить, что запоры (или нерегулярный стул) на реабилитационной и ограничительной диетах практически неизбежны из-за существенного сокращения общего объема пищи и устранения непереваpиваемой клетчатки – двух основных факторов большого объема стула на «здоровом» питании.

На диетах Р-2 и Р-3 нормальный (т. е. не много и мягкий) стул даже через день не считается отклонением (т. е. запором). В период когда вы не едите белковую пищу, стул может быть очень светлым.

Во время или сразу после еды происходит непроизвольная перистальтика толстого кишечника, которая стимулирует позывы. В такой ситуации немедленно воспользуйтесь туалетом, чтобы не пропустить стул. Если у вас не бывает позывов, воспользуйтесь всеми рекомендациями в этом разделе.

Продолжайте реабилитационную диету до исчезновения симптомов болезней и расстройств ж.-к. тракта. При тщательном соблюдении режима и рекомендаций вы сможете завершить реабилитационную диету в течение трех-четырех недель.

При таких состояниях, как болезнь Крона или язвенный колит, трудно определить продолжительность или вероятность успеха реабилитации из-за множества факторов, которые невозможно устранить лишь питанием и добавками.

И наконец, имейте в виду, что такие болезни, как грыжа пищевода, геморрой, дивертикулез и некоторые другие, связаны с органическими изменениями и реабилитации не поддаются. К счастью, даже в этих случаях реабилитационная диета поможет вам предупредить болевые симптомы, дискомфорт, обострения и сократить или даже устранить лекарства.

Переходная диета

Как вы уже знаете, изменение стиля питания влечет за собой каскад изменений в деятельности желудочно-кишечного тракта, эндокринных органов и в метаболизме энергии. Чтобы, в полном смысле этих слов, не попасть впросак, даже относительно здоровым людям я рекомендую начинать, если не с реабилитационной, то хотя бы с *переходной диеты*.

Плавный переход, будь то на ограничительную диету для похудения или на функциональное питание для профилактики диабета и сохранения нормального веса, сделает «перестройку» приятной и незаметной и избавит вас от типичных проблем при резком изменении стиля питания – все тех же несварения, изжоги, вспучивания кишечника, запоров, поносов и других.

Стандартная переходная диета (далее сокращенно – П-1) может быть стартовой или следовать сразу после реабилитационной (если реабилитация показана). Время приема пищи указано факультативно, вы должны соотнести его с вашим личным режимом. В данном случае важно обратить внимание на предлагаемые интервалы *между* едой.

СТАНДАРТНАЯ ПЕРЕХОДНАЯ ДИЕТА (П-1)

Калорийная ценность переходной диеты в пределах 2000-2200 калорий в день.

- ***Утром натощак***. Стакан минеральной воды с газом или без, типа *Apollinaris*, *Gerolsteiner*, *S.Pellegrino* и т. п.[1] Добавки: если у вас склонность к запором – принимайте *Hydro-C* натощак, следуя приложенным инструкциям.
- ***Завтрак*** (*10-12 утра*). Два яйца всмятку (10 *г* жиров, 12,5 *г* белков), два-три ломтика молодого сыра (до 100 *г* – 28 *г* жиров, 25 *г* белков), небольшой помидор или огурец (4-5 *г* углеводов). Добавки: *Morning Pack*.
- ***За 30 минут до ланча***. Стакан воды без газа или огуречный сок.
- ***Ланч*** (*3-5 часов дня*). 4-5 ломтиков мяса (до 100 *г* – 14 *г* белков, 16 *г* жиров), 15 *г* сливочного масла, небольшой помидор или огурец (4-5 *г* углеводов). Калорийная ценность завтрака и ланча примерно 800-900 *кал.* (60-70 *г* жиров, 50-60 *г* белков, 15-20 *г* углеводов).
- ***За 30 минут до обеда***. Можно выпить стакан кефира, йогурта или простокваши из натурального цельного молока. Эти напитки снижа-

[1] К сожалению, не могу рекомендовать традиционные «русские» минеральные воды из-за появившейся в последнее время информации об их сомнительном качестве за пределами России.

ют (или быстрее удовлетворяют) аппетит (8 *г* жиров, 8 *г* белков, примерно 2 *г* углеводов – примерно 110 кал). Натуральный кефир из цельного молока и без технологических наполнителей и консервантов[1] – сытный и полезный продукт, который в совокупности с обедом ускоряет насыщение и поставляет минералы и воду, необходимые для нормального пищеварения. Чтобы отличить натуральный кефир от технологического – читайте этикетки. Если кроме цельного молока и витаминов (которые во многих странах добавляют в обязательном порядке) на этикетке есть какие-либо другие компоненты, это не кефир, а суррогат.

- ***Обед*** (*6-7 часов вечера*). Чашка бульона или соленая закуска (кусочек селедки или соленой рыбы, икра, соленый огурец или помидор – все без уксуса) и одно из предложенных в разделе *Рецепты* блюд. Добавки: *Evening Pack*, жир печени трески (*Cod Liver Oil*, liquid formula, например, от фирмы Twinlab). Другие добавки – по необходимости. Витамины можно запивать бульоном. Если обед без бульона, то питьевой воды без газа не должно быть больше ¾ стакана, включая воду, чтобы запить витамины. Вместо бульона можно съесть салат – помидоры и огурцы без шкурки, столовая ложка оливкового или подсолнечного масла, немного сока, выжатого из лука или чеснока, но без мякоти (!)[2]. Средняя калорийная ценность обеда – 1000-1200 *кал.*

- ***После обеда***. Если вас безудержно тянет на сладкое, рассосите в два-четыре приема таблетку глюкозы под языком.

МОДИФИЦИРОВАННАЯ ПЕРЕХОДНАЯ ДИЕТА (П-2)

Модифицированная переходная диета (далее сокращенно – П-2) применяется, если у вас есть история желудочно-кишечных заболеваний и вы проходили полную программу реабилитации. В ней исключены белки во время завтрака и ланча, чтобы избежать кислотно-ферментативную фазу пищеварения в желудке, и полагается на небольшие количества углеводов на завтрак и ланч.

Для компенсации недостающих белков и регенерации слизистой желудка и кишечника рекомендуется принимать *Ageless GI Recovery* два раза в день вместе с питьевой водой перед едой. Остальные добавки по показаниям или как при стандартной переходной диете (см. диету П-1).

---

[1] В США я рекомендую кисломолочные продукты фирмы *Fresh Made*, так как они готовятся по традиционным рецептам из натурального молока без суррогатов и добавок, характерных для «технологических» кефиров или йогуртов, замешанных на сыворотке или водопроводной воде, сухом молоке и стабилизаторах типа агар-агар, каррагенан, желатин и проч.

[2] См. раздел *«Примеры рецептов на каждый день»,* стр. 300.

Калорийная ценность модифицированной переходной диеты немного ниже стандартной.

- ***Утром натощак***. Стакан питьевой воды без газа. Добавки: *Ageless GI Recovery*; если у вас склонность к запором – принимайте *Hydro-C* натощак, следуя приложенным инструкциям.
- ***Завтрак и ланч***. Отварной рис готовится один раз на два приема пищи: всего варится 60 *г* (200 кал) риса и в него добавляется 50-60 *г* (370-450 кал.) сливочного масла.
  - Завтрак (10-12 ч. утра). Отварной рис со сливочным маслом. Добавки: *Morning Pack*.
  - Ланч (3-5 ч. дня). Вторая порция риса. До или после еды можно выпить стакан воды или огуречный сок.
- ***Перед обедом***. Кисломолочные продукты при модифицированной переходной диете не рекомендуются, чтобы не стимулировать пищеварение и предупредить избыток жидкостей в желудке. За 40-50 минут до еды выпейте стакан воды без газа за или стакан огуречного сока.
- ***Обед*** (*6-7 ч. дня*). Стакан бульона, соленная закуска и одно из предложенных в разделе *Рецепты* блюд. Салаты при переходной модифицированной диете не рекомендуются. Добавки: *Evening Pack*, жир печени трески (*Cod Liver Oil*, liquid formula, например, от фирмы Twinlab). Другие добавки – по необходимости.
- ***После обеда***. Если вас безудержно тянет на сладкое, рассосите в два-четыре приема таблетку глюкозы под языком.

ПРОДОЛЖИТЕЛЬНОСТЬ ПЕРЕХОДНОЙ ДИЕТЫ

Переходная диета продолжается до тех пор, пока вы не избавитесь от резкого чувства голода и мигреней перед едой и от дискомфорта в желудке и кишечнике, пока не стабилизируются сон, аппетит, настроение и уровень энергии. Понятно, что в каждом конкретном случае продолжительность этого процесса будет зависеть от того, с какого состояния вы начали, и, конечно же, от вашего возраста – чем вы старше, тем дольше переход.

Ограничительная диета

Ограничительная диета (далее сокращенно – О-1 или О-2) начинается после завершения переходной. Она преследует единственную цель – «сжигание» подкожного жира, и показана до тех пор, пока вы не достигнете оптимального (для вашего возраста и состояния здоровья) веса.

Если у вас нет лишнего веса или вы не хотите худеть, переходите на низкоуглеводный функциональный стиль питания[1]. Функциональный стиль питания аналогичен переходной диете, но с более широким и либеральным набором продуктов, особенно для молодых и здоровых.

Принципы физиологического похудения, на которых базируется ограничительная диета, подробно представлены в главе *Физиология полноты и похудения*. Методологические ошибки низкоуглеводных диет, типа диеты Аткинса и South Beach, детально анализируются в моей книге на английском языке «Fiber Menace» в главе III – *Atkins Goes to South Beach*[2]. Эти ошибки учтены и в данных рекомендациях, которые первоначально были разработаны для участников моих семинаров «Семь шагов к идеальному весу».

Ограничительная диета позволяет чувствовать себя комфортабельно на 1400-1800 калориях в день. По количеству белков и жиров она практически не отличается от обычной диеты. Основное ограничение касается углеводов.

Пищевые добавки абсолютно критичны для ограничительной диеты, так как в ее состав не входят продукты, которые содержат натуральные или синтетические (добавленные) витамины и минералы. Это особенно касается таких важных для здоровья витаминов, как C, A, D, B_{12}, тиамин (B_1), ниацин (B_3, PP), фолиевая кислота, и таких важных минералов, как калий, кальций, магний, цинк и железо.

Во время ограничительной диеты вы не должны испытывать сильного чувства голода, так как предшествующие этапы помогли стянуться вашему желудку, и к этому времени у вас стабилизировался уровень сахара в крови. Вы заметите, что улучшится общее состояние вашего здоровья, вы будете лучше спать, у вас повысится тонус и будет более ровное настроение в течение дня, поскольку на вас не будут пагубно влиять колебания инсулина и сахара в крови. Все это благоприятно отразится на ваших отношениях с близкими, друзьями и сотрудниками. Окружающие начнут замечать в вас положительные изменения. Комплименты со стороны и ваше внутреннее ощущение успеха будут стимулировать и поддерживать соблюдение вами ограничительной диеты.

Если у вас есть хронические болезни, держите вашего лечащего врача в курсе всех происходящих изменений. Если ваш успех и эти рекомендации будут вызывать у него негативную реакцию, не пытайтесь «научить ученого» – просто постарайтесь найти врача, который действительно заинтересован в вашем здоровье. Имейте в виду: низкоуглеводная диета уже давно признана эффективной, и многие исследования подтвердили вред и несостоятельность диет с низким содержанием жиров.

---

[1] Подробно см.: Монастырский К. «Функциональное питание». Ageless Press, 2002.
[2] Fiber Menace, by K.Monastyrsky. Ageless Press, 2005. Chapter 3, p. 60.

Если ваш врач не знаком с этими исследованиями, это означает, что он просто не читает ведущие медицинские журналы, такие как New England Journal of Medicine, Journal of American Medical Association или The Lancet. Более того, в моей программе похудения содержание белков и жиров как во время переходной, так и во время ограничительной диет ниже или равно рекомендациям и Национального института здоровья США (NIH), и Министерства сельского хозяйства (USDA), и Американской ассоциации сердца (AHA), и Американской ассоциации диабета (ADA).

Ограничительная диета отличается от переходной меньшим количеством белков и жиров, используемых в первой половине дня. Для комфорта и по физиологическим показаниям, обед (последняя еда) остается без изменений.

Модифицированная ограничительная диета содержит углеводы с целью предупреждения расстройств желудочно-кишечного тракта. Равное количество калорий в стандартной (О-1) и модифицированной (О-2) ограничительных диетах позволит вам в любом случае терять вес.

ОБРАТИТЕ ВНИМАНИЕ

Еще раз обращаю ваше внимание на следующие важные аспекты ограничительной диеты: чем больше интервал между последней едой текущего дня (назовем ее ужином) и первой едой следующего дня (завтраком), тем эффективнее потеря веса, так как липолиз (процесс «сжигания» подкожного жира) начинается только после того, как организмом использованы все источники энергии из желудка и кишечника (т. е. пища в процессе усвоения) и из крови и печени (т. е. глюкоза, гликоген и триглицериды).

Иными словами, если вы ужинаете в 7 вечера и затем первый раз едите (завтракаете) в 11 утра, то после *полного усвоения* мясного ужина (а оно заканчивается лишь ночью или к утру, в идеале через 8-12 часов) у организма остается еще несколько часов на похудение (до утренней еды). Если же интервал между последней и первой едой *всего* 8-12 часов, у организма нет нужды переключатся на внутренние ресурсы, т. е. на похудение, так как «в системе» еще есть ресурсы из пищи.

Поэтому наиболее активное и эффективное похудение происходит ночью и утром, и чем глубже и дольше вы спите, тем лучше худеете: во-первых, во сне легче всего не есть, во-вторых, расход энергии во время крепкого сна зачастую выше, чем наяву, и в-третьих, долгий сон откладывает завтрак!

СТАНДАРТНАЯ ОГРАНИЧИТЕЛЬНАЯ ДИЕТА (О-1)

Калорийная ценность ограничительной диеты О-1 в пределах 1400-1800 калорий в день. Если ваш юношеский вес был менее 45-50 *кг*, вычтите 300-400 калорий.

Набор специальных добавок для похудения на ограничительной диете зависит от многих индивидуальных факторов, которые невозможно учесть или обсудить на этих страницах. Дополнительную информацию о том, как составить *индивидуальный* план похудения и определить оптимальный для вас набор добавок, вы можете найти в Интернете на сайте www.AgelessNutrition.com

- ***Утром натощак***. Стакан минеральной воды с газом или без, типа *Apollinaris*, *Gerolsteiner*, *S.Pellegrino* и т. п. Добавки: если есть склонность к запором – *Hydro-C* натощак, следуя приложенным инструкциям.

- ***Завтрак*** (*10-12 ч. утра*). Одно яйцо всмятку (5 *г* жиров, 7 *г* белков), два-три ломтика молодого сыра (не более 50 *г* – 14 *г* жиров, 12 *г* белков), небольшой помидор или огурец (4-5 *г* углеводов). Добавки: *Morning Pack*; если есть показания – *Diabetes Pack.*

- ***Ланч*** (*3-5 ч. дня*). 3-4 ломтика мяса (до 100 *г* – 14 *г* белков, 16 *г* жиров), 15 *г* сливочного масла. Небольшой помидор или огурец (4-5 *г* углеводов).

- ***За 30 минут до обеда.*** Стакан воды без газа или стакан огуречного сока. Или: за 30-40 минут до обеда можно выпить стакан кефира или простокваши из натурального цельного молока. Эти напитки уменьшают аппетит (8 *г* жиров, 8 *г* белков, около 2 *г* углеводов – примерно 110 кал). Кефир – сытный и полезный продукт, в совокупности с обедом он ускоряет насыщение и поставляет минералы и воду, необходимые для нормального пищеварения. Для О-1 диеты я рекомендую кефиры *Детский*, *Classic* или *Original* фирмы Fresh Made[1].

  Калорийная ценность завтрака и ланча примерно 400-450 *кал.* (30-35 *г* жиров, 25-30 *г* белков, 15-20 *г* углеводов)

- ***Обед*** (*6-7 ч. дня*). Чашка бульона или соленая закуска (ломтик селедки или другой соленой рыбы, икра, соленный огурец или помидор – все без уксуса) и одно блюдо из приложенных рецептов. Добавки: *Evening Pack*, жир печени трески (*Cod Liver Oil*, liquid formula, например, от фирмы Twinlab). Другие добавки – по необходимости. Витамины можно запивать бульоном.

---

[1] Подавляющее большинство производителей делают кефир из сухого молока и сыворотки с добавлением неферментированных углеводов и углеводных добавок (guar gum, carragenan и т. п.) для консистенции.

Если обед без бульона, то питьевой воды без газа не должно быть больше ¾ стакана, включая воду, чтобы запить витамины.

Бульон можно заменить овощным салатом – помидоры и огурцы без шкурки, столовая ложка оливкового или подсолнечного масла, немного сока, выжатого из лука или чеснока (только сок, без мякоти!). Средняя калорийная ценность обеда – 1000-1200 *кал.*

- ***После обеда***. Если вас безудержно тянет на сладкое, рассосите в два-четыре приема таблетку глюкозы под языком.

МОДИФИЦИРОВАННАЯ ОГРАНИЧИТЕЛЬНАЯ ДИЕТА (О-2)

Модифицированная ограничительная диета рекомендуется, если у вас есть история желудочно-кишечных заболеваний, и вы проходили полную программу реабилитации. В ней нет белковых продуктов во время завтрака и ланча, чтобы исключить кислотно-ферментативную фазу пищеварения в желудке, и она полагается на небольшие количества углеводов. Модифицированная ограничительная диета (О-2) отличается от модифицированной переходной диеты (П-2) меньшим количеством калорий.

Для компенсации недостающих белков и регенерации слизистой желудка и кишечника рекомендуется принимать *Ageless GI Recovery* два раза в день вместе с питьевой водой перед едой. Остальные добавки по показаниям или как при стандартной ограничительной диете (см. диету О-1).

Калорийная ценность ограничительной диеты О-1 в пределах 1400-1800 калорий в день.

- ***Утром натощак***. Стакан питьевой воды без газа.

- ***Завтрак и ланч***. Отварной рис готовится один раз на два приема пищи: всего варится 60 *г* (200 кал) риса и в него добавляется 50-60 *г* (370-450 кал) сливочного масла.
  - *Завтрак* (*10-12 ч. утра*). Отварной рис со сливочным маслом.
  - *Ланч* (*3-5 ч. дня*). Вторая порция риса. До или после еды можно выпить стакан воды или огуречный сок.

- ***Перед обедом***. Кисломолочные продукты при модифицированной переходной диете не рекомендуются, чтобы не стимулировать пищеварение и предупредить избыток жидкостей в желудке. За 40-50 минут до еды выпейте стакан воды без газа за или стакан огуречного сока.

- ***Обед*** (*6-7 ч. дня*). Стакан бульона, соленная закуска и одно из предложенных в разделе *Рецепты* блюд. Салаты при переходной модифицированной диете не рекомендуются.

- ***После обеда***. Если вас безудержно тянет на сладкое, рассосите в два-четыре приема таблетку глюкозы под языком.

ПРОДОЛЖИТЕЛЬНОСТЬ ОГРАНИЧИТЕЛЬНОЙ ДИЕТЫ

Как долго продолжается ограничительная диета? До тех пор, пока вы не похудеете до желаемого веса или не добьетесь стабильного уровня сахара, инсулина и триглицеридов в крови. А это уже зависит от вашего возраста, пола, расы, темперамента, уровня физических и умственных нагрузок, состояния здоровья, исходного и желаемого веса, объема пищи, качества сна, лекарств, времени года, семьи, принимаемых добавок и целого ряда других обстоятельств, которые обсуждались в этой и предыдущих главах.

Самый общий пример: если у вас 20 *кг* лишнего веса и вы в среднем будете терять 100 *г* в день, вам необходимо находиться на ограничительной диете 200 дней. Как видите, арифметика достаточно простая.

Не пытайтесь измерять потерю веса между понедельником и вторником. Это невозможно и из-за неточности бытовых напольных весов, и из-за динамики водообмена в организме. А вот правильный метод:

- Запишите ваш утренний вес в начале ограничительной диеты или через две-три недели после перехода на функциональный стиль питания (после того как организм избавится от транзитного веса – избытка воды, пищи и отходов в транзите от желудка до толстого кишечника).
- Ровно через тридцать дней взвесьтесь на тех же весах и в то же время. Это достаточный срок для стабилизации процессов пищеварения, теплообмена и получения объективного результата.
- Вычтите последний вес из начального и разделите результат на 30 (дней). Ура! А если не «Ура!», а «Черт возьми!», начните чтение этой книги сначала…

И последнее: сколько бы ни продолжалась ограничительная диета – доведите ее до конца не только ради того, чтобы нравиться себе и окружающим, а для того, чтобы не болеть и не стать жертвой шарлатанов, лекарств, лечения и медицинских ошибок. Здоровья вам!

Примеры рецептов на каждый день[1]

Цель этого раздела – продемонстрировать на нескольких примерах *технику приготовления* базовых блюд функционального стола и обратить ваше внимание на то, какие компоненты в классических рецептах желательно исключить/заменить в связи с переходом на функциональное питание и как это сделать, сохранив «лицо» блюда. Из нашего семейного арсенала могу предложить следующее.

ОТВАРНОЙ РИС

Для начала подберите нейтральный на вкус сорт риса как «эталон» качества и вкуса, типа Carolina Long Grain Rice, который есть в любом американском супермаркете. Это обычный белый продолговатый (long grain) рис. Затем попробуйте подобрать *органический* рис с аналогичными вкусовыми характеристиками, поскольку есть вероятность, что неорганический был выращен на обработанной тяжелыми металлами почве, на которой когда-то выращивали хлопок.

Варить 20-25 мин. в подсоленной воде в пропорции 3-3,5 : 1 (на 220-250 *мл* воды ~60-70 *г* риса), в готовый рис добавить 50-60 *г* сливочного масла (масло очень важно – помимо питательной ценности, оно быстро насыщает и лучше удовлетворяет аппетит).

Половину этой порции съешьте утром (в 10-12 часов, т. е. в соответствии с вашим режимом дня). Оставшуюся половину – соответственно в 2-4 часа. Если обед/ужин поздний, разделите эту половину на 2 раза и съешьте в 2-4 часа и в 5-6 часов. Не съели весь рис? Используйте остаток как небольшой гарнир к ужину или обеду. Рис в таком незначительном количестве не противоречит принципам функционального питания.

Отварной рис с маслом очень хорошо сохраняется в холодильнике. Вы можете смело варить несколько порций на два-три дня вперед. Перед едой отложите себе одну порцию и разогрейте ее в микроволновой печи в течение минуты. Добавьте немного свежего масла для вкуса.

Во время реабилитационной диеты (гастрит, язва, несварение, проблемы с зубами) рекомендую размельчить сваренный рис в блендере (добавляя воду до желаемой консистенции). В таком виде он напоминает манную кашу и усваивается намного легче, чем цельный. Перед едой можно добавить соль и свежее масло по вкусу.

Рис, особенно размельченный в блендере, может легко залипнуть на стенках пищевода и сфинктера, отделяющего пищевод от желудка, и

---

[1] Рецепты взяты из книги «Функциональное питание».

вызвать неприятное ощущение комка в горле, поэтому запивайте съеденный рис несколькими глотками теплой воды.

ОГУРЕЧНЫЙ СОК

Огуречный сок – источник натурального калия, но без сахара, клетчатки и всех остальных нежелательных довесков, и отличается довольно нейтральным вкусом. Благодаря низкому уровню углеводов огуречный сок хорошо хранится в холодильнике.

Огурцы для сока лучше брать крупные, 4-6 штук, удобнее всего парниковые длинные. Один такой огурец дает примерно стакана сока.

- Хорошо помойте огурцы со щеткой. Шкурку не снимайте, в ней много ценного калия.
- Сок делайте сразу на несколько дней, храните в холодильнике.
- Пейте 1 стакан в день за 30-40 мин. до обеда/ужина. Стакан огуречного сока содержит чуть меньше калия, чем один банан, зато не содержит, как в банане, эквивалент двух столовых ложек сахара.

БУЛЬОН ИЗ ОРГАНИЧЕСКОЙ КУРИЦЫ ИЛИ ИНДЮШКИ

В большой кастрюле (до 5 литров) под крышкой отвариваются в течение 30-40 минут в хорошо подсоленной воде («кошерной», без йода, солью) – 2-3 луковицы (в кожуре), 2-3 головки чеснока (в шелухе)[1], корень петрушки, сельдерей, морковь, специи по вкусу. После чего сваренные овощи извлекаются и выбрасываются.

Выпотрошенная, вымытая и подсоленная органическая птица (со шкуркой) опускается в овощной бульон и варится под закрытой крышкой до готовности (от 40 до 60 минут). В первые 5-10 минут после закипания шумовкой снимается накипь.

Птица извлекается из бульона и разделывается. С костного каркаса снимается белое мясо, крылышки, ножки. Кости погружаются обратно в бульон и варятся на очень слабом огне (на грани кипения, англ. simmering) под закрытой крышкой в течение 2-3 часов. (В русской печи кости в казанках «томились» всю ночь.)

Добавляются соль и перец по вкусу. Бульон процеживается через дуршлаг в емкости для хранения, охлаждается и помещается в обычную холодильную камеру для немедленного употребления или в морозильную – для отсроченного.

---

[1] Кожура у лука удаляется не полностью, чтобы придать бульону золотистый оттенок; с целой головки чеснока снимается первый слой шелухи, вырезается «землистый» корешок и отсекается верхняя часть до мякоти.

БУЛЬОН ИЗ МОЗГОВЫХ КОСТЕЙ (ORGANIC MARROW BONES)

Вымытые кости (говяжьи или бараньи), желательно органические, варятся в большой кастрюле (до 5 литров) под крышкой, в хорошо подсоленной воде («кошерной», без йода, солью). В первые 5-10 минут после закипания шумовкой снимается накипь. Кости продолжают вариться на слабом огне, на грани кипения, при закрытой крышке в течение 3-4 часов.

Через 3-4 часа добавляются овощи (лук в кожуре, чеснок, корень петрушки, сельдерей, морковь, специи по вкусу). Бульон подсаливается и варится с овощами еще 40-50 минут.

Овощи и кости выбрасываются, бульон процеживается через дуршлаг в емкости для хранения, охлаждается и помещается в обычную холодильную камеру для немедленного употребления или в морозильник — для отсроченного.

БУЛЬОН ИЗ РЫБЬИХ ГОЛОВ И ХВОСТОВ (УХА)

В большой кастрюле (до 3-4 литров) под крышкой отвариваются в течение 1 часа в хорошо подсоленной воде («кошерной», без йода, солью) рыбьи головы (без жабр и глаз), хребты и хвосты.

Затем добавляются овощи: 1-2 луковицы (в кожуре), 1-2 головки чеснока (в шелухе), корень петрушки, сельдерей, морковь, соль и специи по вкусу. Бульон варится еще 1 час.

После чего овощи, рыбные головы и проч. требуха извлекаются и выбрасываются. Отвар процеживается в емкость, удобную для последующего осветления бульона.

Техника осветления рыбного бульона такая же, как для приготовления заливной рыбы:

Чтобы получить прозрачный бульон, нужно взять на каждые 4-5 стаканов отвара один сырой яичный белок, взбить в миске венчиком или вилкой, влить один стакан охлажденного отвара, добавить столовую ложку свежевыжатого лимонного сока и влить эту смесь в кипящий бульон.

Кастрюлю с закрытой крышкой поставить на слабый огонь и довести до кипения. Снять с огня, дать отстояться 15-20 минут, затем осторожно, не взбалтывая, процедить через салфетку.

Отварив в прозрачном рыбном бульоне несколько кусочков вашей любимой рыбы (на это потребуется лишь 10-15 минут) вместе с несколькими ломтиками помидора, очищенного от шкурки и семечек, и украсив уху зеленью, вы получите настоящий деликатес на радость вашей семье и вашему желудку.

Опытная хозяйка может варьировать эти рецепты по своему усмотрению, добавлять специи, другие овощи и т. п. В классической французской кухне такие бульоны (stock) используются как база для приготовления соусов, более сложных супов и многих других блюд из мяса, рыбы и овощей. (Вот почему первый поход в приличный французский ресторан вызывает даже у самых отъявленных скептиков настоящую кулинарную сенсацию.)

Не менее полезны и аппетитны всем известные холодец (без крутого яйца), баранье харчо (без риса) или восточный хаш. Принцип тот же – чем дольше вывариваются жиры и минералы из костей, тем больше в бульоне целительных и легкоусваиваемых органических и неорганических соединений, тем ярче вкус и тем полезнее для здоровья.

ОБРАТИТЕ ВНИМАНИЕ

При воспаленном кишечнике, заболеваниях поджелудочной железы, печени или при желчнокаменной болезни, перед употреблением охладите бульон в холодильнике и снимите бóльшую часть затвердевшего жира, чтобы не вызвать обильную секрецию желчи в воспаленный кишечник, не «растревожить» камни или больные органы.

Жир в горячем бульоне очень сильно обжигает язык, десны, нёбо и пищевод даже при относительно низкой температуре. Будьте предельно осторожны! Подавайте такой бульон, подогрев до температуры чуть выше комнатной, особенно детям, лежачим больным и пожилым людям с протезами. Жир обжигает сильнее, быстрее и больнее, чем вода!

ТОПЛЕНОЕ СЛИВОЧНОЕ МАСЛО

Всего несколько поколений назад и домашние хозяйки, и профессиональные повара жарили и тушили исключительно на топленном масле или топленом жире (курином, утином, говяжьем, свином). Резоны очевидны: в отличие от овощных, насыщенные животные жиры не горят при высокой температуре и у них нейтральный вкус. Благодаря высокой температуре, мясо и рыба не прилипают к сковородке, образуют вкусную корочку и успевают приготовиться изнутри, но не пережариться.

Топленное масло отличается от просто сливочного тем, что из него вытапливается молочная сыворотка и растворенные в ней белки и углеводы. Поэтому раскаленное масло не пенится, не разбрызгивается и не подгорает. Это позволяет готовить при высокой температуре на стальных (stainless steel) и чугунных (cast iron) сковородках и не пользоваться тефлоновыми (non-stick), которые выделяют в пищу канцерогенные соединения.

Если вы соблюдаете кашрут[1], вы можете использовать говяжий, куриный или гусиный жир. Пальмовое масло (palm oil) – еще одна приемлемая альтернатива животным жирам. Это один из немногих растительных насыщенных жиров (затвердевающий при охлаждении), у которого высокая точка горения и который не превращается в трансжиры.

К сожалению, топленное масло давно вышло из моды, и в США приобрести его можно, пожалуй, только в индийских магазинах, где оно называется ghee (ги). Мы предпочитаем топить масло сами, так как санитария (скорее антисанитария) в индийских магазинах и товары из Индии не вызывают у нас особого доверия.

Критерии выбора масла для топления те же, что и для еды в холодном виде (82% жирности и без добавления растительных наполнителей), но чтобы не разориться на топленом масле, лучше найти качественную марку в оптовом магазине[2].

- Взять 5-10 пачек или любое другое количество.
- Снять упаковку и положить слоями в стальную кастрюлю, желательно с тяжелым дном (~ 5 л), каждый слой пересыпать ~1 столовой ложкой соли (используйте только нейодированную соль, *kosher salt* в США, так как йод окисляет пищу).
- Оставить кастрюлю в теплом месте, а когда масло станет мягким, размешивать деревянной ложкой 1-2 раза в день, чтобы растворилась соль. Этот процесс занимает 2-4 дня, в зависимости от температуры в помещении. Его можно ускорить, если поставить кастрюлю с маслом в теплый духовой шкаф или в емкость с теплой водой.
- Затем поставить кастрюлю на маленький огонь на ~3-4 часа. Кипение должно быть слабым, без брызг.
- Снимать пенку шумовкой до тех пор, пока поверхность масла не станет прозрачной.
- Немного остудить и разлить по банкам в теплом виде. (На дне кастрюли будет осадок, сливать в банку со дна надо аккуратно, сначала дать отстояться.)

Банки, которые не используются в данное время, хранить в холодильнике. «Рабочую» банку – в комнатной температуре. Использовать для жарки или в соусы.

БЕФСТРОГАНОВ

Для бефстроганов берется говяжья вырезка или филе поясничной части, которое вначале разделывают на куски толщиной в ~1,5-2 см (мясо обязательно нарезают поперек волокон, иначе его будет трудно разжевать), солят и перчат по вкусу, затем отбивают в куске до толщины в 1

---

[1] Правила приготовления пищи у религиозных евреев.

[2] Мы приобретаем сливочное масло в *Costco* (система cash-and-carry в США).

см и нарезают на прямоугольники длиной 5-6 см.

Полоски мяса обжариваются на сильном огне, но быстро, чтобы мясо не выпустило весь сок, иначе оно затвердеет. Другой вариант: отбитые куски мяса, не разрезая на полоски, быстро обжарить с двух сторон на сильном огне, а затем выложить на разделочную доску и нарезать полосками.

Измельченный лук обжаривается на топленом масле до светло-золотистого цвета.

Полоски мяса кладутся в кастрюлю или сотейник (небольшую кастрюльку с длинной ручкой), заливаются сметанно-томатным соусом и тушатся на умеренном огне 30 минут, если это вырезка, или час-полтора, если качество мяса того требует.

Для соуса понадобится: на 1 стакан жидкости – ¾ бульона (или воды), ¼ натуральной сметаны, ½ столовой ложки муки[1] и немного томатной пасты (или любого томатного соуса, сока, мелко нарезанных свежих помидоров без шкурки). Мясо должно быть покрыто соусом. (В классическом рецепте сметана не разбавляется бульоном или водой.)

То же самое можно приготовить из куриной грудки, если нет под рукой походящего кусочка мяса, только время готовки надо значительно сократить, а лук лучше заменить чесноком.

ЖАРКОЕ ИЗ БАРАНИНЫ

Смешать примерно в равной пропорции небольшие куски мякоти и нарубленные куски бараньей шейки (~2x2 см). Посыпать перцем и солью, обжарить на топленом сливочном масле.

Переложить в кастрюлю или сотейник, добавить много мелко-мелко нарезанных лука (1 большая луковица) и чеснока (1 головка) и половинки следующих овощей: моркови, сельдерея, картошки, сладкого перца, очищенный помидор. Все это надо как следует измельчить или натереть на крупной терке, чтобы овощи полностью растушились и придали консистенцию соусу, вместо муки.

Добавить завернутые в марлю несколько горошин душистого и горького перца, лавровый лист.

Залить кипящим бульоном и тушить 2-2,5 часа. За 30 мин. до готовности добавить очищенные и нарезанные крупными кубиками оставшиеся половинки моркови, сельдерея, сладкого перца, помидора, баклажана (можно кабачок, цуккини), предварительно слегка обжаренные с солью и перцем (чтобы не сбить концентрацию специй в соусе).

Для разнообразия, овощи можно добавлять каждый раз в разных пропорциях, делая один из них доминирующим (баклажан или перец, на-

---

[1] Если вы чувствительны к глютену в пшеничной муке, пользуйтесь рисовой или кукурузной.

пример). Это дает возможность есть жаркое без гарниров.

Каждый раз, когда вы готовите жаркое, меняйте вкусовой акцент и за счет специй, например: сегодня добавьте карри пасту/пудру, в следующий раз – острый перец, затем имбирь или сухие грибы и т. д.

ЖАРКОЕ ИЗ КУРИЦЫ (ИНДЮШКИ, УТКИ)

Вкуснее получается жаркое из куриных (индюшачьих, утиных) ножек и крылышек. Техника приготовления та же, что и для бараньего жаркого. Надо только сократить время приготовления и дать больше чеснока (считается, что мясо птицы больше "любит" чеснок, чем лук).

Доминанта в соусе тоже может варьироваться от готовки к готовке: томат, карри, горчичный соус, грибной, винный и т. д.

ТЕФТЕЛИ ИЗ ГОВЯДИНЫ

Фарш из жирной (85%-90%) говядины посолить, поперчить, добавить 2 желтка[1], несколько ст. ложек газированной воды, половину ст. ложки тертых сухарей (лучше тертой мацы, *matzo meal*) или муки[2], несколько столовых ложек вареного риса. Для «воздушности» в фарш можно добавить немного мелко нарубленных или натертых на крупной терке овощей (лука, моркови, сельдерея, сладкого перца).

Придайте тефтелям круглую форму, 3-5 см в диаметре, и опустите в кипящий бульон. Фарш с небольшим количеством муки или без нее будет мягкий и рыхлый, поэтому погружайте их в кипящий бульон одну за одной, разместив в столовой ложке.

Заправьте бульон специями и мелко нарубленными или натертыми овощами (как в бараньем жарком). Тушите на слабом огне примерно час.

Если после охлаждения на поверхности оказалось, на ваш взгляд, слишком много жира, снимите часть.

Старайтесь, чтобы соуса в жарком или тефтелях было много, тогда это блюдо заменит вам и первое и второе.

ЦЫПЛЕНОК ТАБАКА

Цыпленка промыть, разрезать тушку вдоль позвоночника, развернуть по надрезу, обсушить, посыпать солью и перцем (черным и красным,

---

[1] Все добавления даны в расчете примерно на 500 г фарша.

[2] Если вы чувствительны к глютену в пшеничной муке, замените ее на рисовую или кукурузную или вообще не добавляйте муку в фарш, а вбейте дополнительно одно яйцо, на этот раз с белком.

желательно cayenne), хорошо отбить. (Отбивать тушку цыпленка лучше между двумя кусками прозрачной упаковочной пленки, уже подсоленную и поперченную).

Разделанного таким образом цыпленка можно сразу жарить, а можно замариновать на 12-24 часа: поместить отбитую с солью и перцем тушку в пакет с zip-ом, обложить с каждой стороны нарезанными дольками чеснока (10-15 долек), добавить 50 *г* жидкости (столовую ложку лимонного сока или винного уксуса на две столовые ложки воды). Прикрыть пакет и выдавить максимум воздуха (или откачать резиновой «грушей»). Такой способ подойдет для маринования любого мяса, т. к. без воздуха маринад распределяется равномерно, и вам не надо постоянно переворачивать ваш кусок мяса или птицы.)

В отличие от классического рецепта, здесь рекомендуется разрезать тушку не вдоль грудки, а вдоль позвоночника, тогда грудка будет сочней; не натирать мясо чесноком до жарки, т. к. чеснок будет гореть; полить уже готового цыпленка перед подачей на стол собственным соком и смесью протертого помидора с чесночным соком и солью.

Жарка: Положить цыпленка (сначала со стороны шкурки) на разогретую с топленым маслом сковородку, накрыть плоской тарелкой или крышкой (они должны быть меньше сковороды по диаметру), а сверху – гнётом, чтобы цыпленок был прижат всей поверхностью ко дну сковородки. Жарить на среднем огне 10-15 мин. с каждой стороны.

БАРАНЬИ РЕБРА (RACK OF LAMB)

Лучше готовить бараньи ребра, не разрезая на порционные куски, обычно это 7-8 ребер на одном каркасе (достаточно на 2 порции). Ребра должны быть от молодого животного, т. е. с некрупными косточками и с небольшим количеством жира. По возможности, старайтесь покупать австралийскую[1], новозеландскую или исландскую баранину[2].

При необходимости срежьте лишний жир с верхней части каркаса (до нормального, на ваш вкус, слоя), натрите мясо солью и перцем (черным и красным, желательно cayenne, по вкусу), оберните концы косточек фольгой (чтобы они не пригорели на гриле, и мясо не пропахло паленой костью), накройте пленкой и оставьте на час-два в холодильнике.

Разогрейте гриль до ~500° F (~260° C), положите каркас на решетку внешней (жирной) стороной вниз на 5-7 мин. (в зависимости от величины всего куска и желаемой степени готовности). Затем переверните и готовьте еще 5-7 мин., убавив огонь до среднего (чтобы не горели обнаженные косточки с внутренней стороны каркаса), температура при этом не должна резко упасть.

---

[1] Поддерживается сетью магазинов *Costco* (в США).

[2] Поддерживается сетью магазинов *Whole Food* (в США).

Выложите из гриля на подогретую тарелку, накройте фольгой, предварительно проколов ее ножом в нескольких местах, и дайте мясу «отдохнуть» (rest) 5-7 минут.

Мясо разрежьте вдоль ребер на порционные куски и выложите на тарелку, украсив кольцами свежего сладкого лука и зеленью. Сок, который вышел при разрезании, используйте в качестве натурального соуса.

Те же правила распространяются на приготовление в духовке, только перед тем как поместить ребра в разогретую до 500° F духовку, надо быстро обжарить их с внешней стороны до золотистого цвета в сковороде на топленом масле. Обязательно работайте с точными часами и термометром, т. к. нежное мясо легко переготовить.

Любое мясо или птица, которые готовятся целым куском на гриле или в духовке, нуждаются в «отдыхе» на 5-15 мин. перед разделкой на порционные куски, чтобы соки и специи успели равномерно распределиться по всему куску. Внутри мясо должно быть розового цвета, иначе оно переготовлено.

БИФШТЕКС ИЗ НАТУРАЛЬНОЙ ВЫРЕЗКИ (FILET MIGNON)

Техника приготовления та же, что и для бараньих ребер, если вы готовите одним куском и на порции разрезаете перед подачей на стол.

Можно также готовить в духовке порционными кусками, предварительно обжарив каждый кусок (толщиной ~4-5 см) на очень горячей чугунной (или стальной с толстым дном) сковороде без масла. (Капельки воды должны сворачиваться в шарики и отскакивать от сковородки – тогда она разогрета до нужной температуры.)

Кладите один за другим куски мяса на сковородку на расстоянии в 3-4 см друг от друга, плотно прижимая лопаткой к горячей поверхности. Мясо должно прилипнуть и так жариться 1-2 минуты. Когда оно само легко отошло от поверхности сковороды – переверните на другую сторону, соблюдая те же правила.

Затем поставьте сковородку с мясом в предварительно разогретую до 500°-550° F (260°-280° C) духовку на 3-5 минут. Достаньте из духовки, положите сверху кусочек сливочного масла, дайте постоять 2-3 минуты.

Соус подбирайте по своему вкусу. В качестве «быстрого» соуса, например, можно использовать полстакана красного сухого вина, выпаренного на треть в этой же сковородке с лимоном, перцем и другими специями по вкусу.

УТКА ЗАПЕЧЕННАЯ

Лучше покупать не очень крупную птицу (типа Muscovy Duck, Young Canadian Duck).

Срежьте толстые пласты жира у шеи и бедер и сохраните их.

Подготовленную утку замаринуйте за 12-24 часа до приготовления: половинки долек чеснока, разрезанные в длину, обмакните в красный перец (желательно cayenne pepper) и аккуратно, не надрезая кожу, введите в нескольких местах в мякоть ножек и грудки (или под кожу).

Натрите тушку солью с красным перцем изнутри и снаружи, положите внутрь тушки цедру одного апельсина. Свяжите ножки специальной или обычной толстой ниткой.

Поместите утку в посуду, в которой будете ее запекать, и оставьте на 12-24 часа в холодильнике. На грудку и ножки положите распластанный предварительно срезанный жир (если кожа на шее позволяет, накройте ею верхнюю часть грудки), чтобы не подгорали и не высыхали. Открыть эти места можно примерно за полчаса до конца готовки.

Перед тем как поставить утку духовку, налейте четверть стакана воды на дно и поместите в разогретый до 380° F (190° C) духовой шкаф на 15-20 мин., затем понизьте температуру до 360° F (180° C) или ниже, если утка мелкая, и готовьте 2-2.5 часа, периодически поливая соком и жиром.

Не рекомендуется фаршировать крупную птицу, т. к. из-за фарша она медленнее готовится изнутри, но успевает пересохнуть снаружи.

РЫБНЫЕ БЛЮДА

Рыба – очень нежный продукт, поэтому для нее нужны щадящие способы приготовления: например, лучше не отваривать рыбу, а припускать, взяв 10%-30% жидкости от веса (бульон, оставшийся после припускания, используют для приготовления соусов); лучше запекать в духовке, чем жарить; а если жарить, то лучше на гриле, чем на сковороде, и т. д.

Для припускания порционные куски рыбы укладывают в сотейник в один ряд (кожей или стороной, где была кожа, книзу); вливают немного воды, добавляют соль, коренья, лук и нагревают на плите, плотно закрыв посуду. Для улучшения вкуса можно добавлять сухое белое виноградное вино (окуня, щуку, сома припускают с добавлением лимонного сока или огуречного рассола). Время припускания – 15-20 минут для порционных кусков и 25-45 – для целой рыбы.

Для приготовления в духовке, на гриле или сковороде рыбу можно замариновать (соль, перец молотый черный или красный, свежая зелень, сок лимона), но, в отличие от мяса, не больше чем на 20-30 мин. Если готовите целую среднего размера рыбу (типа форели), кроме маринада ее можно нафаршировать мелко нарезанными жареными овощами (овощи предварительно обжарить на топленом масле со специями по вкусу).

Если рыба небольшая, лучше готовить ее целиком, с хребтом, чтобы сохранить соки. Филе из такой рыбы получается очень тонкое и при жарке сохнет.

Чтобы хорошо промариновалась толстокожая рыба (типа глося или камбалы), надо слегка надрезать ее в двух-трех местах с одной стороны тушки ближе к хребту и в надрезы насыпать соль и перец. Жарить начинать на горячей сковороде со стороны надрезов.

ГАРНИРЫ ФУНКЦИОНАЛЬНОГО СТОЛА

Овощные салаты в небольших количествах из легкоусваиваемых овощей – *гарниры* функционального стола. Несмотря на ограниченный набор исходных ингредиентов (помидоры, огурцы, авокадо, лук, чеснок, кориандр, укроп, маслины, брынза, немного нерафинированного оливкового или подсолнечного масла, сметана, йогурт и специи), меняя комбинацию компонентов, вы можете подавать к столу «новый» салат практически каждый день.

Обратите внимание, что в эти салаты не входит крупнолистная салатная зелень (cabbage, iceberg lettuce, red leaf lettuce, Savoy lettuce и проч.), так как в больших количествах она содержит клетчатку, нежелательную для функционального стиля питания. При нормальном пищеварении и небольшими порциями салаты с крупнолистной зеленью или квашенная капуста приемлемы.

Для салата используйте отборные, спелые помидоры (или доведенные до спелости в темном месте) и свежие огурцы сорта *Kirby* (маленькие, с пупырышками). У этих огурцов очень мелкие косточки, и они редко бывают горькими. Учитесь у французов и итальянцев: они всегда снимают *шкурку* с огурцов и помидоров (и перцев) по той же причине, по которой вы не едите конфету с обертками – плотная целлюлоза не пережевывается и не переваривается ни в желудке, ни в кишечнике, однако стимулирует выделение пищеварительных соков и ферментов и раздражает кишечник. Шкурка легко и быстро очищается картофелечисткой. Затем:

- Важно *крупно* нарезать огурцы (1-1,5 см долька), помидоры (маленькие – на четыре части, средние – на шесть, большие – на восемь частей) и лук. Крупно нарезанные овощи стимулируют жевание и субъективно гораздо вкуснее, чем мелкие. Свежий лук надо особенно хорошо пережевывать, а те, кто не любит лук, смогут отложить его в сторону, если он нарезан крупно.
- Если вы любите чеснок в салате, выжмите в салат *сок* из нескольких долек. Сырой мелко нарезанный или раздавленный чеснок невозмож-

но хорошо пережевать, а непережеванные кусочки плохо перевариваются (то же можно проделать и с луком).

- Если вы добавляете маслины в салат, обязательно извлеките косточки и разрежьте маслины пополам, чтобы никто случайно не поломал о них зубы или протезы. Для этого очень хорошо подходит машинка для вишен или черешен. У качественных маслин обычно очень интенсивный вкус, поэтому их не должно быть много. Шкурку от маслин лучше не проглатывать.
- Свежая рассыпчатая брынза (feta cheese или ricotta salata), особенно из греческого магазина, украсит и разнообразит салаты с оливковым маслом, которые прекрасно подходят к жареным рыбе и мясу. Добавляйте брынзу по вкусу.
- Переложите нарезанные овощи в большую салатницу, посолите и поперчите по вкусу, перемешайте салат и дайте постоять 10-15 минут (можно в холодильнике), чтобы овощи пропитались солью и специями. Эта стадия очень важна: когда на овощи уже попало масло или сметана, ни соль, ни перец в них уже не проникнут – овощи будут безвкусными, а масло или сметана пересоленными.
- Перед подачей на стол добавьте нерафинированное растительное масло (несколько столовых ложек), сметану, кефир или йогурт и хорошо перемешайте.
- Ни в коем случае не пользуйтесь коммерческими приправами (dressing), так как они содержат дешевые овощные масла, уксус и специи, которые не желательны ни для детей, ни для взрослых, а тем более при болезнях желудка и кишечника. Вы легко можете приготовить качественный домашний салатный соус, используя сливки или сметану.

Несколько рекомендаций «на закуску»

Из собственного опыта знаю, насколько трудно ломать старые привычки, привязанности и страхи. Давайте, «на закуску», обсудим три, на мой взгляд, самых злободневных вопроса, связанных с переходом на функциональное питание: (1) как избавиться от зависимости к кофеину, (2) какова материальная сторона вопроса и (3) не будет ли «скучно и голодно» на функциональном питании.

КАК СПРАВИТЬСЯ С ЗАВИСИМОСТЬЮ ОТ КОФЕИНА

Все горькие напитки, в том числе чай и кофе, стимулируют секрецию желудочного сока и аппетит, что нежелательно в процессе реабилитации желудочно-кишечного тракта, на ограничительных диетах и между приемами пищи. И это уже не говоря о таких недостатках этих напитков, как использование с ними сахара или синтетических сладких заменителей, неизбежный избыток жидкости, влияние танинов на слизистую желудка, травматичность для зубов и слизистой ротовой полости и пищевода из-за высокой температуры и, безусловно, стимулирующее действие кофеина на центральную нервную систему, кровяное давление, сердце, почки, печень и другие органы и системы.

По этим и многим другим причинам я настоятельно рекомендую не пить чай и кофе в любом виде, особенно при болезнях желудочно-кишечного тракта, гипертонии, бессоннице, депрессии, гиперактивности и при других подобных обстоятельствах. К сожалению, это мало кому удается сделать из-за наркотической зависимости от кофеина. К счастью, от этой зависимости легко избавиться следующим способом:

- Приобретите в аптеке таблетки, которые содержат кофеин (Vivarin, Alert, NoDoz и проч.).
- Если вы привыкли пить кофе или чай по утрам, замените их стаканом теплой воды с сахаром и лимоном (по вкусу), выпейте с половиной таблетки кофеина. Не используйте заменители сахара.
- Начиная со второй недели, используйте четверть таблетки кофеина. Постарайтесь заменить теплую воду с сахаром и лимоном на обычную чистую питьевую или минеральную воду.
- Начиная с третьей недели, используйте четверть таблетки через день, а затем прекратите прием, если не испытываете симптомы зависимости от кофеина (слабость, сонливость, головную боль, раздражительность и т. п.).

Этот простой метод позволяет очень легко избавиться от зависимости от кофе и чая, ощутимо улучшить общий тонус, сон и ускорить реабилитацию органов пищеварения.

Если вы читаете многочисленные «исследования» о пользе кофе и чая для здоровья, хочу напомнить вам несколько важных фактов: (1) все эти исследования оплачиваются производителями этих напитков; (2) в странах-производителях кофе – самая высокая в мире заболеваемость раком желудка; (3) содержание кофеина, танинов и алкалоидов в зеленом чае еще выше, чем в черном; (4) ice tea содержит в три-четыре раза больше кофеина и сахара, чем обычная чашка чая; (5) кофеин находится в «системе» до полутора суток; (6) сопротивляемость организма кофеину падает с возрастом, поэтому забудьте о том, что вы могли делать в 25 лет; (7) если до смерти хочется выпить чашечку кофе – выпейте, но потом пеняйте на себя…

Сам таким был – не мог жить без ритуальной чашки кофе утром. Бросил, как описано выше. Стал лучше спать, отчего намного больше энергии в течение всего дня. Время от времени все-таки безудержно хочется выпить чашечку кофе, но каждая такая попытка заканчивается беспокойной или бессонной ночью, что надолго отбивает желание повторить эксперимент.

К ВОПРОСУ О СТОИМОСТИ КАЧЕСТВЕННЫХ ПРОДУКТОВ И ДОБАВОК

Качественные продукты ненамного дороже некачественных, а в тех количествах, которые я рекомендую – и вовсе дешевле. Я помню, как до перехода на функциональное питание наши тележки в супермаркете и полки в холодильнике ломились от изобилия упаковок, кульков, коробок, банок и бутылок. Сегодня же весь наш «шопинг» умещается в пару небольших пакетов, а холодильник – хронический полупустой. Наши расходы на продукты уменьшились как минимум вдвое, а качество выросло на несколько порядков.

Затраты на пищевые добавки профессионального качества в процессе реализации оздоровительной программы в среднем – от $50 до $120 в месяц, в зависимости от уровня проблем, которые вам необходимо решить. Имейте в виду, что вы будете экономить значительно больше, находясь на диете, которая исключает соки, фрукты, сдобу, хлебобулочные изделия, чай, кофе, алкоголь, мороженое и проч. И это не говоря об экономии на лекарствах, нетрудоспособности, расходах на врачей и о многих других.

Не пытайтесь выиграть на качестве продуктов и пищевых добавок и не забывайте, что рекомендация есть хорошие продукты и принимать качественные добавки – не моя прихоть, а единственная возможность предупредить побочные явления от любых ограничительных диет, восстановить органы пищеварения и избавиться (насколько это возможно) от «болезней от еды».

К ВОПРОСУ О «СКУКЕ» И «ГОЛОДЕ»

Человеческий организм идеально приспособлен к однообразной диете. Всего три-четыре поколения назад средний набор продуктов состоял из 40-50 наименований, сегодня – из 15-20 тысяч! Даже если вы будете испытывать «скуку» на рекомендуемых диетах, их положительное действие на ваше здоровье и самочувствие сторицей скомпенсирует сомнительные гастрономические «удовольствия».

К счастью, через короткое время вы не будет испытывать сильное чувство голода благодаря реабилитации желудочно-кишечного тракта, стягиванию желудка во время переходной диеты, исключению стимуляторов аппетита, улучшению пищеварения и усвоения, а также благодаря пищевым добавкам.

ᘛ ❖ ᘚ

Что посеешь – то пожнешь!
Народная мудрость

Глава VII

ПИЩЕВЫЕ ДОБАВКИ ПРИ ДИАБЕТЕ И ПОЛНОТЕ

Роль добавок в питании и их функции при нарушениях углеводного обмена были подробно описаны в предыдущих главах. Пользуясь этой информацией, вы можете приобрести все необходимые добавки в магазинах здоровья или заказать разработанные мною комплексы в фирме *Ageless Nutrition*.

Добавки, которые можно приобрести только через специалистов, называют *профессиональными*. Они позволяют врачам, диетологам и консультантам отслеживать совместимость добавок с лекарствами и рекомендовать оптимальные дозы, соответствующие возрасту, весу, состоянию здоровья и целям клиентов – похудеть, поправиться или избавиться от того или иного недуга.

Я рекомендую и сам принимаю добавки *профессионального* качества фирмы *Douglas Laboratories*, которые соответствуют моим требованиям и методологиям, а технология их изготовления гарантирует быструю растворимость, максимальное усвоение и инертную (hypoallergenic) основу. Как и большинство специалистов, я не заинтересован создавать дополнительные проблемы из-за недоброкачественных или просто неэффективных добавок ни себе, ни читателям, ни людям, которые обращаются ко мне за консультацией.

Douglas Laboratories была основана в 1958 году, и ее продукция считается мировым эталоном качества. Добавки Douglas Labs не продаются в магазинах здоровья из-за политики фирмы не идти на компромиссы в вопросах качества и, соответственно, из-за их высокой себестоимости.

Фирма Douglas Labs изготавливает для Ageless Nutrition разработанные мною профильные курсы[1], в состав которых входят компоненты, необходимые для ежедневного приема и при нарушениях углеводного обмена. Кроме того:

---

[1] См. www.AgelessNutrition.com и форму в конце книги.

- Эти добавки расфасованы в небольшие пакеты на один прием, и ими удобно пользоваться и дома, и на работе, и в ресторане, и во время отпуска или деловой поездки.
- Их рецептура составляется по результатам современных исследований в области питательных добавок, разрабатывается и тестируется ведущими учеными. В них используются только компоненты высокой степени усвоения, качества, свежести, биопотентности и безопасности.
- В них не используются наполнители, неорганические соли, искусственные красители, консерванты, лактоза, дрожжи, вкусовые добавки и другие компоненты, вызывающие аллергическую реакцию.
- Они изготавливаются в условиях, соответствующих стандартам USP (U.S. Pharmacopeia), т. е. по нормативам и технологиям изготовления лекарственных препаратов: с соблюдением температурного режима, с использованием метода микроинкапсуляции (micro-encapsulation), который разделяет несовместимые компоненты.
- Производственные условия соответствуют cGMP (current Goog Manufacturing Practices), ISO 9001 Certification и ISO 17025 на всех стадиях производственного цикла, что означает идеальную чистоту и вентиляцию, гарантию того, что их не касались руки работников, стерильную упаковку, хранение, перевозку и проч.
- Они сертифицируются независимыми лабораториями по показателям чистоты, эффективности, растворимости, абсорбции и соответствия образцу (assay). Каждый производственный цикл имеет серийный номер, контрольные образцы хранятся у производителя в защищенной упаковке (tamper-resistant).
- В отличие от потребительских добавок, предназначенных для длительного хранения, добавки профессионального качества выпускаются в капсулах или таблетках, которые быстро и эффективно рассасываются.
- В отличие от большинства коммерческих формул, в профессиональные добавки входят буферизованная форма витамина С, легкоусваиваемые патентованные минералы на базе аминокислот, патентованные формы хрома, селена и цинка.

Вместе с добавками вы получите инструкции на русском языке по их приему. Состав курса и его совместимость с вашими лекарствами вы можете согласовать с вашим лечащим врачом, воспользовавшись информацией в этой книге или в Интернете.

Некоторые дополнительные добавки – такие как аминокислоты тирозин, таурин, карнитин, а также кофермент Q10, альфа-липоевая кислота, пищеварительные ферменты и кишечная микрофлора, которые нецелесообразно включать в общий курс в более высоких дозах без специфических показаний, – вы можете приобрести в отдельных упаковках в фирме Ageless Nutrition или в специализированных магазинах здоровья.

Курс реабилитации желудочно-кишечного тракта

В современных городских условиях маловероятно поддерживать регулярность и оптимальное состояние желудочно-кишечного тракта без пищевых добавок из-за низкого качества питьевой воды, технологии обработки продуктов, стиля питания, образа жизни и медицинских вмешательств.

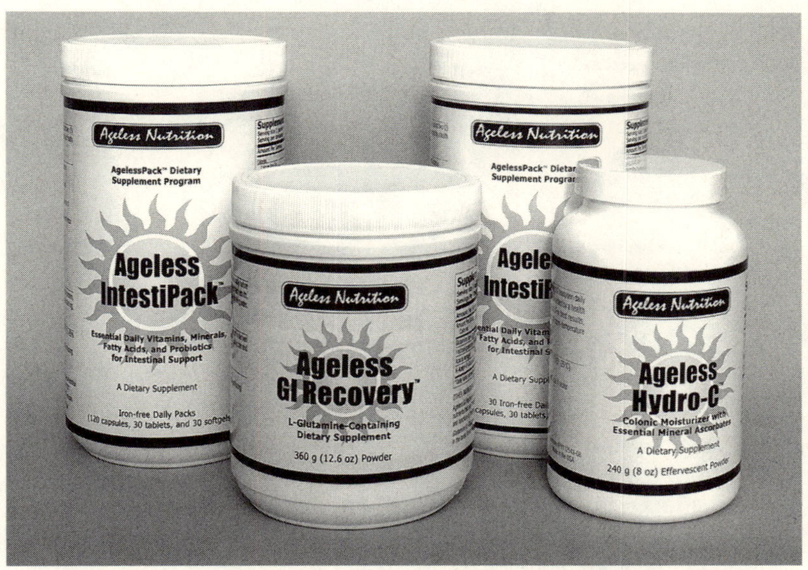

Компоненты месячного курса *Ageless GI Recovery* (порошок), два контейнера *Ageless IntestiPack* и *Ageless Hydro-C* (порошок).

Курс реабилитации желудочно-кишечного тракта показан для взрослых и подростков старше 12 лет в сочетании с функциональным стилем питания. Препараты курса не содержат травы, стимуляторы, не вызывают побочных явлений и не имеют противопоказаний.

Добавки – не панацея или палочка-выручалочка. Вы непременно должны обращать внимание на выбор пищи, ее количество, методы приготовления и качество вашего жевания.

При нарушениях деятельности желудочно-кишечного тракта, запорах и после приема антибиотиков этот комплекс добавок должен предшествовать *базовому курсу*, чтобы восстановить естественную микрофлору кишечника и пищеварительную деятельность. В курс входят следующие компоненты:

AGELESS GI RECOVERY™

Ageless GI Recovery – комплекс питательных веществ для профилактической или интенсивной поддержки клеточных энергоресурсов и питательной среды для симбиотической микрофлоры кишечника. Этот препарат обеспечивает восстановление слизистой мембраны кишечника и естественной микрофлоры за счет четырех ключевых питательных элементов:

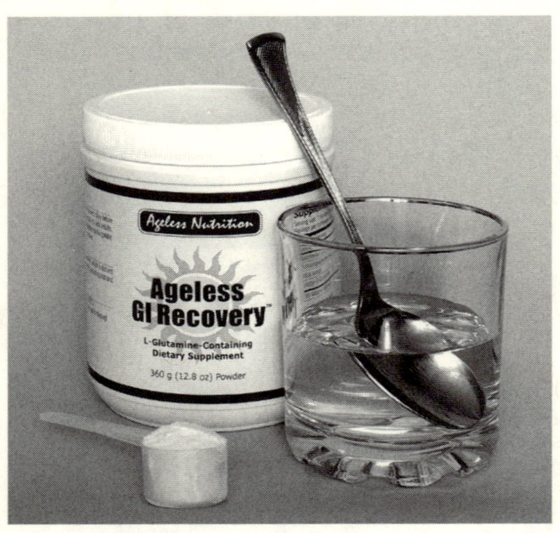

- *L-Glutamine – глютаминовая аминокислота*, натуральный компонент обмена и одна из превалирующих в организме аминокислот, обеспечивает энергетические ресурсы кишечника, печени и иммунной системы. Пять граммов глютаминовой аминокислоты входят в каждую дозу.
- *NutraFlora® FOS* (*fructooligosaccharide*) – натуральный углевод, получаемый из органической свеклы или цикория. Он дает оптимальное питание для размножения в кишечнике ацидофильных бактерий. FOS не поощряет рост грибка (yeast) и патогенных бактерий. Показан на низкоуглеводных и безуглеводных диетах.
- *Acacia Fiber* (*Gum arabic*) – водорастворимая клетчатка, которая метаболизируется микрофлорой кишечника в жирные кислоты, играющие важную роль в восстановлении и поддержании слизистой кишечника. Показан на низкоуглеводных и безуглеводных диетах.
- *N-Acetyl D-Glucosamine* (*chitin*) – натуральная аминокислота, которая принимает участие в синтезе специфических питательных элементов, необходимых для слизистой кишечника. Этот компонент изготовляется из панциря крабов, омаров или креветок. Если у вас есть аллергическая реакция к этим морепродуктам, используйте L-Glutamine в чистом виде (Ageless Nutrition формула # 7631) вместо GI Recovery.

Введение в кишечник ацидофильных бактерий без соответствующей питательной поддержки растягивает процесс реабилитации, делает его малоэффективным или даже безрезультатным, так как в пораженном кишечнике они не только лишены необходимых для выживания ресурсов, но и должны бороться за «место под солнцем» и с патогенной флорой, и с повышенной кислотностью, и с неблагоприятной средой.

Как принимать: Принимайте два раза в день перед едой. Порошок *Ageless GI Recovery* легко растворяется в воде и практически не имеет вкуса. Внутри баночки находится стерильная дозировочная ложечка. Если вы не видите ее, открыв упаковку, взрыхлите порошок сухим ножом или ложкой.

AGELESS INTESTIPACK™

Цель *Ageless IntestiPack* в сочетании с *Ageless GI Recovery* – обеспечить организм всеми критически необходимыми элементами для нормальной работы важнейших органов и систем. В индивидуальный пакет входят следующие компоненты:

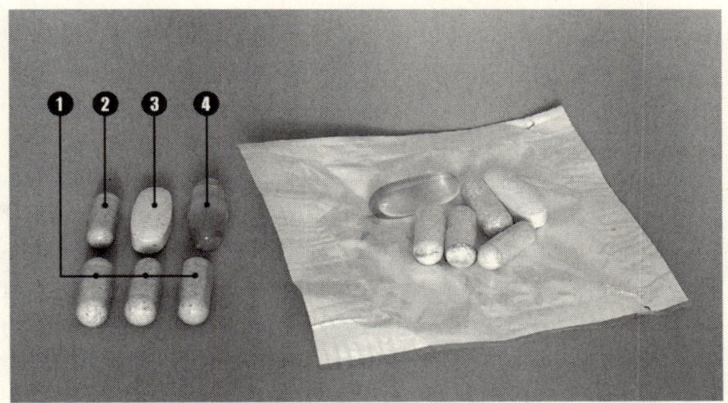

Добавки, входящие в пакетик *Ageless IntestiPack*.
Всего в комплекте 60 пакетиков.

1. *Ageless Protection multivitamins* – мультикомплекс, содержащий витамины, минералы, микроэлементы, аминокислоты и антиоксиданты.
2. *Ageless Enterophilus* – этот препарат обеспечивает более 4-х миллиардов живых ацидофильных бактерий Lactobacilla acidophilus и Lactobacillus casei, он не содержит лактозу и другие молочные сахара.
3. *Caprylex™* – натуральная жирная кислота в комплексе с магнием и кальцием. Препарат растворяется только в кишечнике, он обеспечивает, с одной стороны, идеальную микросреду для жизни симбиотических бактерий, с другой – помогает остановить рост и развитие в кишечнике грибковых бактерий (Candida ablicans).
4. *Omega-3 Marine Fish Oil* – концентрированный препарат из рыбьего жира, который снабжает организм критически важными жирными кислотами EPA и DHA omega-3 в натуральном виде. Жирные кислоты omega-3 важны для оптимального здоровья не меньше, чем витамины и минералы. Большое содержание omega-3 кислот в диете японцев (а вовсе не сои, как принято считать) – основная причина их долголетия

и чрезвычайно низкого уровня сердечно-сосудистых и легочных заболеваний, несмотря на повальное курение и неумеренное потребление спиртного среди японцев-мужчин.

Как принимать: Один пакетик два раза в день во время или сразу после еды. Глотание во время еды не вызывает особых затруднений, так как в это время расслаблена гортань.

AGELESS HYDRO-C

Порошок *Ageless Hydro-C* – эффективный препарат для поддержания регулярного и мягкого стула без слабительных и лекарств практически на любой стадии хронических запоров. В этот препарат входят соли кальция, магния и калия с витамином С (синергические аскорбаты), что позволяет одним препаратом «убить двух зайцев» – наряду с важным для здоровья витамином С получить также эти важные минералы.

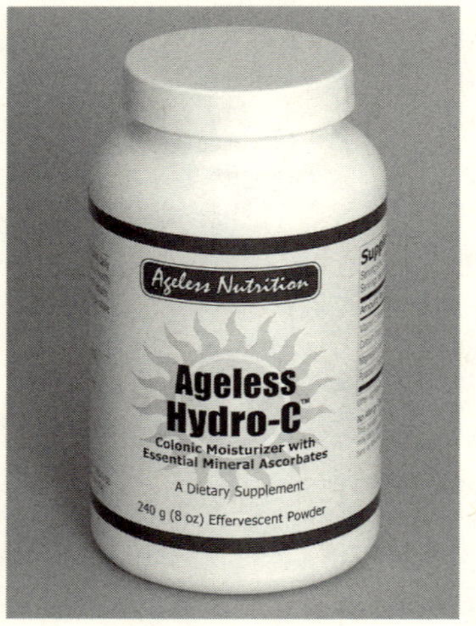

Механизм действия этого препарата обусловлен высокой степенью и скоростью усвоения, наличием минералов, необходимых для удержания воды в стуле (гидратации),и гиперосмотическим эффектом витамина С – избыток витамина С в крови немедленно выводится в толстый кишечник, что позволяет размягчить кал и стимулирует дефекацию.

В отличие от обычной аскорбиновой кислоты, Ageless Hydro-C имеет щелочную реакцию и не раздражает стенки желудка. Он не токсичен и приемлем (в соответствующей дозе) в любом возрасте.

В дополнение к регуляции деятельности кишечника, этот препарат эффективен для минерализации костных тканей и синтеза коллагена, предупреждения остеомаляции и остеопороза, профилактики атеросклероза, стабилизации кровяного давления, устранения аритмии, укрепления иммунитета, а так же для общей профилактики и устранения патологий, связанных с дефицитом минералов кальция, магния и калия и витамина С.

Ageless Hydro-C можно приобрести только в фирме Ageless Nutrition. Единственный коммерческий аналог – Super Ascorbate C фирмы Twinlab. Этот более дорогой препарат отличается резким кислым вкусом из-за дополнительных компонентов – экстрактов лимона, ацеролы (acerola, мальпигия гранатолистная) и шиповника, которые нежелательны при расстройствах желудка и кишечника.

Как принимать: Hydro-C целесообразно принимать утром натощак, чтобы препарат мог беспрепятственно попасть в тонкий кишечник и быстро усвоиться.

Растворите половину чайной ложки порошка в стакане (200 *мл*) питьевой воды (без газа). Дозу можно отрегулировать, увеличивая количество препарата до появления слабительного эффекта – примерно до полутора чайных ложек.

В течение первых нескольких недель желательно принимать порошок два раза в день (т. к. он будет частично усваиваться организмом для других нужд): утром натощак (одну чайную ложку или больше) и вечером перед сном (половину чайной ложки).

Если после утреннего приема препарата и вскоре после завтрака вы не испытываете позывов, воспользуйтесь глицериновыми свечами, чтобы спровоцировать перистальтику (2 штуки на одно введение; Glycerin Suppositories, без лекарственных наполнителей; в свободном доступе во всех аптека и супермаркетах). Перед введением свечей и после каждой дефекации смазывайте анальное отверстие кремом – лучше всего Hemorid Cream[1]).

Если утренний прием этого препарата вносит дискомфорт в ваш рабочий режим, принимайте большую дозу вечером перед сном. При необходимости, можете повторить прием утром натощак ~ от 0,5 до 1 чайной ложки). Если у вас нет запоров, принимайте дозу, указанную на этикетке.

ОБРАТИТЕ ВНИМАНИЕ

Не принимайте Hydro-C незадолго до выхода из дома, так как он может спровоцировать неудержимый позыв и жидкий стул. Начните прием этого препарата в выходные дни, чтобы вы могли определить для себя оптимальную дозу и почувствовать его эффект (и эффективность).

Многие источники утверждают, что стул должен быть оформленный и обильный. Это не так. В идеале у вас должен быть стул каждые 12-24 часа, чуть более плотной консистенции, фактуры и запаха, чем у ребенка на грудном молоке, диаметром менее 2 *см* и весом не более 100-150 *г*. Стул без резкого запаха свидетельствует о полном переваривании пищи, отсутствии процессов брожения и гниения в толстом кишечнике. Небольшой объем и количество стула указывают на нормальный баланс кишечной микрофлоры.

Если у вас есть история хронических запоров (независимо от причи-

[1] *Hemorid Maximum Strength Hemorrhoidal Crème with Aloe 1 oz (28 g)*. В США продается во многих аптеках и супермаркетах.

ны) или вы страдаете от полипов, дивертикулеза, геморроя, незаживающих трещин или свищей, Hydro-C поможет вам контролировать эти состояния без привыкания к лекарственным слабительным и без побочных явлений.

Hydro-C эффективен до операций для отчистки кишечника и после операций для восстановления нормального стула, показан при приеме лекарств, которые вызывают запоры, и незаменим при потере иннервации анальных рецепторов, при отсутствии позывов, во время химио- и радиотерапии, а также при любых других проблемах, которые нарушают дефекацию.

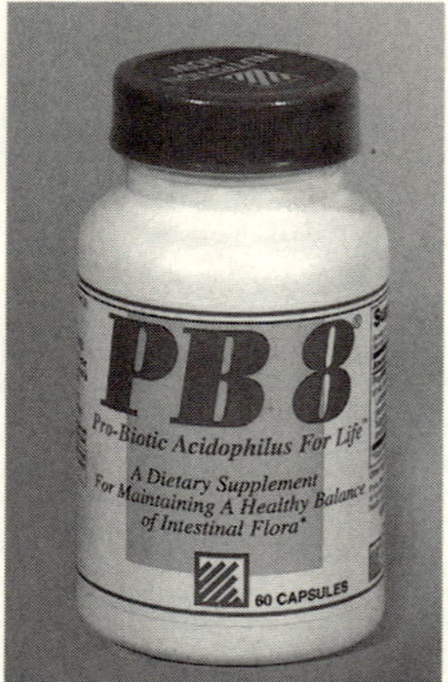

В меньших дозах Hydro-C безопасен и показан для детей, которые отказываются испражняться из-за сильных болевых ощущений, связанных с запорами или объемным стулом.

И наконец, Hydro-C незаменим во время ограничительных диет в период похудения для предупреждения запоров, которые начинаются из-за дисбактериоза, сокращения количества клетчатки и углеводов и перехода на питание без остатка.

В дополнение к Hydro-C рекомендую ежедневно принимать натощак одну-две капсулы препарата *PB-8* (*Acidophilus*; на иллюстрации), который содержит альтернативные ацидофильные бактерий, желательные для устранения дисбактериоза. Этот препарат выпускается фирмой *Nutrition Now*[1]. Вы можете заказать *PB-8* в фирме *Ageless Nutrition* или приобрести во многих «продвинутых» магазинах здоровья.

---

[1] *www.NutritionNow.com*

Базовые добавки для функционального питания

Критерии выбора компонентов *базового курса*, которые целесообразно принимать при современном стиле питания, в деталях описаны в третьей главе в разделе «*Витамины и минералы: не подмажем – не усвоим*». Еще раз хочу напомнить вам, что природа сама продиктовала нам рецепт идеального питания в формуле женского грудного молока, с той только разницей, что взрослому человеку, а тем более стареющему, необходимо гораздо больше белков, жиров, витаминов, минералов, микроэлементов, ферментов и бактерий, чем беззубому младенцу. Функциональное питание и добавки базового курса ближе всего к такому идеальному питанию, только они не содержат молочный сахар, необходимый ребенку.

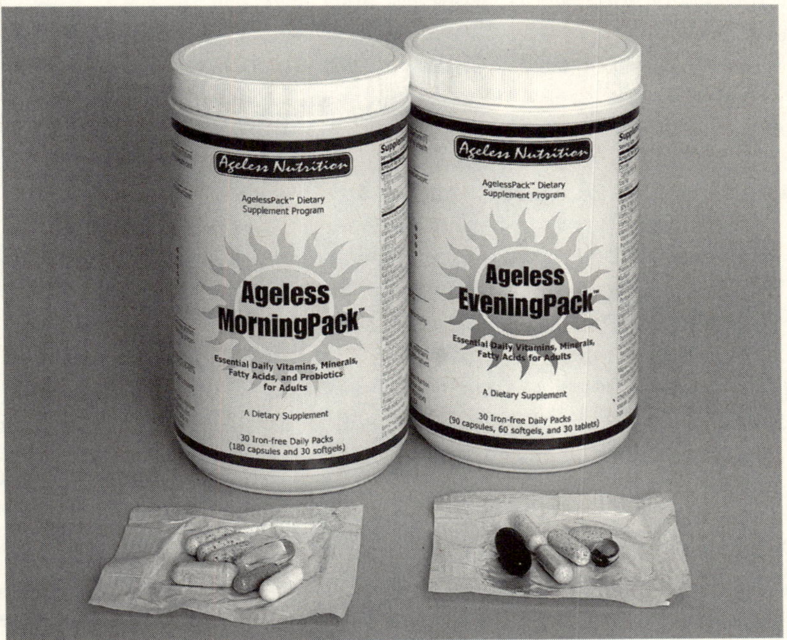

Компоненты месячного курса MorningPack и EveningPack.

Базовый курс состоит из двух порций добавок, *утренней* и *вечерней*, состав которых скоординирован с оптимальным для усвоения временем – первым приемом пищи (завтрак, ланч) и вторым (обед или ужин). Добавки расфасованы в герметические пакетики, удобные для приема в любой обстановке. На иллюстрации – упаковки *базового курса* на один месяц. В каждом контейнере находится 30 пакетиков. На переднем плане: пакетики с разовой дозой добавок.

Дополнительные курсы добавок (типа *Weight Loss Pack*, *Diabetes Pack*), как и отдельные добавки «по проблемам», принимаются вместе с базовым курсом и не конфликтуют между собой. Преимущества *базового курса* для желающих принимать качественные добавки очевидны: удобно, экономично, практично и доступно.

Утренний комплекс	Вечерний комплекс
Ultra Preventive®III – три капсулы	Ultra Preventive®III – три капсулы
Enterophilus – капсула	Phosadyl™ (Lecithin) complex – капсула
Calcium/Magnesium Citrate – капсула	Natural Vitamin C-500 Plus – капсула
DEPA (source of omega-3) – капсула	Natural E-Complex 400 I.U. – капсула
Ester C Plus – капсула	

Изучив этот список, вы можете задаться вопросом: «А не много ли таблеток для одного человека?» Несомненно, таблеток – много, а вот добавок – нет.

Дело в том, что даже самые современные технологии изготовления качественных добавок – с полным сохранением их биологической активности – не позволяют совместить несовместимое в одной или нескольких капсулах. Поэтому оптимальную дневную дозу поливитаминов удалось «вместить» аж в шесть капсул:

- Натуральный витамин С с биофлавоноидами – в две таблетки;
- Для четырех с лишним миллиардов «живых» бактерий потребовалась отдельная капсула, которая, чтобы бактерии не погибли, должна раствориться в кишечнике, а не желудке;
- Натуральный витамин Е, который должен быть изготовлен на жировой основе и методом холодной обработки, – в отдельной капсуле;
- Органический рыбий жир холодной обработки и лецитин, важный для здоровья печени и тоже холодной обработки – в отдельных капсулах.

Утренний комплекс составлен с учетом того, что первая еда, как правило, не велика по объему. Поэтому в него включены *Ester C* (витамин С с кальцием) и *кальций/магний*, которые не кислотные и не стимулируют аппетит. Бактерии в составе препарата *Enterophilus* как раз «любят» щелочную среду.

Вечерний комплекс составлен с учетом того, что обед или ужин – самое подходящее время для приема не только поливитаминов, но и жирорастворимого витамина *E* в натуральной форме (наиболее биологически активной), витамина *C* в кислотном варианте, чтобы способствовать пищеварению, и *лецитина* (Phosadyl) для лучшего усвоения жиров.

Остается только добавить, что в этих таблетках и капсулах нет наполнителей, которые могут вызвать аллергическую реакцию, таких как дрожжи, глютен, молочный или столовый сахар, соевый белок, крахмал, пчелиный воск, искусственные красители, вкусовые добавки, консерванты и растворители.

Вы можете познакомиться с полным перечнем компонентов утреннего и вечернего комплекса на интернет-страницах AgelessNutrition.com.

Как принимать: Из названия компонентов базового курса очевидно, что *Morning Pack* надо принимать во время завтрака или ланча, а *Evening Pack* во время обеда. Чтобы не пить много воды с добавками, используйте жидкости, которые входят в ваш обед (бульон, минеральная вода, и т. п.). Если вы пропустите утренний или вечерний прием, не принимайте оба пакетика вместе и не удваивайте прием на следующий день. Базовый курс рекомендуется принимать на постоянной основе как дополнение к переходной и ограничительной диетам и к функциональному питанию.

ДОБАВКИ ПРИ САХАРНОМ ДИАБЕТЕ (В ДОПОЛНЕНИЕ К БАЗОВОМУ КУРСУ)

В разделе «*Шесть этапов на пути к исцелению*»[1] вы познакомились с основными принципами устранения сахарного диабета:

- Изменение стиля питания.
- Реабилитация желудочно-кишечного тракта.
- Стабилизация уровня глюкозы в крови.
- Устранение гиперинсулинемии.
- Сокращение лекарств под наблюдением врача.
- Реабилитация последствий сахарного диабета.

Позвольте напомнить вам, что и сахарный диабет, и полнота, и ожирение – это состояния, связанные с нарушениями углеводного обмена. Полнота указывает на первичные стадии этих нарушений; сахарный диабет – на их запущенность; ожирение, как правило, «сожительствует» с диабетом.

В тех случаях, когда полнота и ожирение – это состояния, сопутствующие уже диагностированному сахарному диабету, необходимо руководствоваться следующим правилом в выборе добавок:

Устранение сахарного диабета и сахаропонижающих лекарств всегда должно предшествовать похудению!

А почему бы сначала быстренько не похудеть? Резоны следующие:

[1] Глава III, стр. 107.

- Сахаропонижающие лекарства способствуют ожирению, препятствуют похудению.
- До тех пор, пока вы не избавитесь от гиперинсулинемии, высокий уровень инсулина будет препятствовать *липолизу*, «разрядке жировых батарей», – единственному реальному механизму похудения.
- У диабетиков, особенно зависящих от лекарств или инсулина, гораздо выше риск гипогликемии, т. е. очень низкого сахара. Добавки при диабете «учитывают» это обстоятельство.
- Как правило, сахарный диабет сопровождается целым рядом сопутствующих болезней – гипертонией, атеросклерозом, стенокардией и т. п. В таких ситуациях руководствуйтесь принципом *тише едешь, дальше будешь*… Когда даже стакан обычной воды влияет на кровяное давление, безусловно, любые изменения в стиле питания и добавки – тоже влияют.

Выбор пищевых добавок и продолжительность их приема диктуются тем этапом, на котором вы находитесь в настоящее время, и вашими успехами в стабилизации уровня глюкозы и устранении лекарств:

Этап	Что принимать	Состав курса	Как долго
▪ Изменение стиля питания. ▪ Реабилитация желудочно-кишечного тракта.	Курс реабилитации желудочно-кишечного тракта.	Ageless IntestiPack, Ageless GI Recovery, Ageless Hydro-C. Дополнительно: PB-8 Acidophilus.	В большинстве случаев: от одного до двух месяцев.
▪ Стабилизация уровня глюкозы в крови. ▪ Устранение гиперинсулинемии. ▪ Сокращение лекарств под наблюдением врача.	Базовый курс и добавки, необходимые при сахарном диабете.	Morning Pack, Evening Pack, Diabetes Pack (Blood Sugar Stability Pack).	Diabetes Pack – до полной стабилизации уровня глюкозы, ***но не более 6 месяцев*** (комментарии см. ниже).
▪ Реабилитация последствий сахарного диабета.	Базовый курс и *профильные* добавки; начинать с устранения самых серьезных проблем.	Morning Pack, Evening Pack. ***Индивидуально*** (комментарии см. ниже).	Параллельно с функциональным питанием.

Короткое пояснение к рекомендации: «*не более 6 месяцев*»: *Diabetes Pack* включает в себя дополнительные компоненты, показанные при сахарном диабете. Большинство этих компонентов уже входят в базовый курс, но в меньших дозах. Так как и минералы, и микроэлементы депонируются в организме, то шесть месяцев – оптимальное время, чтобы и удовлетворить самые критические нужды, и накопить необходимые резервы. В последствии базового курса будет достаточно, чтобы оказывать необходимую поддержку. Немаловажно и то, что функциональный стиль питания – самый щадящий для организма и не «крадет» у него важные для здоровья минералы и микроэлементы.

Пояснение к пункту «*Индивидуально*» на этапе *реабилитации последствий сахарного диабета*: диабет – болезнь людей среднего и старшего возраста. В этой возрастной группе, как правило, наряду с диабетом нетрудно обнаружить артрит, остеопороз, депрессию, хронические болезни желудочно-кишечного тракта, болезни сердца и сосудов и многие другие болезни и состояния, так или иначе связанные и с возрастом, и с сахарным диабетом, и с методами лечения последнего, и с большим количеством лекарств. Несомненно, все эти болезни добавками «не задавишь». Первое, и самое главное, что вы можете сделать – это избавить себя от сахарного диабета, лекарств и инсулина или, по крайней мере, свести их дозы до возможного безопасного минимума. Уже это одно, наряду функциональным питанием и добавками базового курса, в значительной мере улучшит ваше состояние, но… На этом последнем этапе вам придется самим расставлять приоритеты и выбирать для себя дополнительные добавки «по проблемам» – сердце, сосуды, кости…

В состав *Blood Sugar Stability Pack* (*Diabetes Pack*), который следует принимать *в дополнение* к базовому курсу, входят следующие компоненты:

- Мультикомплекс *Glucoset* в капсуле содержит синергичные компоненты для улучшения метаболизма глюкозы; ключевые среди них: *хром*, *альфо-липоевая кислота*, *тиамин*, *биотин* и *N-Acetyl-L-Cysteine*. Роль хрома в метаболизме глюкозы настолько велика, что его называют фактором переносимости глюкозы (GTF, glucose tolerance factor). До последнего времени хром в активной форме можно было получить из пивных дрожжей (brewers yeast), которые слишком активны для большинства кишечников. В состав всех наших добавок входит дорогостоящая патентованная форма *ChromeMate*®, которая отличается от всех других препаратов хрома высокой биопотентностью и эффективностью.
- Комплекс витаминов *группы B* пролонгированного действия (*Tri-B-100)*, которые усваиваются без побочных явлений. Водорастворимые витамины группы B играют важную роль в метаболизме глюкозы и участвуют в колоссальном количестве химических реакций, но, к сожалению, практически не депонируются в организме. У здоровых молодых людей они синтезируются (за исключением B_{12}) микрофлорой кишечника, который у большинства лиц с диабетом, увы, не выполняет эту задачу из-за дисбактериоза. Этими обстоятельствами

продиктована ежедневная потребность организма в повышенных дозах витаминов группы В при любых нарушениях углеводного обмена, в частности, при сахарном диабете.

- *Сульфат ванадия.* Ванадий регулирует взаимодействие с ферментами, участвующими в метаболизме глюкозы и жиров и в синтезе гормонов щитовидной железы, которые «руководят» степенью и эффективностью метаболизма.

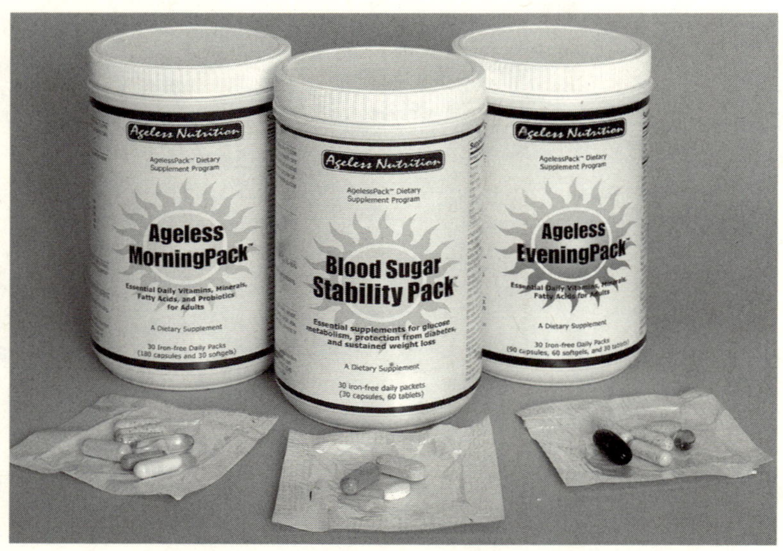

Компоненты месячного курса добавок, рекомендуемых при нарушениях углеводного обмена.

Как принимать: Для обеспечения максимального эффекта этого курса в течение дня, его лучше всего принимать вместе с *утренними* препаратами базового курса. *Blood Sugar Stability Pack (Diabetes Pack)* рекомендуется принимать до полной нормализации уровня сахара в крови, но не более 6 месяцев.

☙ ❖ ❧

Больной нуждается в уходе врача.
Чем дальше он уйдет – тем лучше…
Популярная шутка среди врачей

ЭПИЛОГ

Не моя вина, что в этой книге – *всё наоборот*. Тут, как говорится, не нравится – болейте дальше, напишите собственную книгу или откройте учебник по физиологии и убедитесь сами.

Правда – режет… Несомненно, в этой правде много критики по отношению ко всему медицинскому сектору. Это вовсе не значит, что я с неуважением отношусь к врачам. Скорее наоборот: к достойным – с уважением, ко всем остальным – с сочувствием. Я не пишу к «хорошим» врачам, потому что словосочетание «врач» и «хороший» – анахронизм. По крайней мере в США, где хорошими считаются врачи, у которых больше всего больных и самые высокие доходы. По идее, у хорошего врача должны быть низкие доходы, так как его *больные – здоровые*… А за здоровых, сами знаете, страховки не платят. Ну а какой же глупец мечтает о титуле M.D.[1], чтобы нищенствовать!

Ну а дальше все просто: *как учат – так и лечат*. Такова система. Винить рядового врача за бардак в современной медицине так же разумно, как злиться на собаку за то, что она лает. В скором времени система сама себя переделает: как в свое время Советский Союз не смог выдержать гонку вооружений с США, так США не сможет выдержать «гонку» расходов на медицинское обслуживание населения, куда уже и так уходит более четверти годового бюджета страны. А так как причина почти всех болезней – *еда*, то сменить еду куда проще, быстрее и дешевле, чем лечить эти самые *болезни от еды*.

---

[1] M.D. – *Medical Doctor*. В США, в отличие от Европы и России, титул M.D. означает обладание лицензией на «практику медицины», которую выдают комиссии штатов (*State Boards*) после сдачи специальных экзаменов (по регламенту Американской медицинской ассоциации, AMA) и прохождения резидентуры. К экзаменам допускаются только выпускники так называемых *аккредитованных медицинских школ*, в которых также преподают по жесткому регламенту AMA. Лицензия дает врачам и их работодателям возможность принимать от частных и государственных страховых компаний оплату за лечение. Оплата же, в свою очередь, базируется на процедурах: чем больше процедур, чем они чаще и чем запущеннее больной – тем больше доход врача. Врач решает, что, где, когда и как «лечить», и у него нет никаких реальных ограничений. Сами же врачи по этому поводу цинично шутят: *Будем лечить или пусть живет*?

Так что, если вы хотите найти «хорошего» врача – найдите порядочного человека, подарите ей или ему мою книгу и никогда не болейте… А пока – думайте о себе и не тратьте времени на решение проблем «американской медицины», на которые вы все равно не можете повлиять. Только собственным примером – абсолютным здоровьем, хорошим настроением и прекрасным внешним видом – вы можете доказать окружающим верность моих тезисов.

Мне часто задают вопрос, не боюсь ли я так «смело» писать и критиковать медицинский сектор? Чего и кого бояться, господа? Во-первых, я ни у кого не отбираю кусок хлеба; во-вторых, думающие врачи быстро берут мои рекомендации на вооружение, потому что они болеют точно так же, как вы; в-третьих, даже если «заткнуть» Монастырского, базовую анатомию и физиологию организма не переделаешь. Не я, так кто-нибудь другой... Здравомыслящих – пруд пруди, а больных – еще больше.

Единственное, чего я боюсь – так это заболеть. Даже если мне когда-то не повезет, это вовсе не означает, что *Монастырский не прав*…, а лишь означает, что *Монастырские поздно начали*… Причина не в функциональном питании, а в основательно разбазаренном здоровье за предшествующие десятилетия «здорового» питания, «хорошего» лечения и плохих привычек. Собственно, если бы не это, не знать бы мне всего того, что я узнал, и не быть бы этой книге.

Осталось только добавить, что и я, и моя семья религиозно придерживаемся всех принципов, которые были описаны на этих страницах, и мы сегодня в лучшей форме, чем в начале пути. Поэтому берегите платье снову, а здоровье – чем раньше начнете, тем вернее. Лучше всего – задолго до рождения!

Будьте здоровы и приятного аппетита.

Константин Монастырский

❧ ❖ ☙

NOTES

NOTES

NOTES

NOTES

ОФОРМЛЕНИЕ ЗАКАЗА

КАК ОФОРМИТЬ ЗАКАЗ

- Каталог всех добавок находится на страницах *www.AgelessNutrition.com*. Там же вы можете сделать заказ по кредитной карте (только для жителей США и Канады).
- Если вам нужна помощь в оформлении заказа, позвоните по телефону 800-314-1110 с 10:00 утра до 6:00 вечера по нью-йоркскому времени. Вы также можете связаться с нами по e-mail *Service@AgelessNutrition.com* или по факсу 201-221-8101.
- В *Форме заказа* (стр. справа) укажите, пожалуйста, наименование курса и количество комплектов и подсчитайте сумму вашего заказа, следуя инструкциям.
- На странице *Информация заказчика* (на оборотной стороне *Формы заказа*) в секции *Адрес получателя* укажите ваш точный почтовый адрес.
- В секции *Имена пользователей* вы можете указать имена, возраст и пол членов вашей семьи, для которых вы заказываете добавки.
- В секции *Сумма заказа* впишите сумму из графы ❺ *Формы заказа*, прибавьте стоимость страховки и внесите общую сумму в графу *Total/Итого*.
- В секции *Оплата* укажите номер кредитной карты, чека или money-order-а и распишитесь. Выпишите чек или money-order на имя ***Ageless Nutrition***. Форму заказа и оплату отправьте, пожалуйста, по адресу:

Ageless Nutrition
Attn: Order Processing
Post Office Box 788
Lyndhurst, NJ 07071-0788

ПРОЦЕССИРОВАНИЕ ЗАКАЗА

- Ваш заказ будет оформлен и отправлен в течение 1-3 рабочих дней с момента оплаты вашего чека банком. Заказы через Интернет отправляются на следующий день.
- Пожалуйста, *не отправляйте наличные деньги* вместе с заказом!
- Обязательно сохраните корешок или копию вашего money order-а. Это единственный способ получить обратно ваши деньги в случае утери оплаты почтой.
- Если возникнет необходимость уточнить какую-либо информацию, мы позвоним по указанным вами телефонам.

ДОСТАВКА ЗАКАЗА

- Ваш заказ будет отправлен посылкой *FedEx Ground* по адресу, указанному в первой секции *Ship To / Адрес получателя*. Пожалуйста, напишите ваш адрес точно и разборчиво.
- Время доставки FedEx Ground – от одного до пяти дней, в зависимости от удаленности от Нью-Йорка. Если в момент доставки вас не будет дома, курьер попытается доставить посылку вторично или свяжется с вами по телефону.
- Ваша посылка застрахована. Если она будет потеряна во время доставки, мы вышлем вам идентичную посылку, как только факт потери будет документально подтвержден сотрудниками FedEx Ground.
- Вы можете отправить добавки в страны бывшего СНГ через *United Air & Parcel* (тел. 800-282-4997). Приблизительная стоимость доставки посылки до 2 кг за 10-14 дней в руки заказчика – $25; экспресс-доставки за 3-5 дней – $35.
- Отправка за пределы США (Канада, Израиль, Россия, Украина и др.): пожалуйста, запрашивайте стоимость отправки и форму оплаты по факсу или e-mail.

ФОРМА ЗАКАЗА

ВКЛЮЧИТЬ В ЗАКАЗ

Наименование	❶ К-во	❷ Цена	❸ Всего
Реабилитация ***желудочно-кишечного*** тракта*	×		=$
Базовый курс (***Morning & Evening Packs***)	×		=$
Базовый курс и добавки при ***диабете***	×		=$
Порошок ***Hydro-C*** (при запорах)	×		=$
PB-8 Acidophilus (60 капсул)	×	$12.95	=$
Книга ***Функциональное питание***	×	$19.95	=$
Книга ***Нарушения углеводного обмена***	×	$19.95	=$
Книга ***Fiber Menace*** (на англ. языке)	×	$19.95	=$
❹ Стоимость пересылки			=$
❺ СУММА ЗАКАЗА			=$

ИНСТРУКЦИИ

❶ Внесите, пожалуйста, желаемое количество комплектов в первую колонку *Количество (К-во)*.

❷ Выберите стоимость комплекта согласно скидкам и внесите её в колонку *Цена* (за четвертый и более – скидка, как за три комплекта):

СТОИМОСТЬ КОМПЛЕКТОВ:	Одного	Двух	Трёх +
Реабилитация ***желудочно-кишечного*** тракта	$109.95	2 x $105.95	3 x $99.95
Базовый курс (***Morning & Evening Packs***)	$49.95	2 x $46.95	3 x $43.95
Базовый курс и добавки при ***диабете***	$75.95	2 x $69.95	3 x $64.95
Порошок ***Hydro-C*** (при запорах)	$19.95	2 x $18.95	3 x $17.95

❸ В колонке *Всего:* умножьте *Цену* на *Количество* и впишите результат.

❹ Выберите стоимость пересылки. Прибавьте, пожалуйста, $2.00 за каждый дополнительный комплект свыше трёх:

СТОИМОСТЬ ПЕРЕСЫЛКИ КОМПЛЕКТОВ:	Одного	Двух	Трёх +
FedEx Ground (with tracking)	$5.20	$7.00	$9.00

❺ Подсчитайте и внесите общую стоимость в графу *Сумма заказа.*

❻ Внесите общую стоимость в секцию *Order total/Сумма заказа* на обороте.

* В курс реабилитации желудочно-кишечного тракта входят препараты ***Ageless GI Recovery, IntestiPack*** и ***Hydro-C.*** Не заказывайте Hydro-C отдельно, если вы уже выбрали этот курс.

Так как добавки предназначены для долгосрочного использования, мы рады предоставить вам скидки при приобретении сразу нескольких комплектов. Однако имейте в виду, что по законам США пищевые продукты, в число которых входят добавки, возврату не подлежат. Не заказывайте более чем на один месяц, пока вы не будете уверены в целесообразности и эффективности этих добавок.

ИНФОРМАЦИЯ ЗАКАЗЧИКА

SHIP TO / АДРЕС ПОЛУЧАТЕЛЯ

❑ Home ❑ Office

Name ____________________
имя и фамилия получателя

Company ____________________
имя фирмы (если необходимо)

Address ____________________ Apt. ________
номер дома и улица *квартира*

City ____________________ State ________ Zip ________
город *штат* *индекс*

Day phone (____) ____________ Night (____) ____________
дневной телефон *вечерний телефон*

E-mail ____________________
электронная почта (если имеется)

NAMES OF USERS / ИМЕНА ПОЛЬЗОВАТЕЛЕЙ

1. ____________________ ________
фамилия, имя, отчество (опционально) *возраст*

2. ____________________ ________
фамилия, имя, отчество (опционально) *возраст*

3. ____________________ ________
фамилия, имя, отчество (опционально) *возраст*

ORDER TOTAL / СУММА ЗАКАЗА

	Amount
❻ Order total / Сумма заказа (из графы ❺ на обороте)	
Insurance / Страховка	$2.00
TOTAL/ИТОГО	

PAYMENT / ОПЛАТА

❑ Check ❑ Money order ❑ Credit card

Please make check to / Выпишите чек на ***Ageless Nutrition***

Card number: ____________________ Exp. date: ____/____ ____________
номер карточки *mm/yyyy* *Security code*

Check / Money order # ____________________ Amount ________
номер чека *сумма*

Signature ____________________
ваша подпись

ФОРМА ЗАКАЗА

ВКЛЮЧИТЬ В ЗАКАЗ

Наименование	❶ К-во	❷ Цена	❸ Всего
Реабилитация ***желудочно-кишечного*** тракта*	×		=$
Базовый курс (***Morning & Evening Packs***)	×		=$
Базовый курс и добавки при ***диабете***	×		=$
Порошок ***Hydro-C*** (при запорах)	×		=$
PB-8 Acidophilus (60 капсул)	×	$12.95	=$
Книга ***Функциональное питание***	×	$19.95	=$
Книга ***Нарушения углеводного обмена***	×	$19.95	=$
Книга ***Fiber Menace*** (на англ. языке)	×	$19.95	=$
		❹ Стоимость пересылки	=$
		❺ **СУММА ЗАКАЗА**	=$

ИНСТРУКЦИИ

❶ Внесите, пожалуйста, желаемое количество комплектов в первую колонку *Количество (К-во)*.

❷ Выберите стоимость комплекта согласно скидкам и внесите её в колонку *Цена* (за четвертый и более – скидка, как за три комплекта):

СТОИМОСТЬ КОМПЛЕКТОВ:	Одного	Двух	Трёх +
Реабилитация ***желудочно-кишечного*** тракта	$109.95	2 x $105.95	3 x $99.95
Базовый курс (***Morning & Evening Packs***)	$49.95	2 x $46.95	3 x $43.95
Базовый курс и добавки при ***диабете***	$75.95	2 x $69.95	3 x $64.95
Порошок ***Hydro-C*** (при запорах)	$19.95	2 x $18.95	3 x $17.95

❸ В колонке *Всего:* умножьте *Цену* на *Количество* и впишите результат.

❹ Выберите стоимость пересылки. Прибавьте, пожалуйста, $2.00 за каждый дополнительный комплект свыше трёх:

СТОИМОСТЬ ПЕРЕСЫЛКИ КОМПЛЕКТОВ:	Одного	Двух	Трёх +
FedEx Ground (with tracking)	$5.20	$7.00	$9.00

❺ Подсчитайте и внесите общую стоимость в графу *Сумма заказа.*

❻ Внесите общую стоимость в секцию *Order total/Сумма заказа* на обороте.

* В курс реабилитации желудочно-кишечного тракта входят препараты ***Ageless GI Recovery, IntestiPack*** и ***Hydro-C.*** Не заказывайте Hydro-C отдельно, если вы уже выбрали этот курс.

Так как добавки предназначены для долгосрочного использования, мы рады предоставить вам скидки при приобретении сразу нескольких комплектов. Однако имейте в виду, что по законам США пищевые продукты, в число которых входят добавки, возврату не подлежат. Не заказывайте более чем на один месяц, пока вы не будете уверены в целесообразности и эффективности этих добавок.

ИНФОРМАЦИЯ ЗАКАЗЧИКА

SHIP TO / АДРЕС ПОЛУЧАТЕЛЯ

❑ Home ❑ Office

Name ______________________
имя и фамилия получателя

Company ______________________
имя фирмы (если необходимо)

Address ______________________ Apt. ________
номер дома и улица *квартира*

City ______________ State ________ Zip ________
город *штат* *индекс*

Day phone (____) ______________ Night (____) ______________
дневной телефон *вечерний телефон*

E-mail ______________________
электронная почта (если имеется)

NAMES OF USERS / ИМЕНА ПОЛЬЗОВАТЕЛЕЙ

1. ______________________ ________
фамилия, имя, отчество (опционально) *возраст*

2. ______________________ ________
фамилия, имя, отчество (опционально) *возраст*

3. ______________________ ________
фамилия, имя, отчество (опционально) *возраст*

ORDER TOTAL / СУММА ЗАКАЗА

	Amount
❻ Order total / Сумма заказа (из графы ❺ на обороте)	
Insurance / Страховка	$2.00
TOTAL/ИТОГО	

PAYMENT / ОПЛАТА

❑ Check ❑ Money order ❑ Credit card

Please make check to / Выпишите чек на ***Ageless Nutrition***

Card number: ______________ Exp.date: ___/___ ________
номер карточки *mm/yyyy* *Security code*

Check / Money order # ______________ Amount ________
номер чека *сумма*

Signature ______________________
ваша подпись

ФОРМА ЗАКАЗА

ВКЛЮЧИТЬ В ЗАКАЗ

Наименование	❶ К-во	❷ Цена	❸ Всего
Реабилитация ***желудочно-кишечного*** тракта*	×		=$
Базовый курс (***Morning & Evening Packs***)	×		=$
Базовый курс и добавки при ***диабете***	×		=$
Порошок ***Hydro-C*** (при запорах)	×		=$
PB-8 Acidophilus (60 капсул)	×	$12.95	=$
Книга ***Функциональное питание***	×	$19.95	=$
Книга ***Нарушения углеводного обмена***	×	$19.95	=$
Книга ***Fiber Menace*** (на англ. языке)	×	$19.95	=$
		❹ Стоимость пересылки	=$
		❺ **СУММА ЗАКАЗА**	=$

ИНСТРУКЦИИ

❶ Внесите, пожалуйста, желаемое количество комплектов в первую колонку *Количество (К-во)*.

❷ Выберите стоимость комплекта согласно скидкам и внесите её в колонку *Цена* (за четвертый и более – скидка, как за три комплекта):

СТОИМОСТЬ КОМПЛЕКТОВ:	**Одного**	**Двух**	**Трёх +**
Реабилитация ***желудочно-кишечного*** тракта	$109.95	2 x $105.95	3 x $99.95
Базовый курс (***Morning & Evening Packs***)	$49.95	2 x $46.95	3 x $43.95
Базовый курс и добавки при ***диабете***	$75.95	2 x $69.95	3 x $64.95
Порошок ***Hydro-C*** (при запорах)	$19.95	2 x $18.95	3 x $17.95

❸ В колонке *Всего:* умножьте *Цену* на *Количество* и впишите результат:

❹ Выберите стоимость пересылки. Прибавьте, пожалуйста, $2.00 за каждый дополнительный комплект свыше трёх:

СТОИМОСТЬ ПЕРЕСЫЛКИ КОМПЛЕКТОВ:	**Одного**	**Двух**	**Трёх +**
FedEx Ground (with tracking)	$5.20	$7.00	$9.00

❺ Подсчитайте и внесите общую стоимость в графу *Сумма заказа.*

❻ Внесите общую стоимость в секцию *Order total/Сумма заказа* на обороте.

* В курс реабилитации желудочно-кишечного тракта входят препараты ***Ageless GI Recovery, IntestiPack*** и ***Hydro-C.*** Не заказывайте Hydro-C отдельно, если вы уже выбрали этот курс.

Так как добавки предназначены для долгосрочного использования, мы рады предоставить вам скидки при приобретении сразу нескольких комплектов. Однако имейте в виду, что по законам США пищевые продукты, в число которых входят добавки, возврату не подлежат. Не заказывайте более чем на один месяц, пока вы не будете уверены в целесообразности и эффективности этих добавок.

ИНФОРМАЦИЯ ЗАКАЗЧИКА

SHIP TO / АДРЕС ПОЛУЧАТЕЛЯ

❑ Home ❑ Office

Name ______________________________
имя и фамилия получателя

Company ______________________________
имя фирмы (если необходимо)

Address ______________________ Apt. __________
номер дома и улица *квартира*

City ______________ State __________ Zip __________
город *штат* *индекс*

Day phone (____) ______________ Night (____) ______________
дневной телефон *вечерний телефон*

E-mail ______________________________
электронная почта (если имеется)

NAMES OF USERS / ИМЕНА ПОЛЬЗОВАТЕЛЕЙ

1. ______________________________ __________
фамилия, имя, отчество (опционально) *возраст*

2. ______________________________ __________
фамилия, имя, отчество (опционально) *возраст*

3. ______________________________ __________
фамилия, имя, отчество (опционально) *возраст*

ORDER TOTAL / СУММА ЗАКАЗА

	Amount
❻ Order total / Сумма заказа (из графы ❺ на обороте)	
Insurance / Страховка	$2.00
TOTAL/ИТОГО	

PAYMENT / ОПЛАТА

❑ Check ❑ Money order ❑ Credit card

Please make check to / Выпишите чек на ***Ageless Nutrition***

Card number: ______________________ Exp.date: ____/____ ______________
номер карточки *mm/yyyy* *Security code*

Check / Money order # ______________________ Amount __________
номер чека *сумма*

Signature ______________________________
ваша подпись

Другие публикации автора

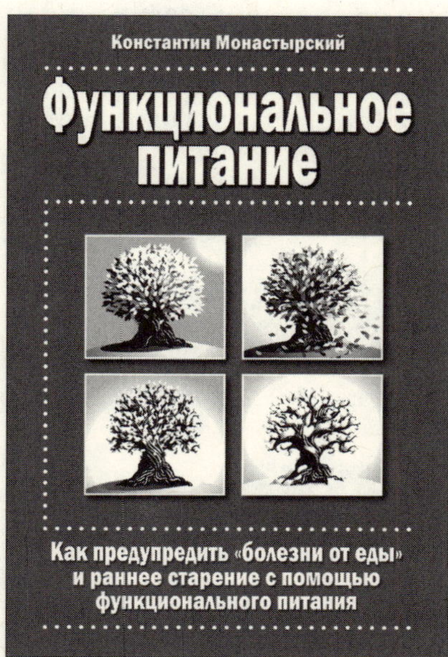

Кто-то ест для того, чтобы просто выжить или насытиться, кто-то – чтобы не болеть, не дряхлеть и получать удовольствие от жизни. Функциональное питание удовлетворяет не только аппетит, но и все функции организма, за что он «расплачивается» с вами здоровьем, долголетием и нормальным весом.

Эту книгу прочитали десятки тысяч русскоязычных американцев, и ее влияние настолько сильно, что в США в большинстве русских ресторанов уже не подают хлеб… Теперь ваша очередь узнать, почему и как не стать жертвой «болезней от еды»!

Softcover: 360 pages
Ageless Press (2007, 4th edition)
ISBN: 0-9706796-0-2
$19.95

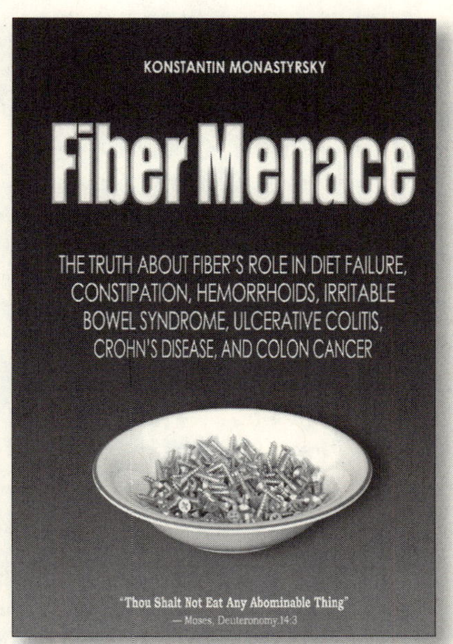

Fiber menace в контексте этой книги означает, что клетчатка – это смертельная угроза вашему здоровью. Пищевая клетчатка в современной диете – основная причина желудочно-кишечных заболеваний, начиная с «невинной» изжоги и запоров и кончая полипами и раком толстого кишечника.

Познакомьтесь с первой книгой Константина Монастырского на английском языке и расскажите о ней вашим англоговорящим друзьям и коллегам. Нет более ценного подарка близким вам людям, чем здоровье и долголетие.

Softcover: 296 pages
Ageless Press (2005)
ISBN: 0-9706796-4-5
$19.95 – available at Amazon.com

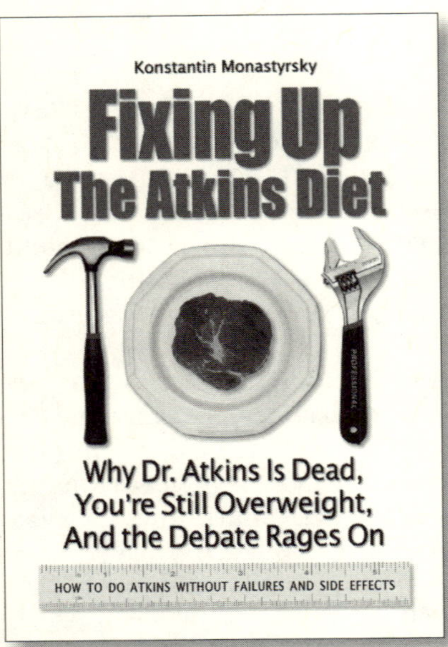

В день смерти д-р Аткинс весил 258 lb. Это на 123 lb (55 кг) больше, чем его вес в 18 лет (135 lb). Как это ни трагикомично звучит, даже *сам* д-р Аткинс страдал от клинического ожирения (clinical obesity).

Провал диеты Аткинса связан с ошибками, которые детально обсуждаются и, самое главное, решаются в этой книге – это запоры, несварение, остановка похудения и многие другие.

Если вас интересуют технические аспекты диет и похудения, познакомьтесь с этой уникальной книгой и порекомендуйте ее вашим англоговорящим знакомым.

Softcover: 296 pages
Ageless Press (End of 2007)
ISBN: 0-9706796-2-9
$19.95

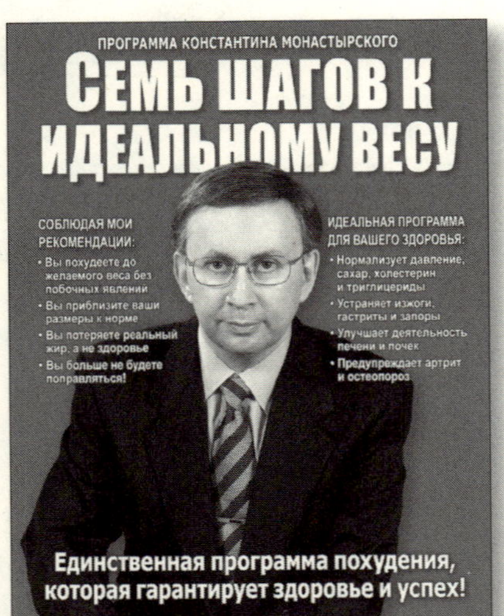

Лишний вес и ожирение – это не просто «болезни от еды», которые «лечатся» только диетой, упражнениями или хирургическими операциями, а комплексная генетическая, физиологическая и психологическая проблема. Она требует индивидуального подхода к каждому человеку с учетом возраста, пола, здоровья, нагрузок, стиля питания и других факторов, которые предусмотрены в программе похудения Константина Монастырского. В ее основе семь преемственных шагов, а не просто однобокая, one-size-fits-all, диета.

Чтобы похудеть и по пути не растерять здоровье, познакомьтесь с деталями программы на страницах *monastyrsky.com*.

Книги Константина Монастырского можно приобрести в книжных магазинах русской торговой сети в США, через Интернет или заполнив форму заказов в этой книге. Дополнительная информация и выдержки из книг доступны на страницах *AgelessPress.com*. Информация о новых проектах и публикациях Константина Монастырского – на страницах *Monastyrsky.com*.